国医名师

肺癌肺结节诊治绝技

主编 朱世杰

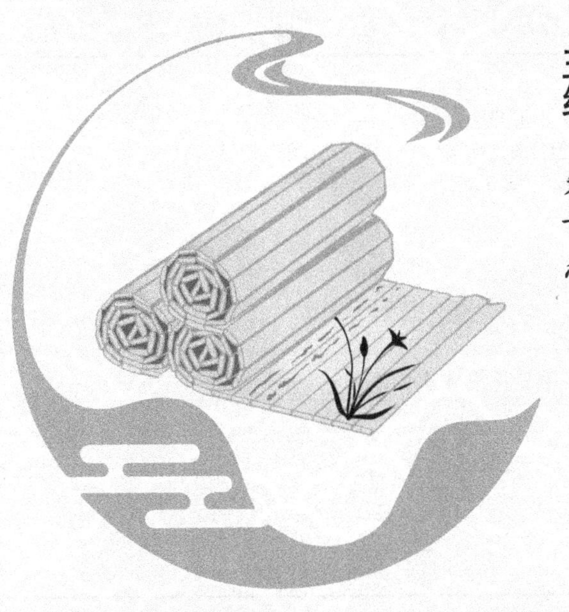

科学技术文献出版社
SCIENTIFIC AND TECHNICAL DOCUMENTATION PRESS
·北京·

图书在版编目（CIP）数据

国医名师肺癌肺结节诊治绝技 / 朱世杰主编. —北京：科学技术文献出版社，2022. 1（2025.1重印）
ISBN 978-7-5189-8706-1

Ⅰ. ①国… Ⅱ. ①朱… Ⅲ. ①肺癌—中医疗法 ②肺病（中医）—中医疗法 Ⅳ. ① R273. 42 ② R256. 1

中国版本图书馆 CIP 数据核字（2021）第 251131 号

国医名师肺癌肺结节诊治绝技

策划编辑：薛士滨　责任编辑：刘英杰　张雪峰　责任校对：张吲哚　责任出版：张志平

出 版 者　科学技术文献出版社
地　　址　北京市复兴路15号　邮编 100038
编 务 部　(010) 58882938，58882087（传真）
发 行 部　(010) 58882868，58882870（传真）
邮 购 部　(010) 58882873
官方网址　www.stdp.com.cn
发 行 者　科学技术文献出版社发行　全国各地新华书店经销
印 刷 者　北京虎彩文化传播有限公司
版　　次　2022 年 1 月第 1 版　2025 年 1 月第 4 次印刷
开　　本　710×1000　1/16
字　　数　303千
印　　张　19
书　　号　ISBN 978-7-5189-8706-1
定　　价　49.80元

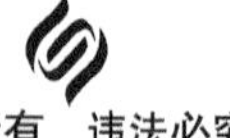

《国医名师肺癌肺结节诊治绝技》编委会

主　编：朱世杰

副主编：薛　鹏　马银杰

编　者：（按姓氏笔画排序）

于成凤　毛　昀　肖琨珉　李林潞　陈　峥　陈美池

张　鑫　苏毅馨　姜朋媛　谢飞宇　褚雪镭　蔡亚芳

序

肺癌诊治相关的医学著作不断出版，读完我的学生朱世杰教授组织编写的这本书，可以感受到内容与众不同。

肺癌是我国发病率与死亡率最高的恶性肿瘤，全程管理是提高肺癌诊疗水平的必经之路。随着治疗的进步，肺癌的全程管理也在不断做出调整，现代医学在肺癌手术与药物抗癌方面有较强的优势，但在预防、术后康复、减轻症状方面缺乏有效的应对方案。

中医是我国传统的治病方法，其中许多知识可以用于肺癌的治疗，经过近几十年中医专家的临床实践与研究，在肺癌中医治疗方面作了许多有效案例与诊疗理念的系统总结，这些内容散见于不同的杂志与学术专著之中，有必要全面收集并加以分类归纳，经过中国中医科学院望京医院肿瘤科医生团队近半年的努力，编写成这本具有中医全程管理特色的书籍。其既可以成为肺癌专科医生的案头读物，也可以成为患者家属寻医问药的指引。

肺癌的发生、发展过程是一个整体，可以分为炎症，不典型增生，早期癌、中期癌、晚期癌转移等不同的临床阶段。由于现代医学分科过细，外科与肿瘤科仅关注于如何治疗肺癌，对于先期出现的肺部炎症结节，需要加入中医药的治疗手段，而且中医在肺癌术后调理、放化疗减毒增效、对症姑息治疗等肺癌的各个阶段都可以找到成功的治疗经验。本书收集的国医名师肺结节与肺癌的诊疗经验，可以为医生提供用药参考。

从中医整体观看来，.肺癌患者本身也是一个整体，既需要积极治病，也应顾及患病的人，中医名家对肺癌患者进行系统观察与辨证论治，经方验方为数众多，本书能做到全面收集整理，并进行归纳分类，可以让医生找到有效的治疗手段，促进医患信任，同时也有助于现代抗癌治疗的顺利开展。

肺癌的中医全程治疗是一个新的概念与尝试，相信肺癌的中医治疗经验将会有更好的验证与积累，期待今后能涌现出更多的国医名师，让更多的肺癌患者受益。

林洪文

中日友好医院中西医结合肿瘤首席专家

前言

肺癌的发病率和死亡率均居我国恶性肿瘤首位，严重影响我国居民的生命健康和生活质量。肺癌早期多无明显症状，大多数患者确诊时即为中晚期，手术复发风险高，虽然目前具有驱动基因突变及免疫逃逸型（PD-L1 高表达）的肺癌患者生存期较单纯放化疗患者有显著延长，但是肺癌仍然存在很多临床难题有待解决。

肺癌中医全程疾病管理是我国肺癌防治主要特色之一，针对肺癌发生、发展的各个阶段给予不同中医措施，也就是对肺癌整个疾病过程及患者整体采取“全程管理”。目前，针对乳腺癌、脑卒中、肝炎等疾病均提出了疾病全程管理，大大降低了相关疾病并发症的发生和死亡率。肺癌的中医治疗尚无明确“全程管理”的提法。中国中医科学院望京医院作为理念提出者和践行者，在肺癌中西医结合治疗中，不断探索并从中寻找策略。

以慢性肝炎为例，患者感染乙肝或丙肝后，如果没有对病毒进行很好的控制，很可能会缓慢进展为肝炎肝硬化。而肺癌全程管理的关键也在于对疾病进程的追踪与观察，对疾病整个病理生理过程重要节点做好监控，给予指导和治疗。纳入肺癌疾病全程管理的患者，不仅能得到对其病情的监测与管理，而且基于他们病情的整体化考量，最终将会使其生存时间得到最大限度的延长。

肺癌中医全程管理是一种新的理念和治疗策略，让中医中药贯穿疾病预防、诊治、康复的全过程，从简单的处于疾病某一个时期的患者管理提升至肺癌的全程管理，然后再变成健康管理。

中医药是伟大的宝库，治疗肺癌具有独特优势，推广中医肺癌全程管理模式，可以有效帮助围手术期患者、复查患者诊疗随访。目前特定类型的肺癌患者生存期已经大大延长，类似于常见的慢性病如高血压、糖尿病一样，肺癌诊治也需普及长期管理概念，以此让患者对自己的病情控制了如指掌。

“十九大报告”提出了健康中国的理念，在肺癌的诊疗方面，从过去“纯粹治疗”到“诊断—治疗—随访—晚期—复发—治疗”的整个过程，我们将中医和西医治疗有机结合起来，中医中药参与肺癌治疗的整个过程，从肺癌早期预防和早期诊断相结合，到术后体质恢复及康复，再到晚期肺癌治疗、放化疗并发症处理等各个方面，以期做到提高肺癌患者生活质量，降低并发症，延长生存期。

中医更加重视对患者的随访，有足够的时间与精力去做好患者的管理。国内知名中医专家在中医治疗肺结节与肺癌方面积累了丰富的经验，本书将其中的学术思想与临床验案进行分类归纳，进而形成一个中医全程管理肺癌患者的知识体系。随着随访经验的不断积累，以及对肺癌患者全程管理的不断深入，肺癌成为慢性疾病的时代终将到来。

目录

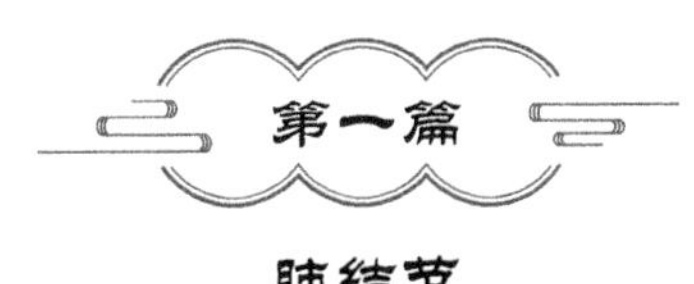

第一篇 肺结节

第二篇 肺癌

第三篇

肺癌并发症

第四篇

肺癌治疗相关并发症

第五篇

肺癌姑息与康复

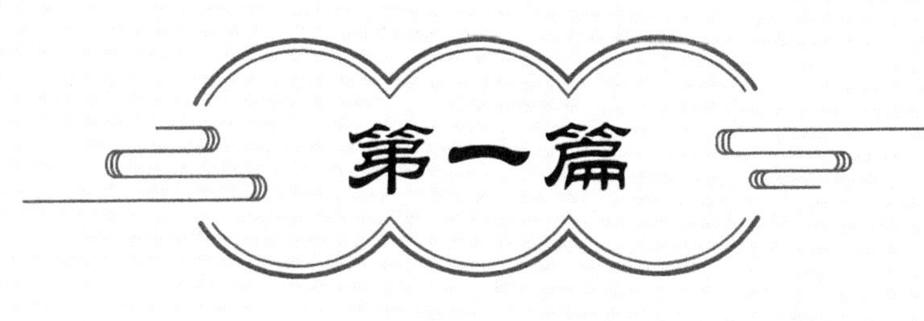

第一篇

肺结节

第一章　肺结节的中西医概述

一、西医对肺结节的认识及治疗

（一）西医对肺结节的定义和分类

肺结节是指肺内直径小于或等于 3 cm 的类圆形或不规则形病灶，影像学表现为密度增高的阴影，可单发或多发，边界清晰或不清晰的病灶。不同密度的肺结节，其恶性概率不同，依据结节密度将肺结节分为三类：实性结节、部分实性结节和磨玻璃密度结节。其中，部分实性结节的恶性概率最高，依次为磨玻璃密度结节及实性结节。磨玻璃密度结节是指肺内模糊的结节影，结节密度较周围肺实质略增加，但其内血管及支气管的轮廓尚可见。实性结节是指其内全部是软组织密度的结节，密度较均匀，其内血管及支气管影像被掩盖。部分实性结节是指其内既包含磨玻璃密度又包含实性软组织密度的结节，密度不均匀。

（二）西医对肺结节的评估方法

肺结节的评估方法主要包括个体或临床特征、影像学方法和临床肺癌概率。

1. 临床评估

临床评估指的是患者的病史和体征检查，包括年龄、性别、职业、吸烟史、慢性肺部疾病史、个人和肿瘤家族史、职业暴露史等。临床信息可为肺部结节的鉴别诊断提供参考依据。

2. 影像学技术

胸部 X 线片、CT 及磁共振成像均可以检测到肺结节，但鉴于胸部 CT 的高空间分辨率及成像方便快捷的优势，应以胸部 CT 检查作为肺结节的标准检查方法。对胸部不定性结节常需要进行多次随访，建议采用低剂量扫描技术以降低放射损伤。

（三）西医治疗肺结节的方法

1. 肺实性结节

（1）肺癌高危结节

标准：直径<15 mm或表现出恶性CT征象（分叶、毛刺、胸膜牵拉、含气细支气管征和小泡征、偏心厚壁空洞）的直径介于8～15 mm的肺实性结节。

处理策略：肺癌高危结节均应由胸外科、肿瘤内科、呼吸科和影像医学科医师集体会诊，决定是否需要进一步检查（包括支气管镜、CT增强扫描、正电子发射扫描，经皮肺穿刺活检）以明确诊断，以及采取什么方法进行治疗。对于高度怀疑为恶性者且适合于外科手术治疗者，首选外科治疗。对肺癌可能性较小的病例可抗感染治疗5～7天，休息1个月后复查，结节增大或无变化者，由多学科会诊，决定是否进入临床治疗；结节缩小可在2年内进行随访。

（2）肺癌中危结节

标准：直径介于5～15 mm且无明显恶性CT征象的非实性结节。

处理策略：应在3个月后进行随访，观察其生长特性，发现结节生长则纳入高危结节处理，无生长性则继续随访2年。

（3）肺癌低危结节

标准：直径<5 mm的实性结节。

处理策略：肺癌低危结节建议1年后随访，发现生长则纳入高危结节处理，无生长则行年度随访。

（4）CT随访过程中的新发结节

根据其直径大小进行进一步处理，高危结节处理同基线扫描，鉴于新发结节的恶性可能性相对较大，其随访频率较基线扫描结节高。

2. 肺部分实性结节的风险评估及处理策略

鉴于部分实性结节的恶性概率在3种结节中最高，因此其肺癌风险度评价标准不同。

（1）高危结节

直径>8 mm的部分实性结节定义为高危结节，应由胸外科、肿瘤内科、呼吸科和影像医学科医师集体会诊，决定是否需要进一步检查（结节薄层三维重建CT扫描，薄层增强CT扫描，经皮肺穿刺活检）明确诊断、手术切除或3个月后进行CT复查。若结节3个月后没有缩小或增大时，考虑为恶性可能，建议手术切除。若结节缩小，建议6个月、12个月和24个月持续CT监测，无变化者建议长期年度CT复查，随访时间不小于3年。

（2）中危结节

直径<8 mm的部分实性结节定义为中危结节，建议3个月、6个月、12个月和24个月持续薄层CT扫描，并做结节的薄层三维重建。如果结节具有生长性建议手术，无变化或缩小建议继续长期CT随访，随访时间不小于3年。

3. 肺磨玻璃密度结节的风险评估及处理策略

（1）中危结节

直径>5 mm的纯磨玻璃密度结节定义为中危结节，建议3个月、6个月、12个月和24个月持续CT检测，结节具有生长性建议手术，无变化或缩小建议继续长期CT随访，随访时间不小于3年。

（2）低危结节

直径<5 mm的纯磨玻璃密度结节定义为低危结节，建议年度CT复查观察生长性。结节具有生长性建议手术，无变化或缩小建议继续长期CT随访，随访时间不小于3年。

4. 多发肺结节的处理

多发肺结节的处理原则主要基于危险度最高的结节。对于多发高危险度结节，应考虑多原发肺癌的可能性，尤其是多发部分实性及亚实性结节。对此类结节，建议多学科会诊。

我国肺癌发病的危险因素复杂，除吸烟外，严重的空气污染、生物燃料的使用，以及女性非吸烟者中的肺癌发生，使得我国与其他国家的肺癌特征有所不同。这就要求临床医师在诊治肺结节时应熟悉中外指南对肺结节的处理原则，把握好不同肺结节的复查时间，发挥中医优势，辨证论治，因地、因时制宜，结合现代诊疗手段，更好地治疗肺结节，将肺癌发生遏制于萌芽。

二、中医对肺结节的认识及治疗

（一）中医对肺结节的病名、病因病机的探讨

《医宗己任篇》说："肺之空窍，只受得脏腑中固有元气，受不得一分

邪气耳。”肺为娇脏。但由于肺司呼吸，开窍于鼻，咽喉为肺之门户，主皮毛，职司卫外，外来邪气如风、寒、暑、湿、燥、火或烟尘秽浊等皆易先从口鼻气道或皮毛犯肺。

肺朝百脉，主治节，为水之上源，全身血液都要通过经脉而聚于肺，通过肺的呼吸进行气体交换，再输布全身，而血的运行又依赖气的推动，随着气的升降运行全身。气、血、津、精、水的运行，以及肠腑的通畅均依赖肺的治理调节功能，故在肺的病理特点中除邪易侵袭、气易上逆、痰易留伏、虚实易成、寒热易见外，痰瘀易结也极为多见。因此，肺局部之结节既可因外邪或肺部宿疾而成，也可因饮食、情志、劳倦伤肺而致。肺气亏虚，气不化津成痰，气虚无力帅血运行成瘀；肺阴不足，虚火亢旺灼津成痰，灼血成瘀。

五脏皆令肺咳，因此先伤他脏及肺，亦可致结节生成。脾失健运，化液为痰，上潴于肺，脾不生血，气血亏虚，血行不畅致瘀；如肝郁气滞血瘀，肝郁化火、肝肾阴亏，肝火、虚火灼津成痰，灼血成瘀上犯于肺；如肾失温煦、水泛为痰、上渍于肺、血寒而凝成瘀等。

（二）中医治疗肺结节

临证应重视了解患者既往史、生活方式和肿瘤家族史，从而更好地判断结节性质和病变转归。合并或原有疾病史如有过敏性鼻炎、哮喘、支气管炎、肺结核、支气管扩张、慢性阻塞性肺疾病、间质性肺病等，或在发现肺部结节前有外感、肺炎时，要充分考虑肺部结节与这些肺疾病本身的关系。如过敏性疾病易风痰瘀血扰肺，支气管扩张、肺炎等易痰火血瘀内结，慢性阻塞性肺疾病等易寒痰水饮痰瘀互结，长期大量吸烟易燥火痰瘀互结等。

了解患者性别、年龄、职业、有无不良生活习惯，如饮酒、吸烟、操劳晚睡、精神高度紧张、脾气急躁易怒、性格内向，是否居住于新装修、新家具环境或不良建筑物中，这些因素均易引起气血瘀滞而不通，从而由气滞导致血瘀痰阻而成结节。同时，应了解家族中有无癌基因遗传，癌症患者与肺结节患者是否在共同环境中生活，有无相同致癌因子存在，以判断未来发展为癌肿的概率。

仔细阅读肺部 CT 及报告，肺部结节分实性结节、部分实性结节、非实性磨玻璃结节 3 类。部分实性结节的恶性概率在 3 种结节中最高，依次为磨玻璃结节和实性结节。实性结节直径为 8 ~ 15 mm，若肺部 CT 见到分叶、胸膜牵拉、含气细支气管征和小泡征、偏心厚壁空洞，多为高危恶性；纯磨玻璃结节需了解有无过敏或炎症，治疗后及时复查。一般认为，实性结节相对稳定，磨玻璃结节可变性大，部分实性结节见增大或出现实性成分增加，预示有恶化可能，应进一步全面评估或及早切除。结节数量增加要高度警惕向肺癌转化。

观整体区分结节形成病机中风盛、气滞、痰阻、血瘀之主次，以及寒热虚实之不同。风邪，若外风则始受于肺，易挟寒暑湿燥火伤肺，随其舌象、脉象、临床症状很易明确寒热燥湿；若内风则始生于肝，多有肝郁化火、热盛生风之实风，或肝血不足，血虚阴虚所生之虚风扰肺。无论外风、内风均使肺气之宣降失职。其临床多有过敏性鼻炎或过敏性喘哮的长短期表现，其肺内结节多易找到诱因，结节多为磨玻璃状。

气滞则多见于情绪急躁易怒或长期工作压力过大之人，经常失眠心烦或感情脆弱、委屈欲哭，胸胁作痛，舌质多淡暗、苔薄，脉多弦。

痰阻明显则舌苔多腻、脉多滑，多伴有胃肠不适等症状，随其痰之寒热湿燥不同，腻苔之白黄以区别寒热，苔之干湿以区别燥湿。

血瘀，其舌质、面色多暗，或有冠心病等病史，女性多有月经延后，由其脉之弦缓有力无力以区别虚实。总之，通过四诊合参，既看肺之局部结节，也看全身整体之表现，以明确病机及证候特点。

第二章　各家治疗肺结节的经验探讨

花宝金教授从“痰瘀窠囊”角度论治肺结节经验

专家介绍：花宝金为中国中医科学院广安门医院肿瘤科主任医师，现任国家中医药管理局中医肿瘤重点学科带头人，从事中西医结合临床工作30余年，贯穿运用中西医结合的科研思路和方法治疗肿瘤，尤其是在防治肺结节方面，运用中西医结合方法，取得了较好的疗效，积累了丰富的临床经验。

花教授在临床观察中发现，肺结节患者一般临床症状较少，而恶性结节可因感染等因素快速生长，具有“平居无恙，时有触发”的特点；此外，花教授还认为肺结节的形态与古人描述的“窠囊”相似，其治疗也像“窠囊”一样非一般药物所能消除。《寓意草》具体描述了窠囊之痰“至于窠囊之痰，如蜂子之穴于房中，如莲子之嵌于蓬内，生长则易，剥落则难”“而肺中之窠囊，实其新造之区，可以侨寓其中，转使清气逼处不安，亦若为乱者然”。基于此，花教授提出可以从“痰瘀窠囊”角度论治肺结节，其病位在肺络血分，其产生与元气虚弱，五脏及三焦的气化功能失常有关。

花教授认为肺结节的治疗应分为3部分：通透窠囊、调补脏腑及通络祛瘀，其中以调补脏腑功能、防止虚痰内生为主，透囊通络祛瘀为辅，并时时顾护正气。

一、通透窠囊，直达病所

窠囊之痰，深伏于肺叶之外、膜原之间，并非一般药物所能去除。通透窠囊的药物，主要包括祛痰、活血、祛水的药物，其中祛痰药有苍术、白术、白芥子、竹沥和姜汁；活血化瘀药有五灵脂；祛水的药物以甘遂、大戟、芫花为代表。

二、调补脏腑，消除内痰

调理脏腑气机、恢复正常气机升降、改善痰浊体质是治内痰之本。由于肺结节为虚痰，不可过用消痰之药。花宝金教授治疗肺结节重在调补脏腑气机使痰不生，而兼以缓消窠囊之痰，多用沙参、麦冬、桔梗、苏梗、半夏和陈皮等。

三、通络祛瘀，条畅经隧

窠囊的形成与痰瘀密切相关，有“痰夹瘀血，遂成窠囊”之说。“五藏之道，皆出于经隧，以行血气，血气不和，百病乃变化而生，是故守经隧焉。”说明一旦形成了窠囊之痰瘀，经隧必然不畅，只祛痰瘀，不通经隧，其效果并不能持久，结合其病位在络，故应结合通络之法。花教授认为可以使用虫类药，如全蝎、蜈蚣等，利用其“飞者升，走者降，灵动迅速，追拔沉混气血之邪”及“搜剔络中混处之邪”的效果，有效清除肺结节。

花教授还强调在治疗肺结节时，需注意不能滋腻、滞腻、酸收、寒凝，一般不要过用补气补阴，以免闭气留邪，滋腻助痰；也不过于攻邪，由于本病为“虚痰”，所以本病不可过用涤痰消痰之品。花宝金教授治疗此病气虚寒痰者用生黄芪、炒白术、茯苓、半夏、陈皮等加味，气虚热痰者用山药、扁豆、沙参、杏仁、茯苓、陈皮、神曲等加味，时时顾护正气，防止虚痰再生。

除此以外，花教授对于治疗肺结节中药的煎服法也颇有见地，认为该病病位在上，中医有“补上治上制以缓”的原则，往往在现代用药中被忽视。所以针对窠囊之痰结踞在上焦的肺结节，最好使用丸药，并在睡前口服后仰卧可能会起到较好的疗效。

姜良铎教授治疗肺结节经验

专家介绍：姜良铎教授师从国医大师张学文和著名中医学家董建华，是第三届首都国医名师，素以解决疑、难、重症而著称，在发热性疾病、肝病、老年病及内科疑难病症等方面有丰富的经验且疗效突出，创立状态辨治理论，提出“从息论态，综合施治”的观点，是近几十年来在中医领域中根据临床实践提出创新观点较多的医家之一，具有深厚的理论功底和丰富的临床经验。

肺小结节本身常无特异症状、体征，属于典型无症状复杂疾病，姜良铎教授因此提出从状态论治，即从系统论角度，综合现代诊疗技术和中医四诊，动态观察生命运动，识别各种状况、态势、特征整合为“状态”，多因素分析疾病规律，多途径制定诊疗方案。

一、把握疾病复杂病机

复杂病机是由基本病机、当前病机、演变病机三类病机群发生、发展、交织转化的动态过程，体现为个体身上不同疾病阶段的各类“状态”。

（一）肺小结节的基本病机

外有六淫、尘霾毒气从口鼻入肺，直损肺金；肺气久损，加之饮食起居失养，脾气不健，肺气不充，饮食寒热，耗损肺阴、肺阳，使局部肺之正气不足，邪气于薄弱之处久留不去，甚则正气难以困囿、化毒生癌。因此，肺小结节的基本病机是肺气亏虚、气滞湿停、痰瘀邪阻、凝滞化结。

（二）CT 结合舌脉辨当前病机

纯磨玻璃结节以湿瘀内阻为主，病情轻浅；实性结节痰浊瘀血阻滞，混合两种密度的部分实性结节为湿痰瘀血并存、凝结痹阻不化，二者病机较深入。CT 见恶性征象，肺癌风险增高，结节可能化毒成癌，湿痰瘀邪胶结难祛，瘀毒阻络窜扰，触爪四见，如见结节分叶、毛刺、空泡、血管穿行、胸膜牵拉等。正气亏损涉及气、阴、阳虚损三类，气虚多见舌质淡嫩，苔白，脉弱；阴亏多见舌红、少苔乏津，脉细数；阳虚多见舌质淡胖，苔白滑，脉沉缓。气机郁滞甚者，多见舌质坚老色暗，苔薄白或薄黄，脉弦涩或脉弦滑。局灶湿、痰、瘀、邪毒阻滞，其中湿甚者，多见舌胖嫩，苔白滑或白腻，脉濡滑；痰甚者，多见苔白厚腻，或少津，脉滑；瘀甚者，多见舌暗，舌下络脉迂曲粗张，或见瘀斑、瘀点、脉涩等；邪毒化癌者，多见舌质绛红或紫黯，苔黄或苔少，脉弦滑或脉涩等。

（三）明辨演变病机

CT 可见各类结节增长、实性成分增多及其他恶性征；增强 CT 可见强化；PET/CT 见结节高代谢等。气滞不通，是结节固结难消、反复聚生多发的转化条件。“肝升于左，肺藏于右”，患者若焦虑紧张、心烦郁怒、忧思抑郁等情志不遂日久，体质多见气郁质，肝胆气郁，或肝郁化火，气机停滞上焦胸肺；“诸气膹郁，皆属于肺”，气机升降郁滞，气血津液布散失调，湿痰瘀血结滞不散，于肺部多发结节，固结难消。

二、治疗原则

第一，针对基本病机采用补益扶正、化痰祛湿、活血通络、理气散结的基本治法。第二，当前病机特点需分清主次，当辨清肺脾病位及气血阴阳虚损不同而进行不同程度的补益；微观湿、痰、瘀、邪阻滞程度不同，用药深浅当知。第三，把握邪盛正衰失衡、气滞不通两个演变病机，前者扶助正气，抗邪解毒，防止聚毒生癌，后者疏理气机，通利经络，使气布津流血行结散，从而扭转截断病势。第四，结节久病，非一日而得，当疏利消磨，缓而图之，不求速效。

三、治法

补益扶正：用人参、西洋参、黄芪、党参、太子参、茯苓、白术等平补肺脾之气；用北沙参、麦冬、玄参、石斛、百合补养肺阴，同补气药合用益气生津；用附子、肉桂、桂枝、干姜、花椒、细辛、椒目等温通散寒。

祛湿化痰：水液停聚，详分湿、痰两类，可相互转化，需灵活加减，石菖蒲、薏苡仁、滑石、萆薢、石韦、蚕沙、芦根等化湿浊；败酱草、蒲公英、猫眼草、夏枯草、虎杖、积雪草、拳参、重楼、天葵等清利湿热解毒；

天竺黄、胆南星、浙贝母、半夏、芥子、旋覆花、土贝母、桑白皮、鱼腥草、桔梗等化痰湿。

活血祛瘀通络：当归、丹参、赤芍、三七、桃仁、红花等活血祛瘀，病久瘀血阻络，用水蛭、全蝎、地龙、僵蚕、穿山甲等通络消癥。

疏调肝气：疏肝理气用柴胡、枳壳、青皮、香附、蝉衣、川芎、檀香等行气解郁，宽胸顺气；或酌用磁石、珍珠母、羚羊角粉、酸枣仁等平肝安神。

清热抗癌解毒散结：用白花蛇舌草、半枝莲、金荞麦、山慈姑、土茯苓、白英、干蟾、壁虎、熊胆粉、红豆杉等清热抗癌解毒散结。

【病案举例】

韩某，2018 年 8 月 30 日初诊，诉发现肺结节 3 年余，2015 年体检胸部 CT 示右上肺 5 mm，左上肺 4 mm × 3 mm 磨玻璃小结节，密度均匀，年度复查 CT 未见变化，2018 年 6 月 22 日复查大小形态同前（图 2-1）。刻下症见：偶有咳嗽、咳痰，咽部不利，情绪易焦虑抑郁，纳差，尿频急，便秘。既往甲状腺结节、过敏性鼻炎、慢性咽炎病史。舌暗红，苔白腻，脉细。分析状态：当前病机肺脾正气不足，肝肺三焦肠腑气滞，湿热瘀血凝滞化结，而生磨玻璃结节，演变易生肺部、甲状腺等多处结节。治法：疏利三焦，清利湿热，活血散结，健脾利肺通腑。

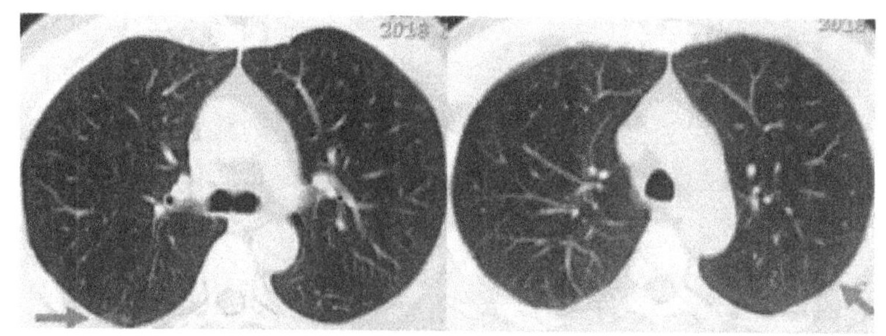

图 2-1　治疗前 2018 年 6 月 22 日胸部 CT

处方：以柴胡桂枝汤疏调少阳三焦为底方。用药：柴胡 15 g，桂枝 30 g，赤、白芍各 30 g，枳壳、枳实各 20 g，黄芩 15 g，蒲公英 30 g，虎杖 15 g，车前草 20 g，瞿麦 10 g，夏枯草 10 g，浙贝母 10 g，当归 30 g，三七 6 g，丹参 15 g，白花蛇舌草 30 g，穿山甲 15 g，土鳖虫 9 g，皂角刺 3 g，生牡蛎 30 g，生白术 15 g，鸡内金 6 g，知母 10 g，杏仁 9 g，玄参 30 g，瓜蒌 30 g，熟大黄 10 g，芒硝 6 g。14 剂颗粒，每日 1 剂冲服。

二诊：2018 年 10 月 18 日复诊，诉大便日一行，便干，偶有咽痒作咳，舌暗红，苔根部黄腻，脉细。上方加炙麻黄 5 g，葛根 30 g，生地 30 g，肉苁蓉 30 g，火麻仁 15 g。14 剂颗粒，日一剂冲服。

三诊：2018 年 11 月 15 日复诊，症见二便调，情绪好转，咽喉爽利，无咳嗽，仍有纳差。舌红，苔薄黄，脉细。上方加砂仁 6 g 化湿健脾，14 剂颗粒，改 2 日一剂小剂缓服。此后患者间断复诊酌加健脾益肺善后，仍用小剂缓服。2019 年 3 月 16 日再次复查 CT 示双肺未见结节影（图 2-2），结节消失。

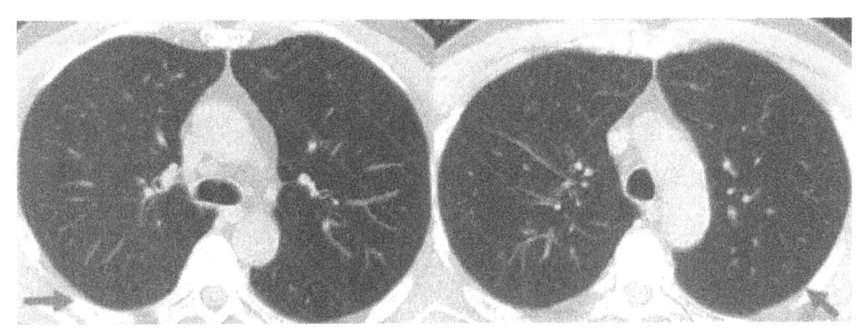

图 2-2　治疗后 2019 年 3 月 16 日胸部 CT

按：此例患者首先符合肺小结节肺气虚滞、邪气留阻的基本病机，脾失健运，土不生金，肺虚不降，肠腑不通，肺虚不固，反复侵染湿热邪气；情志失调，肝气郁滞，三焦气郁，水道不利，湿热下注膀胱；故见反复鼻咽不利，咳嗽、咳痰，二便不利，情绪焦虑抑郁等。其次，患者 CT 小结节密度均匀，倾向纯磨玻璃结节，病情稳定，病较轻浅，邪阻日久，未进展增大，局部正气尚未衰也，结合舌脉，微观属湿热瘀血凝滞化结。又因肝肺三焦气郁，循经阻滞，演变易见肺部、甲状腺等多发结节。综合治疗，以宣畅肝肺三焦气机、通利肠腑、清利湿热、活血散结为主，以健脾利肺为辅；二诊酌加宣肺通络、润肠通腑之品，亦使邪有出路；三诊后肺气宣利，气机得通，湿热邪气瘀血得散，后续调养以健脾益肺扶正为主，最终复查结节消失。因此，从基本病机、当前病机、演变病机综合考量患者状态，整体论治，方获良效。

刘丽坤教授治疗肺结节经验

专家介绍：刘丽坤是国家中医药管理局“十一五”重点肿瘤专科、学科建设单位负责人，主任医师，教授，硕士研究生导师，山西名中医，山西省优秀专家。从事肿瘤临床和科研工作30余年，对中西医结合防治肿瘤的研究有较深造诣，擅长中西医结合治疗肺结节、肺癌、乳腺癌等实体肿瘤及相关并发症。

刘教授对孤立性肺结节的认识有独到见解，她认为中医治疗肺结节可弥补西医治疗的不足，在缩小结节大小、防治结节恶变、避免手术风险、改善患者生活质量等方面具有明显优势。刘教授认为本病的基本病机为正虚邪实。正气亏虚，气血阴阳失衡，脏腑功能紊乱，卫外不固，邪气乘虚而入，导致肺气郁闭，宣降失司，集聚成痰，痰凝气滞，痹阻络脉，痰瘀胶结，日久形成结节。扶正、祛邪是本病主要治法。临床治疗时常结合四诊，将其大致分为以下5个证型：气阴两虚型、痰瘀互结型、气滞血瘀型、脾虚痰湿型、阴虚痰热型。

【病案举例】

患者，男性，54岁，煤矿工人。2016年10月12日首诊。主诉：发现肺部结节2月余。现病史：2016年8月3日因脑梗死住院行常规检查，行胸部CT示：右肺上叶尖后段结节（不规则形结节影，0.8 cm×1.02 cm），建议定期复查，排除其他病变；慢性支气管炎、肺气肿，肺动脉高压；双肺间质性改变；右肺下叶前基底段肺大泡形成。患者为进一步诊治，行PET/CT（2016年9月1日）示：①左肺上叶结节样影，糖代谢增高，考虑恶性改变，建议穿刺活检（左肺上叶前段可见结节样软组织密度影，边缘可见浅分叶，大小约1.3 cm×0.7 cm，CT值约15 HU，糖代谢增高，SUV_{max} = 5.69）；②右肺上叶及左侧斜裂走行区结节影，糖代谢未见增高，建议随访；③右侧颌下及隆突下多发肿大淋巴结影，糖代谢未见增高，考虑炎性；④慢性支气管炎，肺气肿，右肺中叶及左肺上叶陈旧性病灶。既往病史：脑梗死，尘肺。诊见：胸部憋闷不适，气短乏力，头晕，视物模糊，言语不利，口中和，纳可，眠可，二便调。舌暗红，苔黄厚，脉弦。中医诊断：肺积（少阳失和、痰瘀互结证），治拟和解少阳、化痰散结为法，方拟小柴胡汤合涤痰汤合天麻钩藤饮加减，处方：柴胡 10 g，黄芩 15 g，半夏 15 g，胆南星 20 g，石菖蒲 20 g，天竺黄 15 g，瓜蒌 15 g，枳壳 10 g，天麻 10 g，钩藤 10 g，生石决明 20 g，桑白皮 30 g，龙葵 30 g，茯苓 20 g，陈皮 10 g，僵蚕 20 g，石上柏 30 g，炙甘草 6 g。28 剂，每日 1 剂，饭后服。

二诊：2016 年 11 月 9 日复诊，诉胸部憋闷不适，气短乏力，胸部隐痛，头晕，症状较前缓解，舌红，苔黄厚腻，脉弦。治拟清热化痰、宽胸散结为法。方拟瓜蒌薤白半夏汤合小陷胸汤合三仁汤加减，处方：瓜蒌 15 g，半夏 15 g，桑白皮 30 g，茯苓 30 g，杏仁 10 g，白豆蔻 10 g，生薏苡仁 30 g，石菖蒲 30 g，龙葵 30 g，白花蛇舌草 30 g，胆南星 20 g，天龙 6 g，金荞麦 30 g，山慈姑 20 g，生牡蛎 30 g，芦根 30 g，炙甘草 6 g。60 剂，每日 1 剂，饭后服。

三诊：2017 年 1 月 8 日再诊，诉近 10 日头晕较前加重，余症状较前缓解，舌红苔黄，较前减轻，脉弦。治拟清热化痰为法，方拟清气化痰丸加减，处方：瓜蒌 15 g，半夏 15 g，黄芩 15 g，桑白皮 30 g，葶苈子 30 g，泽泻 15 g，白术 10 g，天麻 10 g，金荞麦 30 g，芦根 30 g，龙葵 30 g，蛇六谷 30 g，石见穿 30 g，杏仁 10 g，炙麻黄 6 g，胆南星 20 g，生黄芪 30 g，甘草 6 g。28 剂，每日 1 剂，饭后服。建议复查胸部 CT、头颅 MRI。

2017 年 2 月 10 日复查胸部 CT 示：两肺间质性改变，肺气肿。与 2016 年 8 月 CT 对比左肺结节消失，建议定期复查。其后患者续服中药，每 3 个月定期复查胸部 CT，均未见左肺结节。

按：患者年过 50，阴气自半，加之长期接触煤矿粉尘，肺肾两虚，肺脏气机宣降失司，津液输布不利，肾气虚损，髓海失于濡养，子盗母气则脾气虚损，痰湿凝聚；痰凝又作为新的致病因素，加重了脏腑功能的失常，气血失和，气滞血瘀，痰气交搏，痰瘀互结，阻塞肺络，日久化生结节；髓海空虚，情绪刺激，痰易流注，随气血上冲于脑，蒙蔽神窍，故突然昏仆，口眼歪斜，言语不利，发为中风。老师认为本例患者正虚邪实。治以调和阴阳，祛痰化瘀解毒。以小柴胡汤调和阴阳；瓜蒌薤白半夏汤、小陷胸汤、清气化痰丸清热化痰，宽胸散结；天麻钩藤饮平肝息风、清热化痰；兼以解毒散结、活血通络，使气机调畅，脏腑阴阳平衡而诸症向愈。

罗玲教授治疗肺结节经验

专家介绍：罗玲是名老中医药专家、川派灸疗当代法定传承人。对子午流注、经络病机有系统研究与整理；对艾灸临床运用，以六经辨证为法，精妙运用针、灸、药，整理开发出：齐心灸、足心灸、颈椎火灸、火眼金晴灸、止痛化伤灸、能量灸、善爱灸、六经辨证针灸、子午流注针灸九大极具特色灸疗手法。从医30多年来，致力于呼吸系统疾病如肺结节、肺癌的临床、教学及科研，积累了丰富的临床经验。

罗玲教授根据临床症状，将肺结节归于“肺积”范畴。“正气存内，邪不可干；邪之所凑，其气必虚”，正气亏虚是肺结节的发病基础。正虚，主要为气虚、阴虚，复感热毒等邪气导致痰和瘀形成，从而凝结成块。其中，气虚又以肺、脾、肾三脏气虚为主。肺、脾、肾三脏气虚，则肺不能通调水道，脾不能运化水湿，肾不能主水，水液代谢障碍，导致湿聚体内，湿聚生痰。肺虚不能朝百脉、行气血，导致血液瘀滞，痰瘀互结。阴虚可生内热，复感外邪，热毒积聚，湿、热、痰、瘀互结，进一步加重肺络阻滞。

痰瘀痹阻肺络为基本病机，宜豁痰化瘀散结贯穿治疗始终。《济生方·积聚论治》说：“忧、思、喜、怒之气，人之所不能无者，过则伤乎五脏……留结而为五积。”人在世中，受万事万物影响，皆有喜怒忧思悲恐惊七情变化，过则致病。肝主疏泄，调节一身之气机，情志致病，可导致肝气不舒，“见肝之病，知肝传脾”，肝失疏泄，则脾气郁结，导致肝脾气机阻滞，继则由气及血，使血行不畅，经隧不利，脉络瘀阻。气血瘀滞，日积月累，凝结成块，则为积。气血瘀滞，津液运行受阻，聚而成痰，气血痰瘀相互搏结，最终导致痰凝气滞血瘀，形成积聚。罗玲教授认为本病由于各种病因，外感六淫，内伤七情，导致气滞水停而为痰，痰气互结，日久血行受阻而成瘀，由表及里，侵及肺胸，痰瘀痹阻肺络而发为结节；肺络受阻，肺气上逆，则为咳嗽、胸闷气促。不通则痛，故出现胸痛。络脉瘀阻，郁结于内，郁而化热，故表现为舌质紫黯及发热。血不归经，血溢于脉外，则为咯血。

根据临床表现，罗玲教授将肺结节分为4型：①阴虚痰火型：给予养阴清热，化痰散结，方用养阴清肺汤加减；②热毒壅肺型：给予泻火解毒，清气凉血，方用清瘟败毒饮加减；③气滞痰瘀型：给予理气化痰活血，方用大陷胸汤与小陷胸汤合方；④气虚痰瘀型：给予益气健脾、化痰活血，方用当归芍药散合补阳还五汤加减。中医认为，“气为血帅，气行则血行”，气能行津，津液由脾胃化生后，经过肺、脾、肾、三焦等脏腑之气的推动和气化功能，使津液的代谢维持生理平衡。气虚则血液、津液运行障碍，导致血液瘀滞，津停湿阻，聚湿生痰，痰瘀互结，痹阻肺络。因此，罗玲教授认为以益气养阴、豁痰化瘀散结为要，具体药物如下：①益气散结：红芪、太子参、山药、灵芝、茯苓；②养阴散结：太子参、玄参、百合、白芍；③理气散结：厚朴、陈皮、夏枯草；④软坚散结：鳖甲、牡蛎；⑤化痰散结：海蛤壳、浙贝、法半夏、瓜蒌、罗汉果；⑥化瘀散结：三棱、莪术、红花、皂角刺、炮山甲；⑦清热解毒散结：白花蛇舌草、半枝莲、蒲公英、山慈姑、蜂房；⑧通络散结：地龙、僵蚕。

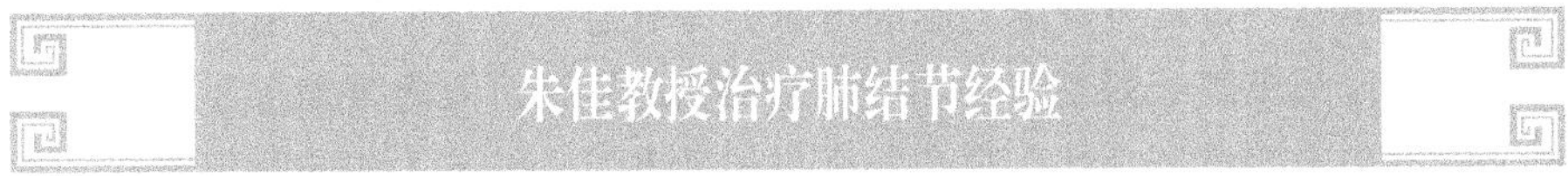

朱佳教授治疗肺结节经验

专家介绍：朱佳师从国医大师周仲瑛、徐景藩，是南京中医药大学博士研究生导师，江苏省中医院副院长、主任医师，从事中医肺系疾病研究30余年，致力于呼吸科临床、教学、科研工作，注重汲取导师们的学术思想和临床诊疗经验，并结合临证心得逐步形成了颇具鲜明特色的临证诊疗思维模式，在慢性咳嗽、哮喘及肺部疑难病症的中医治疗方面有丰富经验。

朱佳教授认为肺结节属有形病理产物，可以“肺积”名之，肺结节的病因较为复杂，主要涉及肺、肝、脾三脏的病变。其中，肺开窍于鼻，与外界环境直接接触，烟草、雾霾、油烟及与职业相关的有害气体、粉尘能直中于娇脏。肺气郁闭，失于宣肃，则难行治节之职，毒邪久留而成积。肝主疏泄，与人体的情志调节密切相关。若情志过极，肝木疏泄失常，周身气血不能畅达则津停血滞为痰瘀。饮食不节者久伤脾胃，气血生化不足，肺失雾露之溉则易感外邪；又因脾胃为气机升降之枢，气不顺则痰瘀生焉。总之，常人因久感外淫毒邪、内伤情志、饮食伤脾，暗耗精血，致肺、肝、脾三脏气血津液运行失和，痰瘀内生，痹阻于肺，发为“肺积”，即《医宗必读·积聚》所谓“正气不足，而后邪气踞之”。其初发时痰瘀邪实尚轻，病如常人；日久正气大损，积聚深固，症候迭出。故年老久病或平素体弱之人因正气已虚，发病更速。

朱佳教授认为肺结节以正虚为本、痰瘀为标，在辨证上应首责肺、肝、脾。因其发病隐匿且早期症状缺如，辨证时还需充分考虑患者的职业、性格、饮食习惯、居住环境、不良嗜好等多方面因素的影响，不可拘于痰瘀一端。通过临床观察发现，肺结节患者以肺阴虚证最为多见。此类患者因长期接触油烟、雾霾、职业粉尘或偏嗜辛辣，燥火久耗肺津，虚热内生，肺失清肃，表现为干咳无痰或痰黏难咳，口燥咽干，夜间烦热，盗汗，舌红少苔有裂纹，脉细数无力。因虚火耗气、久咳伤气，患者又常兼肺气不足，平素气短乏力，自汗畏风，鼻流清涕。脾虚痰结证者常因饮食不节、劳逸失度、久居湿地而起，患者平素敏感多思，纳呆食少，痞满腹胀，大便稀溏，舌质胖淡边有齿痕，苔白腻，脉细无力；若偏嗜肥甘厚腻，痰湿化热，则口中黏腻，渴不欲饮，舌红苔黄腻，脉象滑数。亦有肝郁气滞证者性情抑郁，善太息，胸胁胀满窜痛，脉弦；久郁化火则急躁易怒，面色发红，脉象弦数、滑。此类患者多见于女性，常合并全身他处多发性结节，如甲状腺结节、乳腺结节、子宫肌瘤等。

因脏腑相关，在病机上可相互影响、互为因果。如脾虚不能运化水谷精微上荣于肺，肺气失养，卫外不固，发为肺脾气虚。肝郁化火，煎灼肺津，阴伤更甚，木失涵养，火势愈炽，如此为木火刑金，其人干咳少痰，口苦目赤，胸胁疼痛，甚则咯血。

肺结节的治疗无须囿于痰瘀之标实，总以益气养阴、健脾调肺、疏肝理气为大法。如结节初起无证可辨，则化痰消瘀，散结除积，但用药不可一味攻伐，需时时顾护正气，以平为期。

益气养阴，扶正治本。朱佳教授临证常以炙黄芪、党参、太子参等补益肺气，兼用玉屏风散可益气固表。麦冬、百合、知母等甘寒之品可滋阴润肺，若其人虚热内盛，则以桑白皮、地骨皮清之。气阴两虚之人可予南沙参、山药、黄精等气阴俱补；或兼用益气、滋阴之药，大补气阴而无温燥之弊。脾虚痰多，腹胀便溏之人，予白术、茯苓、薏苡仁、陈皮等健脾止泻，理气消痰。年老体衰者活动而喘，呼多吸少，腰膝酸软，另予熟地、枸杞子、胡桃肉等补肾纳气，肺肾同治。

理肺疏肝，宣畅气机。肺主气，又为水之上源，以肃降为顺；肝主疏泄，以升发为用。两者在生理上调畅气机，相反相成；病理上若肺虚受邪，木旺侮金势必加重局部气血津液的郁闭，积聚益深，形成恶性循环。故朱佳教授认为对于肺结节的消散需注重对肝、肺之气的调理，临证喜用桔梗、枳壳二药，一升一降，宣畅气机，合杏仁、白前、款冬花、紫菀等可降气止咳，合柴胡、白芍、香附、郁金则疏肝解郁。若热壅咳甚致喘，予麻黄、石膏、葶苈子、桑白皮等泻肺平喘以缓其急；胸胁疼痛则予旋覆花、延胡索、红花、桃仁等活血通络止痛。

化痰消瘀，软坚散结。肺结节属痰瘀互结，痰湿者以天南星、半夏燥化，痰热者以瓜蒌、浙贝清化，血瘀者以赤芍、丹参、莪术活血消癥。在中药中具散结之功者繁多，朱师临床均随证选用。夏枯草、天花粉能清热散结，山慈姑、猫爪草解毒散结，青皮、八月札理气散结，瓜蒌、半夏化痰宽胸散结，生牡蛎、瓦楞子、海藻、昆布等咸寒软坚散结。炙鳖甲滋阴软坚，一物同兼消补之功，亦为朱师喜用之品。另遵《素问·阴阳应象大论》“阳化气，阴成形”与《灵枢·百病始生》“积之始生，得寒乃生”的观点，少佐白芥子、桂枝等温通助阳之品，辅助有形结节的消散。对于肺结节术后病理明确为恶性肿瘤者，还需酌情加用半枝莲、白花蛇舌草、猕猴桃根等解毒抗癌之品。

【病案举例】

患者，女性，61 岁。2017 年 5 月 4 日初诊。患者体检发现右上肺小结节 5 个月。2016 年 12 月体检查胸部高分辨 CT 发现右肺上叶 5 mm 磨玻璃结节影，右肺上叶另见散在微小结节。2017 年 4 月复查 CT，结节无明显变化。平时易感冒，口干，偶有干咳，平素性格易于急躁，偶有左侧胸部刺痛隐隐，纳食可，大便偏干，日行 1 次，小便正常。曾有针刺导致气胸病史，有长期烹饪吸入油烟史。舌质红，苔薄，脉细弦。查体：心肺听诊（－）。证属气阴两虚、痰瘀内结，治以益气养阴、化痰散结。处方：生黄芪 15 g，黄精 10 g，桑白皮 10 g，地骨皮 10 g，浙贝母 10 g，山慈姑 10 g，牡蛎 30 g，枳壳 10 g，桔梗 6 g，郁金 10 g，八月札 10 g，猫爪草 15 g，瓜蒌皮 12 g，炙甘草 3 g。14 剂。每日 1 剂，分 2 次水煎服。

二诊：2017 年 6 月 6 日，药后稍可，诉夜尿 1 ~ 2 次，有泡沫，时有足跟痛。舌质暗红，苔薄，脉细弦。查体：心肺听诊（－）。原方加沙苑子 10 g、红花 10 g、骨碎补 10 g，14 剂，每日 1 剂，分 2 次水煎服。后续电话随访，患者诉药后诸证减轻。嘱患者定期随访复查。

按：患者为中老年女性，素体肺气虚弱，加之长期吸入油烟刺激，肺脏受损，并有口干症状，结合舌质红、苔薄、脉细弦，属气阴两虚之象。油烟外邪留聚，且患者平日情绪易激动焦躁，气机不畅，痰凝血瘀，形成结节。左侧胸痛则考虑与既往气胸史有关。方药中，生黄芪补气益肺健脾，黄精补气养阴润肺；患者舌质红，考虑存在肺热，酌予桑白皮、地骨皮，取“泻白散”方义，其中桑白皮清热而不伤气、行水而不伤阴，地骨皮善走血分、滋阴清热，二药合用气血双清，清肺火补肾阴；山慈姑、猫爪草味辛能散，消郁结化痰浊；浙贝母清热化痰、开郁散结，牡蛎软坚消痞，二药合用取“消瘰丸”之义；桔梗性散上行，开宣肺气，祛痰疏利；枳壳行气化痰消积，郁金行气活血解郁，八月札疏肝活血软坚散结；瓜蒌皮利气开郁，导痰浊下行而奏宽胸散结之效；炙甘草调和诸药。二诊患者服药后症状有所好转，原方加沙苑子加强补肾功效，同时固精缩尿；红花、骨碎补活血通经止痛。

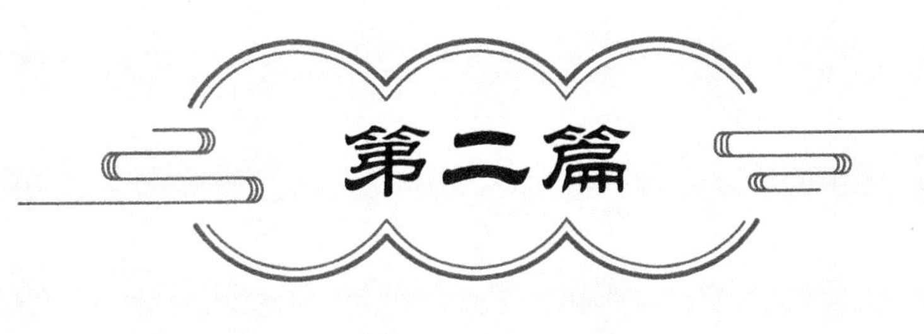

第二篇

肺　癌

第三章　肺癌的中西医概述

一、西医对肺癌的认识及治疗

（一）西医对肺癌的定义和分类

原发性支气管肺癌，是起源于支气管黏膜或腺体的恶性肿瘤。肺癌是当今世界各国常见的恶性肿瘤，并已成为绝大多数国家癌症死亡的主要原因，被认为是目前对人类健康和生命威胁最大的恶性肿瘤。2018 年全球肺癌预计发病人数 209. 3 万人，预计死亡人数 176. 1 万人，居男性肿瘤发病率第一位、女性肿瘤发病率第四位。

（二）西医对肺癌危险因素的认识

肺癌的病因和发病机制尚未完全清楚，但通常认为与以下因素有关。

1. 吸烟

吸烟是目前公认的肺癌病因中最重要的因素，有人估计约 85% 的肺癌是因吸烟引起的。吸烟者肺癌死亡率约为不吸烟者的 10 倍以上。吸烟量与肺癌有剂量反应关系，戒烟后可以减少肺癌发生的危险性。吸烟与肺癌危险度的关系与烟草种类、开始吸烟年龄、吸烟年限和吸烟量有关。

2. 空气污染

城市空气污染主要来源于机动车辆废气、采暖及工业燃烧废物等。从污染大气中，已查明的致癌物有多环芳烃、脂肪族巯基化合物和一些镍化合物等。1994 年中国部分县、市恶性肿瘤死亡抽样调查结果显示，大城市居民肺癌死亡率为 39. 10/10 万，而中小城市和农村分别为 22. 06/10 万和 15. 83/10 万，说明城市污染与肺癌的发生密切相关。室内局部污染主要指的是环境烟草烟雾、室内用生活燃料和烹调时油烟所致的污染。

3. 职业暴露

长期接触或大量吸入放射性物质，如铀、镭及其衍化物氡等，长期接触煤气、沥青、含放射性的金属矿及微波辐射等均可诱发肺癌。挪威学者Danielsen等发现焊接工人肺癌发病率较其他工人高。职业性短期接触二氧化硅（硅石）、无机砷、石棉、铬、镍、煤焦、焦油、芥子气、二氯甲醚、氯甲甲醚等，均可使肺癌发病率增高。

4. 激素

近年来，有关肺癌与性激素及其受体的关系已经引起注意，许多观察和研究发现，内分泌因素可能诱发肺癌。在一个男性癌症发病率及死亡率与克兰费尔特综合征的队列研究中发现，男性患有克兰费尔特综合征大大增加了肺癌的患病风险。

5. 放射治疗

早期乳腺癌采用放射治疗可以降低乳腺癌的死亡率，但却增加了肺癌的死亡率。与乳腺癌同侧的肺所接受的照射剂量是对侧肺的二倍或三倍。因而显著影响此后十年肺癌的发生。

6. 其他

机体免疫功能低下，人体正常细胞中的原癌基因和抑癌基因异常改变，失去对细胞调控的平衡能力，即可发生肺癌。如瑞典学者Askling等发现类肉瘤病和肺癌发生有关。营养不良、缺乏蔬菜水果、肺部既往病史、肺癌家族史等均可能与肺癌的发生有一定关系。心理、精神因素对肺癌发生的影响也越来越被人们重视。

（三）西医治疗肺癌的方法

肺癌的治疗应明确其病理类型、临床分期，并对患者整体状态进行全面评估，选择多种方法综合治疗，以减轻患者症状，改善其生活质量，延长生存期。目前针对肺癌不同分期，治疗方法有所差别，对于早期患者一般推荐手术治疗，而中晚期患者多数已失去了手术机会，临床以化疗、放疗、靶向治疗、免疫治疗等的综合征治疗为主。肺癌分为小细胞肺癌和非小细胞肺癌，其中小细胞肺癌占15%左右，而非小细胞肺癌约占所有患者的80%。小细胞肺癌对放、化疗较为敏感，但治疗后很快复发、转移，治疗难度较大，预后不佳。非小细胞肺癌包括腺癌、鳞癌、大细胞癌等病理类型，其中腺癌患者中有一部分患者存在驱动基因突变，如*EGFR*、*ALK*等，这部分患者可以选择针对驱动基因相应的靶向药物治疗，疗效较好。靶向药物较传统化疗药物具有低毒性、靶向性、良好的耐受性等优势，使“带瘤生存”成为可能，为肺癌患者带来新希望。临床中治疗肺癌常见的靶向药物包括免疫检查点抑制剂、间变淋巴瘤激酶抑制剂、表皮生长因子受体抑制剂、ROS1抑制剂、血管生成抑制剂等。然而靶向治疗在为临床带来显著生存获益的同时，其不良反应的发生、耐药性的出现严重影响治疗进程及疗效。患者一旦耐药及不能耐受靶向治疗，治疗往往很棘手，这时一般患者身体状态较差，只有其中一小部分人能够耐受继续化疗等积极抗肿瘤治疗。随着医学的发展，免疫治疗也逐渐在肺癌领域开展，临床越来越多的肺癌患者选择免疫联合化疗治疗，进而使得部分患者获益。

二、中医对肺癌的认识及治疗

（一）中医对肺癌的病名、病因病机的学术思想源流

肺癌属于中医肺积、痞癖、咳嗽、咯血、胸痛等范畴，病机为本虚标实，但各家对肺癌病因病机认识的侧重点不同。肺之积聚的病因病机在古籍中也有深入的探讨。《灵枢·百病始生》指出：“湿气不行，凝血蕴里而不散，津液涩渗，着而不去，而积皆成矣。”《灵枢·刺节真邪》中记载：“虚邪之入于身也深，寒与热相搏，久留而内着……邪气居其间而不反，发为瘤。”初步认为，积聚为正虚之人感受外邪，邪气久留而发病。《杂病源流犀烛》说：“邪积胸中，阻塞气道，气不得通，为痰……为血，皆邪正相搏，邪既胜，正不得制之，遂结成形而有块。”这段经文也是强调了正气与邪气两方面在积聚形成中的作用，并认为胸中之积聚阻塞气道易为痰、为血。《丹溪心法》云：“凡人身上中下有块物者，多属痰症。”认为积聚与痰关系密切。《诸病源候论》曰：“积聚者，由阴阳不和，腑脏虚弱，受于风邪，搏于腑脏之气所为也。”“积聚者，脏腑之病也。积者，脏病也，阴气所生也；聚者，腑病也，阳气所成也。虚劳之人，阴阳伤损，血虚凝濯，不能宣通经络，故积聚于内也。”大致区分了积与聚的区别，认为经络闭阻是积聚的成因之一。《医宗必读·积聚篇》谓：“积之成也，正气不足，而后邪气踞之。”《景岳全书》云：“脾肾不足及虚弱失调之人，多有积聚之病。”《普济方》载有：“虚劳之人，阴阳虚损，血气涩滞，不能宣通……故成积聚之病也。”元代李杲《脾胃论·脾胃盛衰论》说：“百病皆由脾胃衰而生也。”后世医家逐渐认识到脾肾不足是积聚形成的内因之一，“忧伤喜怒之气，人之所不能无者，过则伤乎五脏，逆于四时，传克不行，乃留结而为五

积”。《儒门事亲·五积六聚治同郁断》曰：“积之成也，或因暴怒喜悲思恐之气，或伤酸甘辛咸之食，或停温凉热寒之饮，或受风暑燥寒火湿之邪。”金代张元素《活法机要》谓：“壮人无积，虚人则有之。脾胃怯弱，气血两衰，四时有感，皆能成积。”情志与饮食也和积聚的形成有关。《医门补要》曰：“表邪遏伏于肺，失于宣散，并嗜烟酒，火毒上熏，久郁热炽，烁腐肺叶，则出秽气，如臭蛋逼人，虽迁延，终不治。”认为肺系积聚的形成，烟酒火毒是其原因之一。

（二）中医诊治肺癌的方法

中医药与手术、放疗、化疗相配合，在治疗过程中可以充分发挥灵活、实用的特点，充分体现了中医药独特的疗效与作用优势。中药在作用机制和用药特点等诸多方面不同于姑息手术及姑息放化疗等西医手段，发挥中医学特色，丰富肿瘤治疗手段，对提高疗效是有益的。中医认为肺居胸中，主气，司呼吸；肺朝百脉，主宣发肃降，通调水道；肺主气，外合皮毛，开窍于鼻。故肺癌的常见症状为：咳嗽、血丝痰、胸痛、气促等。人体各脏腑之间，在生理上具有相互资生、相互制约的关系，以维持整体功能的正常。在病理过程中，当肺脏发生病变，不仅表现本脏的证候，而且在一定条件下，可影响其他脏腑发生病变而出现证候。现仅介绍肺癌辨证论治中常见的且较为典型的证候。

1. 气虚痰湿证

（1）主证：咳嗽，痰多，质黏色白易咯，气憋，胸闷胸痛，甚则其喘痰鸣，神疲乏力，纳呆腹胀，大便溏薄，面色萎黄，舌质淡胖，或有齿印，舌苔白腻，脉濡缓或濡滑。

（2）治法：健脾益气，化痰散结。

（3）主方：六君子汤。

（4）药物：党参 15 g，白术 12 g，茯苓 12 g，陈皮 10 g，法夏 10 g，甘草 6 g。

（5）加减：本方可酌加七叶一枝花 20 g，瓜蒌皮 20 g，白花蛇舌草 20 g，生南星 30 ~ 60 g，蜈蚣 5 条。若痰多者，加橘红 6 g，海浮石 15 g；咳嗽甚者，加紫菀 12 g，前胡 12 g，桔梗 10 g；汗多气短者，加生黄芪 20 g，红参（蒸兑）10 g，麦冬 15 g，五味子 10 g，冬虫夏草 4 g；胸腔积液难消者，加葶苈子 30 g，大枣 30 g，龙葵 15 g，车前子（布包）12 g；痰湿蕴而发热，咳痰黄稠，苔黄腻，脉滑数者，加川贝 10 g，桑白皮 30 g，瓜蒌皮 20 g，黄芩 20 g，鱼腥草 30 g；高热者，加生石膏（打碎，先煎）30 g，知母 15 g，水牛角（先煎）30 g。

2. 阴虚热毒证

（1）主证：咳嗽，无痰或少痰而黏，或痰中带血，声音嘶哑，咽干燥，胸闷胸痛气促，心烦寐差，口干，大便干结，小便短黄，潮热，低热盗汗，五心烦热，舌质红，舌苔薄黄或黄白，或花剥，或光绛无苔，脉细数。

（2）治法：养阴清热，解毒散结。

（3）主方：自拟方。

（4）药物：南、北沙参各 30 g，生地 15 g，前胡 10 g，天麦冬、地骨皮各 15 g，桃仁、杏仁、川贝各 10 g，炙鳖甲 15 g，全瓜蒌、半枝莲、白花蛇舌草、石见穿各 30 g，徐长卿 20 g，山海螺 30 g。

（5）加减：本方可酌加百合 15 g，熟地 15 g，玄参 15 g，白芍 12 g，当归 10 g，桔梗 10 g，甘草 6 g，七叶一枝花 20 g，瓜蒌皮 20 g，生南星 30～60 g，蜈蚣 5 条。若痰中带血者，可加仙鹤草 30 g，藕节炭 30 g，侧柏叶 15 g，白及 10 g，云南白药（冲服）2 g；低热者，可酌加银柴胡 12 g，白薇 12 g，青蒿 20 g；气短乏力者，可加党参 15 g，生黄芪 20 g；若咳嗽痰黄者，可加鱼腥草 30 g，川贝 10 g，桑白皮 15 g，黄芩 15 g。

3. 气阴两虚证

（1）主证：咳嗽，痰稀，或痰少而黏，或痰中带血，咳声低弱，气短喘促，神疲乏力，少气懒言，面色白，恶风，自汗或盗汗，口干少饮，舌质红或淡红，有齿印，苔薄，脉细弱。

（2）治法：益气养阴。

（3）主方：自拟方。

（4）药物：西洋参、黄芪、山药、沙参、麦冬、石斛、天冬、玉竹、阿胶、仙鹤草、生小蓟。

（5）加减：若见畏寒、四末不温、小便清长、脉迟等阳虚之象，可酌用人参、黄芪、制附片、干姜、肉桂、山药、淫羊藿等；咳嗽气喘甚，加苏子、川贝、天竺子。

4. 气血瘀滞证

（1）主证：咳嗽不畅，胸闷气憋，胸痛有定处，如锥如刺，大便干结，或痰血黯红，口唇紫黯，舌质紫黯，或有瘀斑，苔薄，脉弦或涩。

（2）治法：活血化瘀。

（3）主方：化瘀丸。

（4）药物：桃仁、水蛭、王不留行、草河车、生牡蛎、白芷、当归、郁金、陈皮、夏枯草、赤芍、红花。共研末，炼蜜为丸，每丸 6 g，每次 1 丸，每日 3 次。

（5）加减：咳嗽不畅加全瓜蒌、檀香；大便干加麻子仁、郁李仁。

第四章　各家治疗肺癌的经验探讨

李佩文教授从肺肾相生治疗晚期肺癌经验

专家介绍：李佩文师从余桂清、段凤舞、张代钊，是国家级名老中医，享受国务院政府特殊津贴，是中西医结合肿瘤内科著名专家。他博览古籍，精研中西医理，致力于肿瘤临床及科研工作，造诣颇深。在中西医结合治疗肿瘤方面有近50年的临床、科研和教学经验，主持参加多项国家科研课题并通过鉴定及获奖。擅长治疗肺癌、食道癌、胃癌、肠癌和肝胆胰腺癌等各类肿瘤。

李佩文教授在益气养阴法治疗肺癌领域积攒了丰富的临床经验。现将李老用肺肾相生治疗晚期肺癌的经验整理如下。

一、肺肾相生，调补阴阳

晚期肺癌病位在肺，本在肾。李老指出肺癌发病的外部因素与“燥、火”密切相关。肺本娇脏，喜润恶燥，烟尘、烟毒、化工毒邪等损伤肺脏，致毒邪壅聚肺脏，久则与气血搏结胶着，耗竭肺阴肾精，促生毒、瘀、痰，发为肺积。接受临床综合治疗的患者，因手术失血失液、放化疗、呕吐伤津等多重因素影响，伤气耗阴，损伤肺肾两脏。李老总结晚期肺癌的证型以肺肾两虚、邪毒内聚为主，其中肺肾两虚又以虚损程度和阴阳偏衰情况细分为肺阴亏虚、肺肾气虚、肾精亏虚。肺为气之主，肾为气之根，晚期肺癌毒邪结聚壅阻气道，或肺虚无力，肃降失司，肾失摄纳，气机升降失常，临床表现以咳嗽、气喘居多，毒邪伤及肺络可见咯血。肺为水之上源，肾为主水之脏，晚期肺癌肺宣降失常，肾气化失司，三焦水道不畅，致津液代谢失常，津聚生痰，痰凝气滞，临床常见咳痰、恶性胸腔积液等。肾为脏腑之本，寓元阴元阳，所谓“五脏之阳气，非此不能发，五脏之阴气，非此不能滋”“肺生皮毛，皮毛生肾”。肺脏发挥“治节”功能以肺气、肺阴为根本，肺阴受肾水滋养，肺气受命门之火资助，《石室秘录》曰：“命门，先天之火也，肺得命门而治节……无不借助命门之火而温养之。”肺肾两脏互资互助，肺气宣降、肺阴滋润与肾气推动、肾精滋养相互为用，故晚期肺癌的治疗需注重协调肺肾相生关系，平衡五脏六腑功能。

李老认为晚期肺癌属重病，需以中医整体观全面调理，治疗上当祛邪与扶正并举，又根据患者状态有侧重。考虑其毒邪结聚，选用活血化瘀、解毒散结之品，但不宜攻伐太过，需考虑晚期肺癌的病因病机核心，以延长患者带瘤生存时间、提高生活质量为目的。晚期肺癌以填补肾精为根本，培补肾阴往往缓缓得之，同时需少佐补肾温阳之品。阴为阳之基，肾精充裕，阴阳相合，阳气化生，肾气得以发挥。正如张景岳阴中求阳、阳中求阴之法，“补肾之法，真阴为本；育阴之用，涵阳为度；扶阳之妙，培阴生阳”。

二、分阶段辨部位论治

李老认为晚期肺癌属本虚标实，本虚为主，重视调补肺肾，同时需要协调五脏六腑的功能，包括脾胃水谷之精的运化滋养和肺清气的充养，肝血充备不伤肾阴，心阳充足、水火升降互济等。《冯氏锦囊秘录》提到：“心气既能下降，则肾阴自能上交，肺得清肃下输，金水相生不竭，肝血既充，肾阴愈足，木既向荣，土不受克脏腑相生，精神自长，龙火既已下藏，阴精自能上奉矣。”论晚期肺癌所处的不同阶段，所虚有差异，标急有不同，在综合治疗环境下，中西医应有效结合，临床应分阶段论治，不可一概而论之。晚期肺癌整体为虚，局部为实，局部征象显著，依据患者症候表现部位不同，标本兼顾，辨证论治。现将李老分阶段辨部位经验总结整理如下。

（一）晚期肺癌临床综合治疗

1. 患者基线情况评估较好，中西医结合治疗

（1）临床诊断至病理诊断阶段，以抑瘤、扶正、安神为主，治以解毒散结、扶正固本。

（2）放化疗前准备阶段，以平补气阴、补肾生血为原则。

（3）化疗期间分析具体化疗用药，防治化疗不良反应，患者常出现消

化道反应，治疗上选择调理脾胃，理气除痞；化疗间歇期常出现骨髓抑制，治疗上常补肾健脾，益气养血。

（4）放疗期间可加清热生津润肺之品，减少肺热叶焦的损伤。

（5）免疫治疗期间以温补脾肾，提高局部免疫细胞浸润和应答。患者基线情况评估较差，以扶正固元为主。①患者素体阳虚，经综合治疗后损伤元气，治疗当补火助阳；患者素体阴虚，患癌后更伤阴精，治疗当益精填髓；②患者仍能姑息治疗，扶正基础增加解毒散结、活血化瘀之品以抵放化疗的抑瘤作用，临床常用三棱、莪术、白花蛇舌草、金荞麦等；③患者仅能行对症治疗，培补人体元气，增强免疫力，减少感染等因素引起的脏器功能衰竭；④疾病末期，临床多见亡阴亡阳表现，此阶段肺气虚冷，肺叶枯萎，肾元极尽，可借鉴急危重症治疗。

2. 并发症标急阶段治疗

晚期肺癌并发症较多，常见癌性发热、癌痛、胸腔积液、咯血、恶病质等，李老强调须防患于未然，在肺癌治疗综合组方时要考虑处理并发症的缓急，分析晚期肺癌相关急症常与肺肾相关。晚期肺癌发热抗感染、解热镇痛治疗常疗效不佳，大多耗伤气阴，多见午后潮热、五心烦热等表现，李老常用百合固金汤加丹皮、地骨皮。丹皮苦辛，地骨皮甘淡，入肾去虚火伏热，除骨蒸，又能益肾。热仍不除者，可加鳖甲凉骨中之热，生骨中之精。晚期肺癌疼痛考虑“不荣”或“不通”因素，由肺部肿块压迫或浸润神经引起，治以行气宽胸、养血止痛，常用全瓜蒌、浙贝、延胡索等；转移癌痛，治以补肾填精、通络止痛，选药宜温而不热、益精而不滋腻，常用桑寄生、骨碎补等；此外不拘于汤剂，用外敷贴剂“痛快灵巴布膏”（元胡、乌药、姜黄、蚤休等）缓解癌痛。

3. 转移灶治疗

晚期肺癌元气大伤，脏腑之精空虚，易发生肝转移、脑转移、骨转移等。李老指出要“防治结合”，尚未出现转移灶阶段应未病先防，须有疾病发展整体观意识，先安未受邪之地；出现转移当早期辨部位论治，消癥破积。肝藏血主疏泄，肝血不足，肝气虚弱，血行滞缓，癌毒易停滞形成肝转移灶，肝转移的发生往往为预后不利因素。治疗需补益肝气，养肝血，调养肝肾。肾髓空虚易受邪侵，发生骨转移、脑转移。李老常用补肾通络，填髓壮骨法治疗骨转移；补肾安神治疗脑转移。治法上既相合于转移的病理特性，又针对不同部位的转移进行调整。

（二）临床遣方用药特点

李老治疗晚期肺癌组方用药注重顾护肺肾的先天生理特性。肺为清虚之脏，李老用药清灵平和，轻清散解，避免过度戗伐，注重调节气机升降，善用草本药、矿物药，少用贵重珍稀之品，正如王孟英云："虽轻淡之品，亦可起重症。"常用半枝莲、白花蛇舌草、八月札、浙贝、鱼腥草、木蝴蝶、鸡血藤等。李老选药审慎，顾护元气，避大寒顿伤阳气之品，又常配以温药共进，谨防过于扼伤正气，如避大黄选虎杖。肺肾调补常配合培土与养肝，善于衡量补阴药和补阳药配比，使温热而不伤肾水，甘寒而不滋滞肾气，巧用血肉有情之品如鳖甲深入阴分。李老认为治疗恶性肿瘤当中西医有效结合，用药常结合现代药理学研究，如白花蛇舌草能够抑制肿瘤细胞增殖，并通过多条分子通路诱导凋亡。

李老组方善用引经药，引全方深入发挥功效，常用肺癌本经功专效佳之品，如鱼腥草等专入肺经；治疗肺癌脑转移患者加用藁本等药；治疗骨转移常用入肾经药如补骨脂、骨碎补、鸡血藤等；肺癌转移所致下肢不遂，常用牛膝、木瓜；胸胁癌痛，常用柴胡、川楝子；此外，应注意引经药用量宜少，并且重视引经药整体功用，不单拘于引经。

李老遣方用药善用药对，多为相须相使药对，为复方搭建桥梁，达到协同增效的作用。如半边莲与半枝莲，两味辛凉药相须为用，增强清热解毒之效；白芥子与浙贝，共为祛痰散结主入肺，寒温并进，白芥子辛散之性较强，用量宜轻；熟地与鹿角胶，温补肾元，益精养血，两者合用以治其本，又能减轻化疗引起的骨髓抑制；人参、麦冬、五味子，为名方生脉散，《增订伤暑全书》称其"治热伤元气"，李老常用党参代人参补肺气、益元气，取用五味子之酸敛下焦元气以益气复脉；百合与麦冬，两药均为百合科，共入心、肺经，既可养阴润肺，又能清心安神，印证了李老治疗晚期肺癌重视心神调养。《本草新编》曰："肺之气，夜必归于肾，肾之气，昼必升于肺。麦冬安肺，则肺气可交于肾。"

李老治疗晚期肺癌临床常用组方从肺肾论治，百合固金汤、清燥救肺汤、六味地黄汤、苏子降气汤等。《普济方卷·脾脏门》提到："水旺则金旺，子能令母实，肺者肾之母。"晚期肺癌"久病及肾"，李老临床常用百合固金汤加减，方中生地、熟地共为君，入肺、肾经，一温一凉，滋阴补肾，效专力宏。李老根据肺积的临床证型特点，结合多年治疗肺癌的遣方用

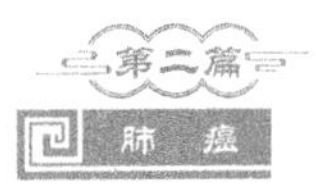

药经验，研制出平肺口服液（百合、麦冬、五味子、白及、鱼腥草、白花蛇舌草等），并通过动物及临床研究验证确有疗效，平肺方能有效抑制肺癌细胞增殖，联合放疗可减少放射性肺损伤。针对晚期肺癌复杂的病症，明确治疗目的，整体调补，李老处治灵活，随治疗方案变化、病情发展调整处方，且剂型多变。如病情稳定时可更换为胶囊、丸剂等；若为住院患者可选用中药注射剂，如康莱特注射液、康艾注射液等；此外还有外治疗法如实脾消水膏、痛快消巴布膏等。

李老注重肿瘤康复，提出“防治结合”，食疗防病愈疾，注重调养。平素根据体质和疾病寒、热、虚、实的特点关注食物的寒、热、温、凉的偏性，善用药食同源之品，也倡导中药入食以调养。《黄帝内经》曰：“百病生于气。”肾为元气之本，故从治疗及调养上都须重视肺肾。晚期肺癌患者平素减少摄入生痰生湿阻肺气之物，如动物内脏等；食用菌类补气健脾，增强免疫；补充微量元素，调动机体杀灭癌细胞，减少肿瘤复发；此外，配合运动和养神，动静结合，舒畅情志，补养肾精发挥濡神的作用，《灵枢·本神》曰：“肾藏精，精舍志”。精为神之宅。在“生物—心理—社会医学模式”提出早期李老即开始重视患者心理变化，注意调摄心理，维护生活质量。

晚期肺癌以肾精亏虚为本，病程属末期，癌邪耗损肾精，放化疗直接伤及肺肾，多重因素作用下晚期肺癌以肺肾两脏病变为基础，影响其他脏腑的功能，造成机体失职。晚期肺癌病理因素多样、病机复杂，须辨证分析，分阶段辨部位处治，全程围绕肺、肾两脏，使其互相资助，互相协调；同时分清各阶段气血阴阳侧重，以调整遣方用药。李老对晚期肺癌的肺肾论治认识颇深，为肿瘤学者提供了更深层次的思考。

【病案举例】

患者，男性，58 岁。2016 年 3 月 18 日因“间断咳嗽、咳痰 2 年余，化疗后”来诊。2015 年 5 月明确为左肺中低分化鳞癌，术后分期 $pT_3N_1M_0$，术后化疗 3 个周期。2016 年 2 月发现右肺结节，行结节切除术，考虑肺内转移，再次化疗 4 个周期，目前化疗结束，行中药口服。症见：气短、恶心、口干，舌红，苔少，脉沉细。西医诊断：左肺鳞癌ⅢA 期；中医诊断：肺积（气阴两虚）。治则：益气清肺，滋阴散结。处方：百合固金汤合清骨散加减，方药：百合 20 g，生地黄 10 g，熟地黄 10 g，玄参 15 g，浙贝母

15 g，桔梗 20 g，甘草 5 g，沙参 10 g，青蒿 10 g，地骨皮 10 g，石斛 20 g，麦冬 15 g，桑白皮 10 g，百部 15 g，山海螺 15 g，矮地茶 10 g，黄药子 10 g，金荞麦 30 g，枇杷叶 15 g。14 剂，水煎服，每日 1 剂，早晚各 1 次。

二诊：2016 年 4 月 6 日诉仍气虚，口干，恶心缓解，舌红，苔少，有裂纹，脉沉细。治则：益气养阴，降逆散结。处方：增液汤合参苓白术散，方药：太子参 30 g，生黄芪 15 g，山茱萸 15 g，当归 15 g，陈皮 10 g，竹茹 10 g，沙参 10 g，石斛 10 g，玄参 20 g，麦冬 15 g，生地黄 20 g，天花粉 15 g，木香 10 g，檀香 5 g，金荞麦 30 g，浙贝母 15 g。14 剂，煎服法同前。

患者服药后症状缓解，之后一直随诊，随症加减，病情相对稳定。

按：患者为肺癌术后复发，行多次手术及多次化疗，肺为娇脏，不耐攻伐，多次治疗后损伤肺阴，累及肾气，证以气阴两虚，患者临床见乏力、口干，舌红，苔少，有裂纹，脉沉细，治疗上采用益气养阴、平补肺肾、解毒散结法治疗，一诊方中沙参、百合、麦冬、石斛养阴润肺，桑白皮、百部、桔梗、枇杷叶降气化痰，合用生地黄、熟地黄，肾阴以达到金水相生，山海螺、金荞麦、黄药子、矮地茶均为清热解毒散结药物。复诊时根据患者情况进行加减，加用生黄芪、太子参加强益气健脾，木香、檀香理气，陈皮、竹茹降逆化痰。

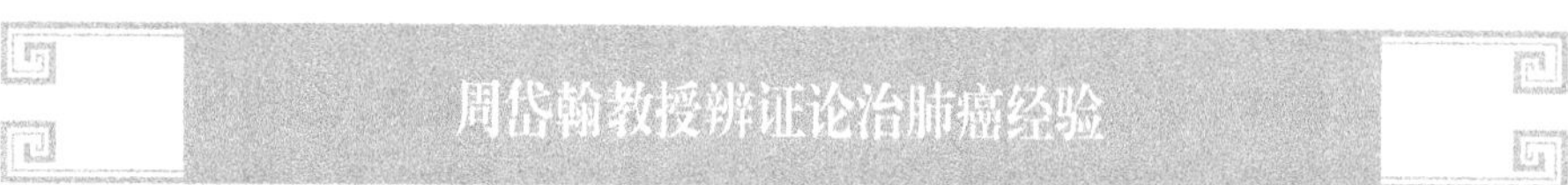

周岱翰教授辨证论治肺癌经验

专家介绍：周岱翰是全国第三、第四批名老中医药专家学术经验继承工作指导老师，享受国务院政府特殊津贴，长期致力于推动中医肿瘤学学科建设及其规范化、现代化建设。他始终不渝地致力于推动中医现代化建设和建立中医肿瘤临床诊疗规范，在中西医结合治疗肺癌领域，造诣颇深。

周岱翰教授认为支气管肺癌的整个疾病过程，皆贯穿着痰、热、虚三字。肺癌患者之种种病状，亦痰之为患也，如咳嗽、气促为痰湿壅肺，咯血、胸痛为痰瘀搏结，肺癌淋巴结转移为痰核流窜皮下肌肤，肺癌脑转移为痰浊蒙蔽清窍。因此，肺癌的治疗离不开治痰，治痰药中常选用薏苡仁。薏苡仁含薏苡仁酯等，对动物实验性肿瘤有抑制作用。当肺癌痰湿壅盛，可用

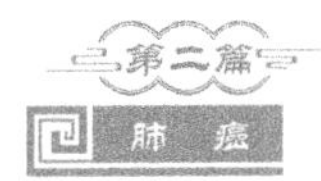

半夏以燥湿化痰，降逆止喘，消痞散结，且常选用有毒的生半夏。另外，治肺癌淋巴结转移（痰核流窜）用海藻、昆布；肺癌脑转移（痰迷清窍）用蜈蚣、守宫；肺癌合并胸腔积液（痰饮泛滥）用葶苈子、槟榔。中医认为热邪灼肺是肺癌的病因之一，肺癌的主症为咳嗽、痰血、胸痛、气急、发热，中医辨证为痰热郁肺，或用败酱草、鱼腥草、鲜芦根、冬瓜仁、葶苈子之属，或泻大肠腑实以清热平喘，选大黄、枳壳、莱菔子颇效；大黄为清热逐痰要药，运用得当，有拨乱反下之功。咯血属热伤肺络，热邪迫血妄行，治宜凉血止血，可选用白茅根、旱莲草、仙鹤草之属，或用栀子炭、鲜小蓟、鲜藕汁。虚为肺阴及肺气之虚，肺虚为痰与热所引起，又能加重痰与热的程度，肺脏的病变最易耗气伤阴，久病者尤为明显，晚期支气管肺癌的肺虚则表现为气阴两虚。痰邪耗气碍气，热邪伤阴劫阴。痰甚于热，则气虚甚于阴虚；热甚于痰，则阴虚甚于气虚。补肺气宜人参、北黄芪、五味子；养肺阴用麦门冬、燕窝、生地黄。而一味西洋参，独兼益气养阴之功。

【病案举例】

案一：患者，男性，70 岁。患者因咳嗽、右胸痛，于 1977 年 1 月初就医。放射学检查：右中肺近肺门处新生物约 3 cm×4.5 cm，右侧第 6、第 7、第 8 肋骨有明显破坏；右上肺陈旧性肺结核；肺动脉瘤。痰液脱落细胞学检查发现腺癌细胞。周围淋巴结未见明显肿大，右肺呼吸音减弱，自觉咳嗽痰稠，时而咳痰见血丝，胸翳气急，常右胸痛，头晕，口干溺黄，舌苔白粗、舌中剥苔、质红，脉细数。证属肾堀虚，热灼肺阴，拟诊为右肺中央型支气管肺癌并肋骨转移，中医分型属阴虚痰热型，治宜清热滋阴，化痰散结，用石上柏、白花蛇舌草、夏枯草、仙鹤草、珍珠末、桑白皮、地骨皮、天花粉、麦冬、葶苈子、猪苓、生地等加减化裁，配合吞服六神丸，早晚各 10 粒，并曾服用过田七、莪术、七叶一枝花、琥珀、鱼腥草、穿山甲、鳖甲、海藻、昆布、薏苡仁等药物。服药后症状逐渐好转，已无血痰，胸痛减轻，精神好转，体重增加，但仍有咳嗽痰稠，动则气促感。1979 年 11 月摄片复查：右中肺近肺门处椭圆形阴影已消失，有数处大小约 0.5 cm×0.5 cm 片状阴影，右侧第 6、第 7、第 8 肋骨骨质破坏有好转，余体征同前。

患者从 1977 年 1 月诊为支气管肺癌肋骨转移后一直坚持中药治疗，从未使用任何化疗药物，共服中药 600 余剂，存活 5 年余，至 1982 年 10 月因自发性气胸、衰竭而死亡。

按：该患者为老年男性，本身年老气阴耗损，多有肾阴亏虚证，中医讲肾为水，肺为金，金水相生，现肾水亏虚，子盗母气，导致肺阴亏虚，阴亏日久导致虚火上炎，出现胸翳气急、口干溺黄；虚火损伤络脉，出现痰中带血，该患者临床症状以咳嗽、胸痛为主症，伴有痰中带血，结合舌苔白粗、舌中剥苔、质红，脉细数，中医辨证为阴虚痰热证，治疗以滋阴清热、化痰散结为主。用药予天花粉、麦冬、生地以养肺阴，滋肾水；予桑白皮、地骨皮、石上柏、七叶一枝花、白花蛇舌草以清热凉血；予夏枯草、葶苈子、穿山甲、鱼腥草、昆布等化痰散结；予仙鹤草对症止痰中带血，诸药合用可奏清热滋阴、化痰散结之功，对肺癌患者疗效显著。

案二：患者，男性，45 岁。1982 年 6 月 15 日就诊，诉咳嗽、腰痛半年余，1981 年 9 月在外院诊为中央型肺癌，曾用阿霉素、呋喃氟尿嘧啶及中药等治疗 8 个月，病情逐渐发展。来诊时有咳嗽、胸翳、腰痛、胃纳呆，面色晦暗无华，肌肤甲错，舌苔白厚，脉弦滑。浅表淋巴结无明显肿大，X 光检查示左肺门椭圆致密阴影约 4 cm，左肺上叶下段至左膈上大片阴影，边缘整齐，密度增高，第 1 腰椎销蚀成楔形，左侧棘突消失，诊为左肺中央型肺癌并左胸积液，第 1 腰椎转移癌。中医辨证属肺郁痰瘀型，治宜宣肺理气，除痰通瘀。选用生南星、生半夏、守宫、蜈蚣、薏苡仁、仙鹤草等为辨病用药，桔梗、浙贝母、夏枯草、葶苈子、咸竹蜂、花粉、田七等为辨证用药。治疗 5 个月后，自觉病灶稳定，胸腔积液已吸收。

按：该患者为中年男性，患者确诊为中央型肺癌后，经多种化疗药物治疗，病程相对较长，久病入络，不通则痛，出现腰痛，面色晦暗无华，肌肤甲错等血瘀症状；此外患者咳嗽，舌苔白厚，脉弦滑是肺郁痰阻的表现。综上所述，该患者中医辨证为肺郁痰瘀证，治疗以宣肺理气，除痰通瘀为主。组方以桔梗、浙贝、花粉等药物通宣肺气，以生南星、生半夏、葶苈子、薏苡仁、夏枯草、咸竹蜂化痰散结，以守宫、蜈蚣、田七等化瘀通络为主，诸药并用，治疗肺癌肺郁痰阻证，屡试不爽。

郑荪谋教授升阳益胃，清肺养阴治疗肺癌经验

专家介绍：郑荪谋是中国著名中医临床家，福建四代中医世家。他擅长

内、外、妇、儿各科疾病，在临床中积累了大量的经验，尤其在肿瘤、男科、心脑血管疾病的一些自拟方收效良好，在业内广为流传。

郑荪谋教授认为肺癌为中医学“五积”中的“肺积”，名曰“息贲”。在临床观察中，肺癌患者得到确诊，多属中晚期。症见神疲气短，面色不荣，咳嗽痰沫，咯血或血丝，口干胸闷，食欲不振，大便或干溏，舌淡苔薄，舌系带青紫曲张，脉细弱。多为脾虚失运，宜益胃升阳为主，方用升阳益胃汤或补中益气汤；若苔薄，口干咽红，肺虚津伤，宜养阴清肺为主，方用百合固金汤；若肺脾两虚者，则宜补气健脾、养阴清肺为治，以升阳益胃汤（或补中益气汤）与百合固金汤两方为基础加减运用。肺癌多有痰气瘀毒互结，亦可随证选用软坚化痰、行气解毒的药物，如黄芪、薏苡仁、白头翁、沙参、百部、仙鹤草、鱼腥草、白花蛇舌草、天花粉、牡蛎、丹皮、夏枯草、紫草、山慈姑等治癌中草药加减应用。若手术后患者经过化疗或放疗，白细胞减少者，宜益气生津，可用生晒参 9 g、西洋参 3 g、生黄芪 15 g，1 周服 2 次，以提高患者体质，延长寿命。

对肺癌患者，运用中西医结合之法，恰当运用中药，均能取得较好的疗效，予以益气健脾，养阴清肺之法应用于临床，多能得心应手。但癌症毕竟是顽固之疾，治疗亦应采用多种综合措施，充分发挥人体的抗病能力，注意精神治疗，运用气功疗法、饮食疗法，中西医结合，恰当用药，才能取得较好的效果。

【病案举例】

案一：患者，男性，68 岁，离休干部。患者于 1984 年底发现肺癌，1985 年 10 月就诊于某肿瘤医院，诊为肺癌晚期，仅予化疗。首次尚可，第二次化疗则因体力不支而中断。医院告知家属，癌已扩散，生存期约 3 个月，即刻返回住入省某医院。1986 年春节邀予诊治，症见消瘦乏力，声息低微，纳差口干，咳嗽，吐泡沫痰及血痰，气喘，胸闷痛，大便不畅，舌暗红，苔黄腻，脉细小结代。辨证为肺脾气虚，痰湿内停。脾虚则水谷不运，精微不布，痰湿更易滋生；中气不足无以培金则肺气更虚，故治肺必先治脾。方取补中益气汤、升阳益胃汤加减，以补脾益气、润肺化痰。处方：生黄芪 18 g，白术 6 g，升麻 3 g，潞党参 15 g，姜半夏 6 g，薏苡仁 9 g，天花粉 9 g，百部 9 g，白头翁 9 g，白花蛇舌草 15 g，仙鹤草 15 g。并嘱常服西洋参一味。

治疗近半年，纳增体壮，气喘平息，行动如常人，但仍偶见咳嗽带血，遂转以养阴润肺、止咳化痰为治。方取百合固金汤加减：苏百合12 g，熟地9 g，生地9 g，麦冬10 g，黑元参10 g，川贝母6 g，桔梗6 g，甘草3 g，生黄芪15 g，生薏米9 g，杭白芍6 g，当归身6 g，白头翁9 g。

服药期间，偶有咯血。1987 年初咳出一片硬物后胸感爽快。将此硬物送病理检查，报告为癌组织。如此反复采用健脾润肺法治疗，体质健壮，近3 年症状稳定。最近经常咳出小片硬块组织，一年之间累计约有半个手掌大。将此咳出硬块组织送病理检查，均为肺癌坏死组织。胸透、拍片、CT检查均未见癌病灶。发病近 5 年，未见反复。

按：该患者初次就诊时以肺脾气虚，痰湿内停为主，治疗以培土生金为根本，佐以化痰祛湿。选方以补中益气汤、升阳益胃汤加减，以期达到培土生金的功效，补中益气汤用黄芪、白术来补脾益气，升阳益胃汤以党参、半夏等药物来健脾开胃，此外方中加用百部、白头翁、薏苡仁、仙鹤草、白花蛇舌草等化痰止咳的药物，可以明显改善患者咳嗽、咯痰等症状。服药后症状缓解，根据咳嗽带血的症状及时调整治疗方案，以养阴润肺、化痰止咳为主，选用百合固金汤治疗，可达到理想的止咳化痰的功效，最大限度地为患者减轻痛苦。

案二：患者，男性，55 岁。1986 年 4 月某总院请余会诊。患者于 1985 年底发现咳痰带血，胸闷痛。1986 年1 月6 日经气管镜、CT 检查诊为肺癌。于1 月 8 日行肺癌切除术。术后化疗体力不支，白细胞降至 2×10^9/L 以下，患者担心承受不了化疗方案，故特请余用中药配合治疗。症见疲乏无力，恶心纳差，口干不喜饮，体瘦，面色白，咳嗽，胸痛，大便溏薄，舌质红苔薄白，脉细小。脉症互参，为中气受损，运化无权，化疗定会玉石俱焚，耗伤气血精微，故应治以补气养血、健脾益胃，佐以润肺养阴，使正气渐复而邪气自去。方取补中益气汤合百合固金汤加减：生黄芪 18 g，白术 6 g，潞党参15 g，升麻3 g，生地9 g，熟地9 g，薏苡仁9 g，大麦冬 10 g，白花蛇舌草15 g，阿胶9 g（烊冲），陈皮3 g，白头翁9 g。

服药后白细胞回升，且余症减轻，使其能顺利地完成整个化疗疗程。直至1989 年1 月为最后一次化疗，整个化疗疗程结束，可属临床治愈。

按：肺癌晚期患者，多采用化疗治疗，往往导致正气亏损，邪气盘踞，临床主要以疲乏无力、恶心纳差、体瘦为正气亏虚的表现，而咳嗽、胸痛多为邪气盘踞的表现。治疗上标本兼职，扶正不忘祛邪，组方以补中益气汤以健脾益气以扶正，联合百合固金汤止咳化痰以达到祛邪的目的，同时在化疗期间，加用阿胶等血肉有情之品以养血生血，疗效显著。

杨葆康教授灵仙丹熏吸疗法治疗中晚期肺癌经验

专家介绍：杨葆康，现代名中医，他认为肺部肿瘤临床表现属中医“咳喘”“肺积”等范畴，自拟灵仙丹以软坚散结、化痰通络、祛瘀止痛、解毒消肿，以攻其实是治疗肺癌的妙方，可以广泛应用于临床。

肺部肿瘤临床表现属中医“咳喘”“肺积（息贲）”等范畴。肺主气，朝百脉，为多气多血之脏，又为贮痰之器，故肺部实证为本病之标，其病机不外乎气滞痰凝、瘀血阻络、邪毒积聚。遵《黄帝内经》“坚者削之”“留者攻之”“结者散之”“血实者宜决之”之旨，自拟灵仙丹以软坚散结、化痰通络、祛瘀止痛、解毒消肿，以攻其实。肺之虚为该病之本，故灵仙丹培补脾胃、充养肺阴以固基本，佐以熏吸入肺而达病所。

灵仙丹主要成分：麝香 1 g，牛黄 2 g，珍珠 10 g，雄黄 15 g，洋金花 25 g，薏苡仁 20 g，蟾酥 1.5 g。用法：将上药制成 1 分钱大小片，片上刺出五个洞，将“灵仙丹”放置在特制的“熏吸器”上然后通电源，1 分钟后由热能将“灵仙丹”化为烟云而由上口喷出，患者可直接吸入。每日熏吸 2 次，每次 1 片，1 个月为 1 个疗程，间隔 1 周，再开始下个疗程。3 个疗程后如不见效不能再用。熏吸此药时，口中含凉水为宜，饮食宜清淡，戒烟忌酒，保持精神饱满，情绪乐观。

用药时既考虑中药的性味功能，又结合现代药理研究，如雄黄、蟾酥、薏苡仁等药，不仅有较强的抑制肿瘤细胞的作用，且能提高人体免疫功能，促进淋巴母细胞的转化，增强患者的抗病能力，中、晚期患者既有肿瘤消耗、久病致虚的一面，又有邪毒蕴结而邪实的一面，所以扶正祛邪为治疗本病之大法。

对本病不可以局限于肿块本身的缩小为诊断标准，而要重视维护正气，调动机体的抗病能力。

黎月恒教授肺复方治疗非小细胞肿瘤经验

专家介绍： 黎月恒是享受国务院特殊津贴、精通肿瘤中医治疗的名中医，她善于运用独特的中医方药和中西医结合的方法治疗肺癌、消化道癌、乳腺癌等肿瘤。其中肺癌的临床疗效达国内先进水平，创立的多个经验方，疗效肯定。

肺复方是黎月恒教授经验方，她根据中医学“肺为娇脏，喜润恶燥”的理论，在多年的临床实践中，体会到阴虚热毒是肺癌的本质。中医治疗宜以养阴润肺为主，佐以清热解毒，她依此法组成肺复方为基本方治疗中晚期非小细胞肺癌，从临床观察来看确有一定疗效。方中以百合、生地、玄参、沙参、麦冬、当归等养阴润肺为主药；黄芩、桑白皮、蚤休、白花蛇舌草、臭牡丹等清热解毒为臣药；佐以赤芍、丹参凉血活血。

肺复方基本方药：百合 10 g，生地 10 g，玄参 10 g，当归 10 g，沙参 15 g，麦冬 12 g，赤芍 12 g，丹参 15 g，桑白皮 15 g，黄芩 10 g，蚤休 30 g，白花蛇舌草 30 g，臭牡丹 30 g。

临证加减：气短乏力者加黄芪、党参；胸痛、舌质紫黯有瘀斑者加桃仁、红花、川芎；咯痰血者加蒲黄炭、藕节炭、仙鹤草；胸腔积液者加龙葵、葶苈子；痰多者加生南星、生半夏（均久煎）；低热者加银柴胡、地骨皮；高热者加生石膏；食纳差者加陈皮、谷麦芽。

研究表明，方中百合、生地、玄参、沙参、麦冬、当归等养阴扶正药在抗癌的实验研究中，发现具有良好的抗癌作用；长期服用扶正类中药能部分地抑制氨基甲酸乙酯的致癌作用。夏氏通过扶正疗法对肺癌患者自然杀伤细胞活性影响的研究发现，扶正中药能提高 NK 细胞的活性，并测量肺癌患者外周血淋巴细胞中的 NK 细胞成分，在服药 6 周后其对癌细胞株（D6）的攻击能力，平均提高 14.61%。并认为，免疫状态低下的患者，扶正中药一般都能提高其免疫力，甚至个别患者已获得肿块缩小或消失的疗效。张氏报道，黄芩、蚤休、白花蛇舌草、川贝、桑白皮、瓜蒌壳等清热解毒药物对提高机体的非特异性免疫力有效，对实验动物肿瘤也有一定的抑癌作用。

顾振东教授从气阴两虚辨治肺癌经验

专家介绍： 顾振东师承山东名医刘惠民先生，是山东中医药大学附属医院肿瘤科主任，业医60余载，潜心岐黄，医术精湛，擅长中西医结合诊疗肿瘤和血液病，曾对多种中草药进行临床抗癌研究，总结了大量中医药治疗肺癌的经验。

顾振东教授认为，肺积之症绝非短期形成，必日久气滞血凝，以气、血、痰交阻而成积。积块内聚日久，肺脾之气大伤，气血精液耗竭，故以气血两虚为本病根源。然而肺癌四大主症咳嗽、气短、胸痛、咯血，乃气虚津亏所致气逆、气滞、气结、血瘀、血逆之故，实为病之标。且肺为娇脏，主气宣降，喜润恶燥，故以益气养阴为治本之要，益气以助肺脾之气，养阴以益肺肾之阴，顾氏多以肺癌汤（黄芪、党参、白术、生地、麦冬、山茱萸、枸杞子、白花蛇舌草、半枝莲、全蝎、蜈蚣、砂仁、甘草）为基本方，化裁治之。若咯血者，重用生地，加丹皮、黄芩、小蓟；若痰盛者，减生地，重用白术，加茯苓、瓜蒌、桔梗、半夏；频频干咳不止者，加沙参、花粉，重用生地、麦冬；胸痛甚者，加细辛、土鳖虫或加重全蝎、蜈蚣用量；纳呆腹胀者，加陈皮、木香、焦三仙；便干难下者，加瓜蒌、柏子仁；便溏者，酌减养阴益气药，加薏苡仁重用。

【病案举例】

患者，男性，52岁。1997年10月11日就诊。乏力、咳嗽月余，伴胸闷憋气1周。1个月前外感后，出现阵发性咳嗽、少痰、乏力，并逐渐加重，伴纳呆、体重下降。1周前，咳嗽加重，咳痰带少量血丝，并感胸闷憋气，咳嗽、活动后更甚，偶有胸痛，乏力，口干，夜间甚，纳少，自汗，时有夜间盗汗，消瘦，神疲，烦躁，舌体瘦小、质暗红、舌边有瘀斑、苔少而干，脉细数。CT：右肺下叶周围型肺癌。纤维支气管镜活检，组织病理诊断：腺癌（中－低分化型）。中医辨证：气阴两虚。用肺癌汤加减：党参12 g，白术20 g，麦冬20 g，生地20 g，丹皮15 g，黄芩12 g，山茱萸15 g，枸杞子 15 g，细辛 3 g，小蓟 30 g，白花蛇舌草 40 g，半枝莲 30 g，蜈蚣 2 条（研冲），甘草 6 g。水煎服。

6 剂后，乏力减轻，纳增，咳嗽减轻，未再咯血，仍口干，时胸闷、胸痛，于上方中细辛改为 6 g，生地改为 30 g，加沙参 15 g。6 剂后，症状大减。其后一直随症加减服用，已存活 3 个月。

按：肺癌发病率高，病程短，死亡率高。临床治疗肿瘤十余年，观察当中、晚期肺癌患者失去手术机会，又无法承受放疗、化疗时，此时中药治疗仅以肺癌四大主症咳嗽、气短、胸痛、咯血为主时，往往收效甚策，病情多迅速恶化，生存期较短。自跟顾氏临证学习以来，体会到其根据病机特点，抓住本虚之枢要，从气、阴着手，培正固本以祛邪消积，以求长效。多用黄芪、党参、白术、茯苓以补肺脾之气，虚甚者用西洋参、人参；以生地、麦冬、山茱萸、枸杞子滋补肺肾之阴，久病则加鳖甲、龟甲以血肉有情之品养其精血；攻伐消积用白花蛇舌草（最大量用至 90 g）、半枝莲，配合全蝎、蜈蚣助其消积之力，并能活血通络以止痛。顾氏认为，对正气已虚、制邪无力的急切难图之症，临床必以扶正之药，缓缓补之，方能见效。大部分患者在服十余剂后，逐渐感到体力增加，一般情况好转，症状减轻，生活质量明显提高，有些患者已带瘤生存 2 ~3 年。

陈树森教授攻不宜过，补不宜滞治疗肺癌经验

专家介绍：陈树森是著名老中医，原中国人民解放军总医院中医科主任、教授。从医 50 余年，长期从事国家领导人及重要外宾的医疗保健工作，积累了丰富的医疗经验，尤其在肺癌治疗中，有自己独到的认识。

运用中医药治疗肺癌必须处理好辨病与辨证、整体与局部、祛邪与扶正的关系。以中药为主的综合治疗，大都用于晚期不能手术，不能放疗、化疗的患者，或放疗、化疗的间歇期，患者脾胃尚可，此时当以祛邪为主，扶正为辅，兼顾脾胃。常用基本方药如下。

1. 未分化癌

龙葵 30 g，白英 30 g，白花蛇舌草 30 g，雷公藤 15 g，干蟾皮 9 g。

2. 腺癌

乌骨藤 30 g，槲寄生 30 g，前胡 15 g，苦参 15 g，山慈姑 15 g（打碎）。

3. 鳞癌

牛蒡子 20 g，广豆根 15 g，牡荆子或牡荆叶 30 g，天冬 30 g，半枝莲 30 g。

以上三方根据辨病与辨证论治的原则，选择 3～4 种药加入辨证方中用之。

辨证加减的常用方药如下。

气虚加党参 15 g，黄芪 30 g，玉竹 15 g，甚者加生晒参 10 g。

血虚加熟地 15 g，当归 15 g，煅赭石 15 g，阿胶 15 g。

脾虚加白术 15 g，茯苓 15 g，薏苡仁 30 g，白扁豆 15 g。

阴虚加天冬、麦冬各 15 g，鳖甲 15 g，龟板 15 g，北沙参 15 g，女贞子 15 g。

阳虚加仙灵脾 15 g，肉苁蓉 15 g，仙茅 10 g，补骨脂 15 g，炮附子 10 g。

毒热壅盛加野荞麦根 30 g，鱼腥草 20 g（后下），黄连 9 g，青黛 3 g（分 3 次服），生石膏 30 g（先煎）。

胸痛加白屈菜 10 g，玄胡粉 6 g（分冲），徐长卿 15 g，西黄丸 9 g（3 次分服）。

咳嗽加川贝粉 6 g（分冲），蜜炙马兜铃 9 g，前胡 15 g，枇杷叶 20 g，杏仁 10 g。

咳血加羊蹄根 15 g，仙鹤草 30 g，白及粉 12 g（分三次冲服），三七粉 9 g（分 3 次冲服），蒲黄 15 g，炒阿胶 15 g（烊化冲服）。

胸腔积液加半边莲 30 g，葶苈子 15 g（包煎），醋炒芫花 9 g，猪苓 20 g。

淋巴转移加山慈姑 15 g，魔芋 30 g（先煎 1 小时）。

骨转移加汉防己 15 g，肿节风 30 g，制川乌 9 g，闹羊花 0.5～1 g，每日 3 次分服，止痛较好。

手术后，一般见虚证为多，治疗当以扶正为主、清理余毒为辅，以加速体力和脏腑功能的恢复。常用基本方药为：党参、黄芪、白术、茯苓、北沙参、红枣、陈皮、生姜。

清理余毒可根据病理诊断，选用前述祛邪方药中的 2～3 种药。此外如胃纳不振加生三仙、佛手，或藿香、白豆蔻；阴虚低热加功劳叶、知母、青蒿，或地骨皮、黄柏；血虚加当归、煅赭石、制首乌；自汗盗汗加煅牡蛎、五味子、碧桃干、浮小麦；痰多加桔梗、枇杷叶、法半夏、橘红；咳加川贝粉、百部；气喘肺热者加蜜炙马兜铃；外感风寒加炙麻黄。以上方药可按辨证论治原则，攻补相宜，有的放矢，灵活运用，酌情选药。

放疗时的反应多见热毒伤阴，治以清肺养胃滋肾为主。常用基本方药为：天冬、麦冬、元参、女贞子、北沙参、石斛、白芍、银花、茜草根、黄芪。

本方宜于放疗开始时即用，若发生反应再用，则为时已晚，势必影响疗效。此外如白细胞、血小板降低加仙鹤草、五味子、补骨脂、当归、红枣、生晒参或人参叶。纳差加麦芽、神曲、山楂、石斛、苦参。恶心、呕吐加法半夏、竹茹、煨生姜。如果发生放射性肺炎，可用清肺凉血化瘀法，药用生石膏、鱼腥草（后下）、赤芍、生甘草、野荞麦根、炒黄芩、丹参、猪苓、茯苓、知母、贝母。

化疗的副反应以药毒伤及气血、脾胃、肝肾为多。常用解毒、调脾胃、补气血、养肝肾为主的方药：党参、黄芪、白术、茯苓、甘草、陈皮、女贞子、补骨脂、当归、生姜、红枣。

用药过程中，始终要注意攻不能过，过则伤正。补不宜滞，滞则有碍脾胃。

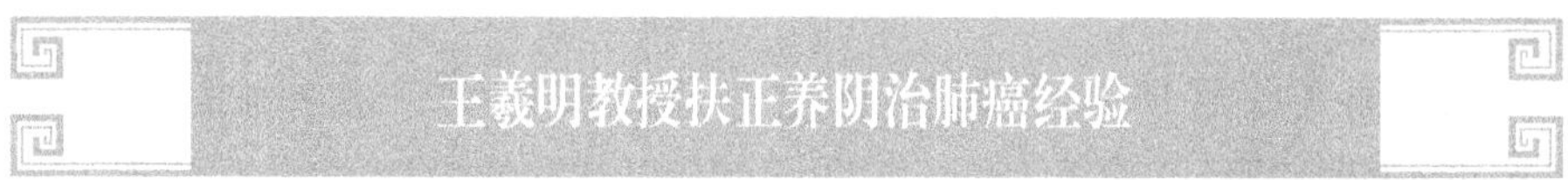

王羲明教授扶正养阴治肺癌经验

专家介绍：王羲明是我国著名内科学家和中西医高级临床专家。享有“东方名医”“世纪名医”“中国特色名老中医”等荣誉称号，美国柯尔比科学文化信息中心将其誉为“国际著名肿瘤专家”，国务院授予“突出贡献医学专家”证书，享有国务院政府特殊津贴。在上海市中医医院从事中医治疗肿瘤，主编和参编多本知名著作，擅长应用中医药治疗肺癌，并总结了大量的临床经验。

大多数肺癌患者的临床表现为咳嗽、痰带血丝、发热、口干、气短、神疲乏力等证候。如按中医学辨证分析：肺癌患者的病机属于正气虚弱、阴液亏损，并由此可以产生不同阶段的标证，如热毒、痰凝、气滞、血瘀等。因此，根据王老多年来的经验，应用扶正养阴肺积汤，获得较好的疗效。方药：生地 12 g，熟地 12 g，天冬 12 g，麦冬 12 g，元参 12 g，生黄芪 15 g，潞党参 15 g，漏芦 30 g，土茯苓 30 g，鱼腥草 30 g，升麻 30 g。

加减：如口渴甚者加知母 12 g，石斛 12 g（先煎），天花粉 30 g，制首乌 12 g；脾虚甚者加云苓 15 g，马兜铃 12 g，射干 12 g，佛耳草 30 g；热盛痰血者加芙蓉叶 30 g，野荞麦根 30 g，七叶一枝花 30 g，花蕊石 30 g（先煎）；气滞血瘀者加八月札 12 g，延胡索 30 g，两面针 30 g，露蜂房 30 g 等治疗肺癌，能够补益机体的虚弱状态，调整机体的内在环境，改善患者的体质，提高机体抗御肿瘤的能力。因此大多数能改善支气管肺癌患者的临床症状，并能减轻痛苦而延长生存期。

【病案举例】

患者，男性，70 岁。患慢性支气管炎数十年，1970 年春，痰中带血丝，胸片示右肺门肿块，痰液细胞学检查为肺癌。因肺功能差，不能手术，亦不能放化疗，于 1970 年 4 月来某医院中医科诊治。症见：痰黄而稠，带血丝，动则气急，舌光而质红，脉细数。辨证：肺热痰盛血瘀。治法：补益肺脾，清热化痰，止血。方药：党参 9 g，天门冬 9 g，麦门冬 9 g，五味子 6 g，南沙参 9 g，百合 9 g，冬瓜子 9 g，花蕊石 12 g，姜半夏 9 g，黄芩 6 g。

服 7 剂后痰血很少，黄稠痰转为泡沫状，易咳出，气急减。

二诊：再予 14 剂。

三诊：痰血已无，纳谷渐馨，上楼仍气急。上方加白花蛇舌草 30 g，露蜂房 15 g，连服 8 个月。同年底，再摄胸片，肺门肿块影已消失，每次查痰找癌细胞，均为阴性。随访 5 年均好，但仍有气急。

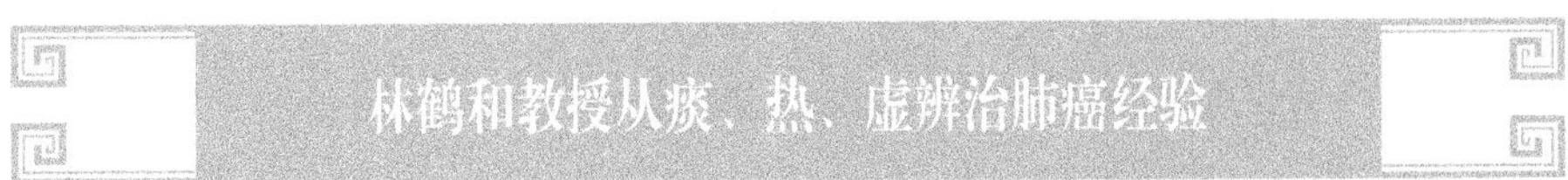

林鹤和教授从痰、热、虚辨治肺癌经验

专家介绍：林鹤和是著名的中医专家，擅长运用仲景学说重点对肝胆脾肾病进行研究，从事中医临床、教学、科研工作50余年，积累了大量临床

经验，对肺癌治疗，有自已独到的见解和体会。

肺癌的病机以气滞为主，早期治疗以止咳行气为先，若属晚期宜扶正祛邪，重在补气补血，使正盛则邪去。无论早、中、晚期，遇到咯血者，宜止血，可重用侧柏炭；纳差可重用薏苡仁、山药、茯苓、枳壳等以醒脾健胃。肺癌的整个过程，皆贯穿着痰、热、虚三证，痰在肺癌的发病机制中，常与脾虚痰湿、肺瘀痰郁有关；而肺癌患者的种种症状均属痰之为患，若咳嗽气促，咳痰胸痛，乃由痰湿壅肺，痰瘀搏结。所以，治疗离不开治痰，除用半夏、胆南星外，还宜用薏苡仁，以燥湿化痰，降逆止喘，消痞散结。

运用中医药治疗肺癌，必须处理好辨病与辨证、整体与局部、祛邪与扶正三者的关系。若患者属于晚期，正虚为重，当以扶正为主，祛邪为辅，扶正药常以党参、北黄芪多用；中期以扶正与祛邪并重；后期以扶正为主。常可取得较好效果。

【病案举例】

患者，男性，62 岁。1989 年 3 月 14 日初诊。自诉曾于 1988 年 12 月初，发生胸痛、咳嗽，咳痰带血，夜间尤甚，伴胃脘闷痛，口中有皮蛋样气味，食欲不振，形体日渐消瘦，精神倦怠，四肢乏力，舌苔黄白而腻，舌质红，小便微黄，大便稀溏，脉沉细弱。胸片排除肺结核，并于 1989 年 1 月 10 日在南昌某医院做 CT 及胸片断层检查提示：在右胸第 6 ~ 7 肋处发现一鸭蛋大阴影，并经病理科检查确诊为右肺未分化癌。中医诊断为肺积，辨证为肺脾两虚，肺虚痰阻，脾虚气滞，湿热积聚，血瘀气阻，形成肺积（肺肿瘤）。在当地治疗罔效，专程前来诊治。治以扶正祛邪，清热化湿，攻坚破瘀，理气豁痰。处方：南沙参 15 g，北沙参 15 g，山药 15 g，半边莲 30 g，白花蛇舌草 30 g，鱼腥草 30 g，茯苓 10 g，枳壳 9 g，薤白 10 g，全瓜蒌 30 g，薏苡仁 15 g，石上柏 10 g，白石英 30 g，龙葵 30 g，桃仁 10 g，石见穿 15 g，半夏 9 g，生南星 15 g，侧柏叶炭 15 g。日服 2 剂。

复诊：上方服 8 剂后，咳嗽减轻，痰血亦少；上方去桃仁，加冬瓜仁 30 g，杏仁 9 g，又服 8 剂，胸闷痛减轻，加丹参 15 g，至次年 5 月共服 150 剂，给予胸片复查，提示：右胸第 6 ~ 第 7 肋处，肿瘤明显缩小，仅见鹌鹑蛋大，咳嗽、胸痛、咯血诸症消失，睡眠及食欲均佳，精神亦振，舌苔薄白，舌质淡，脉沉细弱。上方去南沙参、北沙参，加党参、北黄芪各 15 g，

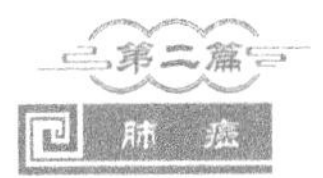

每日1剂，服4个月再复查。同年9月30日再做胸片复查，右胸第6～7肋处，圆形阴影消失，诸症息平。

按：该患者为肺癌晚期，病机复杂，本虚标实，本虚以肺脾气虚为主，标实以痰阻、气滞、湿热、血瘀为主，治疗以补肺健脾，行气化痰，清热化湿，活血化瘀为主。组方以南沙参、北沙参、山药、茯苓、薏苡仁以补肺健脾，鱼腥草、薤白、瓜蒌、半夏、生南星以行气化痰，半枝莲、白花蛇舌草、白石英、石上柏以清热化湿，以桃仁、龙葵、侧柏炭以活血化瘀；该方扶正与祛邪并用，疗效明显。复诊时症状缓解，根据情况再随症加减，效果显著。

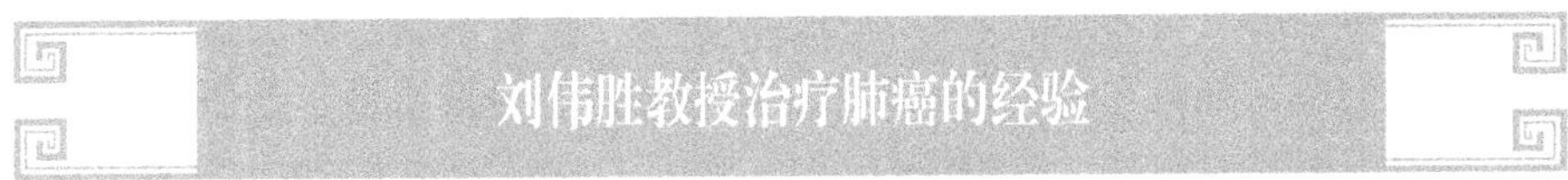

刘伟胜教授治疗肺癌的经验

专家介绍：刘伟胜是广东省名中医，擅长肿瘤疾病、呼吸系统疾病及内科其他疑难杂症的治疗。尤其擅长治疗呼吸系统疾病（哮喘、慢性支气管炎肺气肿、肺心病、肺炎），特别是呼吸衰竭等危重症的监护、诊断、抢救治疗；肺癌、肝癌、脑部肿瘤的治疗，并熟练掌握纤维支气管镜的诊断治疗。

中医辨证肺癌以痰热瘀阻为主，初期以攻邪为主，常以清热解毒、活血化瘀消积、以毒攻毒三法联合应用，继以健脾益气佐化痰消积之药巩固疗效。如病灶消失，则以健脾益气、滋养肝肾的扶正固本为主要治则，将提高机体免疫力、预防复发转移作为治疗目的。

在中医药治疗肺癌辨证论治组方基础上加用抗癌中草药可以延长生存期、提高生活质量，长期服用以毒攻毒中药，是其治疗肺癌的特点，中医药治疗必须长期、不间断的服用，才能取效。正确的诊断和立法处方是成功的关键，坚持服药是治疗成功不可缺少的前提条件。患者对疾病泰然处之，注意劳逸结合，对生活乐观，是病情不恶化的有利因素。

【病案举例】

案一：患者，男性，60岁。患者因有慢性咳嗽多年，每于冬季加重，咳嗽，痰黄稠带血，右胸背疼痛，间歇性发热，体重减轻，食欲不振，心烦失眠。1994 年 4 月 12 日在广州某医院经 CT 检查提示为右肺中叶外段高密度病灶约 2.5 cm×2.8 cm。曾用过多种抗生素，病情未见好转，拒绝手术切除，遂在市内各大医院内科治疗，病情亦未见好转，故来医院要求中药治疗。

初诊：1994 年 5 月 3 日，距发病已 4 月余，患者来广东某医院诊治。症见时有发热，痰黄带血，右胸背痛，消瘦，心烦失眠，双膝关节肿大、疼痛、便秘、舌苔黄腻，脉滑数；纤支镜检查及刷检均提示肺癌并找到癌细胞。辨证：热毒炽盛，痰瘀互结。治法：清热泄肺，活血化瘀解毒。方药：苇茎 18 g，杏仁 15 g，桃仁 12 g，冬瓜仁 30 g，薏苡仁 30 g，鱼腥草 25 g，白花蛇舌草 30 g，半枝莲 30 g，半边莲 30 g，黄芩 15 g，田七末 3 g（冲服），全蝎 6 g，蜈蚣 4 条。每日 1 剂，水煎两次，分两次服。连服 1 个月。

同时服用院内制剂，消积饮 50 mL，每日 2 次；西黄丸 3 g，每日 1 次。

二诊：1995 年 6 月 20 日，发烧已退，胸痛减轻，痰白，间有血丝痰，膝关节肿瘤减轻，食欲改善，舌质淡，舌边有齿痕，苔白腻，脉沉缓。证属肺脾两虚，瘀毒未净，治予健脾益气，活血化瘀，软坚散结，解毒。处方：党参 25 g，白术 15 g，法半夏 15 g，丹参 20 g，桃仁 10 g，莪术 15 g，全蝎 6 g，蜈蚣 4 条，猫爪草 30 g，桔梗 12 g，陈皮 6 g。共服 60 剂。消积饮 50 mL，每日 2 次。

此后两年，每周来门诊一次，坚持每天服药，消积饮为必服之品，其余视情况而定加减，病情逐渐好转。1996 年 10 月，胸片复查双肺未见病变，追访近 4 年未见复发。

按：患者有肺癌家族史，因害怕手术可能导致死亡，所以决定用中医治疗，从不间断服药。初期以攻邪为主，常以清热解毒、活血化瘀、以毒攻毒三法联合应用；后期病灶消失则改为以健脾益气、扶正固本（滋养肝肾）为主，将提高机体免疫力、预防复发作为治疗目的。

案二：患者，女性，52 岁。患者有慢性咳嗽痰史，曾在多家医院门诊治疗，诊断为支气管扩张，反复治疗未愈。1994 年 7 月 28 日因咯血、胸痛在广东省某医院就诊，CT 检查提示：左肺上叶密度明显增高，成大片软组织影，左侧胸腔明显塌陷，纵隔心影向左侧移位，右肺代偿性肺气肿。左主支气管距隆突 3 cm 处完全阻塞，呈突然截断征。1994 年 8 月 2 日经该院纤支镜病理诊断为肺癌。

初诊：1994 年 9 月 12 日，患者由家人陪伴来广东省某医院诊治，主诉咳嗽，痰中带血，胸痛半年，食欲不振，口干，时有低热，精神差，舌质红，边有斑，少苔，脉细数，要求中医治疗。辨证：阴虚毒热型。治法：养阴清热，解毒散结，以毒攻毒。方药：太子参 18 g，麦门冬 15 g，五味子 15 g，半枝莲 30 g，白花蛇舌草 30 g，全蝎 6 g，蜈蚣 4 条，鱼腥草 25 g，桔梗 15 g，田七末 1.5 g（冲服）。6 剂，每日 1 剂，水煎两次，分两次服。

二诊：咳嗽，痰白，气短和胸痛减轻，热退，胃纳呆滞，舌边有瘀点，苔白，脉细缓。遂给益气健脾、养阴清热、以毒攻毒之法。处方：太子参 18 g，麦门冬 15 g，五味子 10 g，鱼腥草 25 g，半枝莲 30 g，白花蛇舌草 30 g，猫爪草 30 g，虎杖 18 g，全蝎 6 g，蜈蚣 4 条，黄芪 20 g，山药 20 g。每日 1 剂，水煎两次，分两次服。每周复诊一次，以上方加减，共服 21 剂。同时配合应用康莱特 10 mL，静脉滴注，每日 1 次。连续 40 天。

患者通过以上治疗后，自觉精神日见好转，可以做家务，每周自行来门诊复诊一次。1995 年 11 月 8 日广东省某医院 CT 检查：左主支气管闭塞，左胸少量积液。继续服用中药，并每日加服消积饮 100 mL，分两次服，从不间断。患者信心有加，3 年多来时有感冒，痰中带血，则辨证治疗，感冒出血停止后仍服消积饮，患者生存质量优良，生存期长，6 年来从未接受过一次化疗或放疗，每月门诊复查一次，每日服消积饮一瓶。

按：本例患者每年均有两次胸片复查，左肺病灶始终稳定，无恶化表现，能胜任家务劳动，外表情况健康良好。患者对生活持乐观态度、对疾病泰然处之，可能是病情不恶化的有利因素之一，长期服用以毒攻毒中药（蜈蚣、全蝎等），是本例患者的治疗特点。

于德庭教授贞芪平消散加减治疗肺癌经验

专家介绍：于德庭是辽宁省丹阳市中医院名中医，从医数载，临床多从“肺虚痰瘀”入手，以化痰消瘀法治肺癌及其并发症，并积累了大量经验。

肺癌系肺气虚损，阴阳失调，痰湿内生，水饮瘀毒聚胸致癌瘤阻肺，使肺、脾、肾功能失司，常用贞芪平消散加减治疗，方中白花蛇舌草以助清热解毒、活血消肿之功；半枝莲、半边莲有清热解毒、利水消肿作用，佐沙参、麦门冬、六味地黄汤以滋补肺肾；配薏苡仁、车前子、葶苈子以健脾利湿、泻肺平喘；配伍白前、前胡、莱菔子、苏子以降气化痰、消积除胀。诸药合用，使脾气充能健运，生化之源足，精气能上润肺下达肾，肾气充盛又能温运水液，截生痰之源，消痰而不生，毒解肿消而喘平，诸证必好转。

【病案举例】

患者，男性，72 岁。1990 年 2 月 10 日入院。因喘咳气急，痰血，胸闷不能平卧而来院。检查：右锁骨上淋巴结可触及，右肺叩诊浊实；X 线胸片诊为右中心型肺癌，胸腔转移并胸腔积液。痰液涂片找到腺癌细胞。经用抗感染，抽胸腔积液，丝裂霉素胸腔内化疗，胸腔积液仍增长。请于教授会诊。刻下：症同前，伴食少纳差，腰酸膝软，口干不欲饮，大便干结，舌质暗红，苔腻浊，脉弦滑。辨证：脾肾两虚，痰饮聚胸。治法：健脾补肾，化饮解毒。方药：贞芪平消散加白花蛇舌草 30 g，研末，每次 3 g，每日 3 次口服，并用二莲地黄汤加减，水煎服。药物：半枝莲 50 g，薏苡仁 50 g，半边莲 50 g，葶苈子 25 g，山药 25 g，茯苓 25 g，沙参 20 g，麦门冬 20 g，熟地黄 20 g，泽泻 15 g，牡丹皮 15 g，莱菔子 20 g，炒苏子 15 g，车前子 15 g，前胡 15 g，白前 15 g。

服药半个月后，喘咳胸闷、气急好转，能平卧，食欲渐增。2 月 26 日复查 X 线胸片，右肺胸腔积液大部分吸收。4 月 17 日又查 X 线胸片与 2 月 26 日比较无明显变化。于 5 月 15 日出院。随访数月，病情稳定，无特殊变化，生活自理。

按：该患者肺癌的发生系由肺气虚损，阴阳失调，痰湿内生，水饮瘀毒聚胸致癌瘤阻肺，使肺、脾、肾功能失司，治疗以贞芪平消散加减。方中半枝莲、半边莲以清热解毒，利水消肿，薏苡仁、茯苓、葶苈子、山药、车前子以健脾利湿，泻肺平喘，沙参、麦门冬、熟地黄、丹皮、泽泻以补肺滋肾，莱菔子、炒苏子、前胡、白前以降气化痰，消积除胀，诸药合用，可培土生金，化痰祛湿，疗效显著。

刘嘉湘教授重舌苔论治肺癌经验

专家介绍：刘嘉湘是上海市名中医，享受国务院政府特殊津贴。熟读《黄帝内经》《伤寒杂病论》等经典，博览各家医籍，取其所长，结合自己经验，用于临床实践，擅长治疗癌症和内科疑难杂病，尤以善治肺癌而著称海内外。对中医扶正法治疗癌症研究有很深的造诣。

刘嘉湘认为肺癌患者的临床表现及其病程演变十分复杂，运用中医理论，根据患者的临床表现分为五型，并分别辨证论治：①阴虚内热型，治以滋阴润肺、清热化痰；②气阴两虚型，治以益气养阴；③脾虚痰湿型，治以益气健脾、肃肺化痰；④阴阳两虚型，治以滋阴温肾；⑤气滞血瘀型，治以行气化瘀。在临床治疗时除参照上述辨证立法处方外，还要根据整体与局部的具体表现，把辨证与辨病相结合，扶正与祛邪（抗癌）相结合，酌情选用具有抗癌活性的中草药。其中常用于肺癌的有：石上柏、白花蛇舌草、七叶一枝花、蜀羊泉、藤梨根、山豆根、鱼腥草、夏枯草、海藻、瓜蒌、猫爪草、山慈姑、生南星、牡蛎、石见穿、莪术、白毛藤、八月札、白术、干蟾皮等清热解毒、化痰软坚。

刘嘉湘根据肺癌患者的具体情况，制定合理的治疗方案，充分发挥中西医各种方法在治病过程中各阶段的作用，取长补短，收到了较好的效果。放射治疗后的患者常出现热毒伤阴的表现，可用天门冬、麦门冬、沙参、金银花、赤芍、杏仁、冬瓜子、薏苡仁、芦根、西洋参等。兼纳差者加鸡内金、谷芽、麦芽；放射性肺炎者，以养阴清肺通络，用金银花、黄芩、大青叶、白花蛇舌草、丹参、白毛藤、夏枯草等。对于已有远处癌转移不宜手术或放疗，术后或放疗后又出现转移或复发小细胞肺癌的患者，采用化疗为主，辅以中药。如化疗后出现消化道反应者，用党参、炒白术、茯苓、姜半夏、藿香、佩兰、旋覆花、代赭石、大枣、鸡内金、炒麦芽、焦山楂等益气健脾，和胃降逆；白细胞下降用生黄芪、枸杞子、女贞子、山茱萸、菟丝子、鹿角霜、仙灵脾、鸡血藤等益肾健脾；血小板减少可加当归、阿胶、龟甲、鹿角霜、甘草、胡芦巴等。

刘嘉湘重舌苔论治肺癌也有特点，他注意扶正与祛邪、辨证与辨病相结合，而辨证分型论治主要依靠认真仔细观察舌质与舌苔之变化，灵活处方，精巧组合。认为观察舌质可验其阴阳虚实，观察舌苔即知其邪之寒热浅深。再看其润燥，以验其津液之亏盈。肺阴虚肺癌患者苔少或有裂纹，舌质偏红或嫩红；肺肾阴虚患者，苔净或苔光，舌质红或红绛，治则分别用养阴清热、清热消肿和滋养肺肾之阴精结合清热消肿。前者通常给予北沙参、天门冬、麦门冬、元参、百合等，后者则加上生地黄、炙鳖甲、山萸肉等滋养肾阴药物。三甲复脉汤是其常用方药。但见到食欲差、大便溏薄者则不用地黄、山茱萸一类滋腻碍胃药物，以免妨碍脾胃运化功能，而善用沙参、麦门冬、石斛一类轻清养阴生津药物，保护脾胃运化功能。舌质淡胖或有齿印必补益肺气，补益肺气首选且重用黄芪、白术、茯苓等。如见到苔腻者，大胆用黄芪，去白术改用苍术或苍、白术共用之，或习用莪术一味取其燥湿作用，但燥湿之性较苍术略缓，不易损伤脾胃之津液；对舌质淡暗或淡而不胖者，他常用党参、白术、茯苓、白扁豆、淮山药等益气健脾类药物。刘嘉湘在补气益气同时十分注重运用温阳类中药如胡芦巴、仙灵脾、仙茅、锁阳、菟丝子等。认为肺脾气虚日久必累及肾阳，肾乃先天之本，元阳寓寄于其中，人体气化温煦之源，肾阳不足，无以温煦推动肺脾之气运行。

【病案举例】

患者，男性，58 岁。患者于 1967 年 8 月因发热、咳嗽、痰中带血、胸痛，在当地某医院行胸片检查，结果显示“左下肺肿块”拟诊左下肺癌，1967 年 9 月 18 日赴北京某医院就诊，拟诊左下肺癌，决定住院行开胸探查手术，一个月后住入该医院检查，于痰中找到鳞状细胞癌细胞，因心肌劳损及肺功能差，不适合手术治疗而出院。由某医院中医予以养阴清肺、软坚化痰、清热解毒中药治疗，症状改善 6 个月后改服中药“抗癌片”，停服中药汤剂。1971 年 7 月初开始头痛，右眼复视，逐渐视物模糊，右眼球不能外展。1971 年于 7 月 11 日去某医院就诊，胸片示“左肺下叶有浓密实质块状阴影”。1971 年 8 月 23 日去某医院就诊，胸片示“左下肺块影较前扩大”，诊为左下肺癌伴脑转移。1971 年 9 月 25 日来医院就诊。主诉：近 1 个月来咳嗽、气急加剧，痰难咳，偶见痰血，舌强不利，头痛，右眼不能外展，唇及头皮麻木，两手握力减弱，脉细，舌苔薄，质红。证属肺阴不足、痰热恋肺、清肃失司，痰毒淫脑，治宜养阴清肺、解毒化痰法，处方：南沙参

12 g，北沙参 12 g，杏仁 9 g，瓜蒌皮 15 g，蛇六谷 30 g，生南星 15 g，香白芷 15 g，苦参 15 g，黄药子 30 g，干蟾皮 12 g，银花 15 g，地龙 12 g，白花蛇舌草 30 g，血余炭 15 g，鸡内金 12 g。

每日 1 剂，水煎，2 次分服。药后头痛及咳嗽均减轻，痰咳较畅，痰血未作。1971 年 10 月 11 日医院会诊，经 X 线体层摄影，查痰找到鳞状细胞，神经科检查，确诊为“左下肺鳞癌伴有颅内转移”，不能手术，用环磷酰胺 200 mg，静脉注射，隔日 1 次，共 10 次，治疗后全身无力，胃纳减退，白细胞下降至 $3.4\times10^9/L$，因副反应较大未再继续化疗。坚持来院中药治疗。1971 年 11 月 12 日复诊主诉：口干、咽燥、咳嗽、痰多、头痛轻作，仍感唇及头皮麻木，脉象细弦、舌苔薄白质红，胸片复查，左下肺块影未见缩小，证属热毒内盛、阴液耗伤，治宗原意。治则仍以养阴清肺，软坚解毒。处方：南沙参 30 g，北沙参 30 g，天冬 12 g，元参 15 g，百部 12 g，鱼腥草 30 g，山海螺 30 g，生苡仁 30 g，八月札 15 g，瓜蒌皮 15 g，赤芍 15 g，银花 30 g，苦参 15 g，白芷 15 g，夏枯草 15 g，海藻 12 g，石上柏 30 g，白花蛇舌草 30 g，白毛藤 30 g，生牡蛎 30 g，干蟾皮 12 g，生南星 30 g。

水煎服，另天龙粉 1.5 g，每日 3 次吞服。服药后，诸恙均瘥，2～3 个月胸片复查，左下肺病灶稳定，1978 年 11 月 24 日胸片复查示：与 1968 年胸片比较，左下肺肿块影基本消失，除稍有咳嗽及右眼复视外，均无不适，治疗中，曾做免疫功能测试 2 次，淋巴细胞转化率分别为 60% 和 71% 。采用中医药治疗迄今已 22 年余，现已 80 岁，仍存活。

按：肺癌属中医学中的“肺积”，是一种全身属虚、局部属实的疾病，中医认为肺为娇脏，喜润恶燥，邪毒蕴肺，极易耗伤肺气，灼伤肺阴，造成阴虚内热的病理变化。故肺癌患者以阴虚及气阴两虚为多见。肺癌不外乎气滞、血瘀、痰凝毒聚。方中用沙参、天冬、元参养阴润肺；鱼腥草、山海螺、白花蛇舌草、石上柏、银花、白毛藤、苦参等清热解毒；夏枯草、海藻、生南星、生牡蛎、干蟾皮软坚化结；八月札、瓜蒌皮理气宽胸；故本方有补虚扶正、祛邪除积、标本兼顾的作用，治疗阴虚型肺癌有显著的疗效。

洪广祥教授扶正治疗贯穿始终经验

专家介绍： 洪广祥是首批国家著名中医药专家，长期从事中医临床、教学、科研和管理工作。专业方向为中医内科学。尤其擅长内科呼吸疾病的治疗，对支气管哮喘、支气管扩张、慢性阻塞性肺疾病、肺癌等有丰富的临床经验。

洪广祥治疗肺癌强调紧抓其病机，并认为由瘀至痰、痰瘀互结为肺癌的基本病机。论治时将肺癌分为3型：①瘀血阻肺型，治以化瘀消癥，扶正健脾；②痰浊瘀结型，治以祛浊化痰，扶正健脾；③肺脾气虚型，治以补益肺脾，祛痰行瘀。合并上腔静脉压迫综合征加葶苈子10～15 g，猪苓15～30 g，生麻黄10 g；咯血加生蒲黄10～15 g，仙鹤草30～60 g，并停用活血药；胸痛甚者加玄胡末3～6 g，麝香0.2 g（分冲服）。洪广祥认为正气虚弱是肺癌发病中不可忽视的重要因素，因此扶正祛邪应贯穿治疗的全过程，扶正应从健脾气、保胃气着手，一切有损于脾胃功能和戕伐胃气生机的药物均应慎用。

【病案举例】

患者，男性，50岁。1981年3月12日，因咳嗽，去某医院行X线检查，示右肺上叶前段，肺门上方有4.5 cm×7.0 cm大小肿瘤。1981年6月27日，再于某医院行X线片检查，示右肺上叶支气管肺癌（中央型）。晨痰找到癌细胞。

患者2个月来持续低热，咳嗽夜重，痰中带血，右胸疼痛，且有压迫感。下午头昏，纳呆食少，口干欲饮，舌质红，苔薄，脉弦细而数。辨证：气阴两虚，痰毒结块。治法：益气养阴润肺，解毒化痰散结。方药如下。

（1）生脉散合瓜蒌薤白散加消瘰丸加减：玄参30 g，夏枯草30 g，牡蛎30 g，麦门冬15 g，白芥子15 g，秦艽15 g，五味子12 g，知母12 g，薤白12 g，瓜蒌18 g，郁金20 g，谷芽20 g，麦芽20 g，杏仁10 g，桔梗10 g。

水煎服，每日1剂。

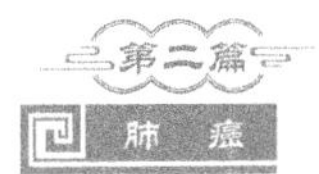

（2）瓜蒌饮加减：生黄芪 60 g，鸡血藤 30 g，北沙参 30 g，仙鹤草 30 g，半枝莲 30 g，白花蛇舌草 30 g，麦门冬 30 g，夏枯草 30 g，白芥子 30 g，淡海藻 15 g，淡昆布 15 g，知母 12 g，瓜蒌 18 g，郁金 20 g，杏仁 10 g，桔梗 10 g。

水煎服，每日 1 剂。

二诊：服（1）方 14 剂后，咳嗽、胸痛减轻，低热渐退，唯经常喉中有痰，痰有脓腥味，但痰中已无血丝。舌尖红，舌苔薄黄，脉弦。药中病机，宜守法守方，（1）方加冬瓜仁、白花蛇舌草各 30 g，继服。

三诊：服上方 1 月余，右胸部压迫感减轻，低热退尽，咳嗽痰仍多，余正常。上方去秦艽，加生黄芪 24 g，再服。

四诊：患者知其患肺癌，精神不安，经再三解释，嘱其加强锻炼，精神乐观，增加营养，结合中药治疗。治法同上，改为（2）方服之。

五诊：服（2）方 3 月余，临床症状消失，面色红润，无任何不适。1981 年 11 月 24 日某省直属一门诊部 X 线胸片示：右肺上叶前段之球形病灶已缩小（约 1.0 cm×2.0 cm），患者非常高兴，继服上方加减。至 1982 年下半年可参加半日工作。

1983 年 4 月 25 日 X 线片示：右上肺近纵隔包块影基本消失，仅纵隔边缘稍有突出周围纤维化较厚，肺尖区有陈旧性结核，双肺纹理影增多、粗糙，胸上段脊柱弯曲，心影正常。结果：①右上肺包块影基本消散，仅留极小部分紧贴纵隔边缘。②右上肺陈旧性结核。至 1984 年 2 月已存活 2 年 11 个月，并恢复全日工作。

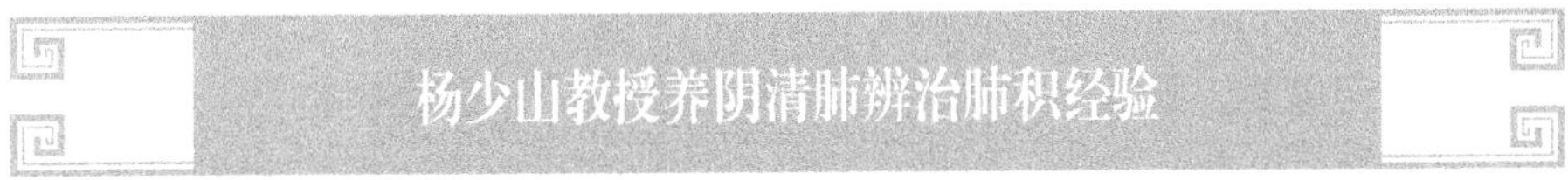

杨少山教授养阴清肺辨治肺积经验

专家介绍：已故名老中医杨少山，是治疗内科杂病的名医，在 60 余年的从医生涯中，杨老悉心研习，博汲精要，勤于临床。早年就通读中医经典古籍，尤其对《脾胃论》《温病条辨》《温热经纬》《景岳全书》等熟稔于心，对脾胃病、温热病、肺癌等尤有独特的学术造诣。

名老古医杨少山主任医师（国家中医药管理局指定继承指导老师）应

用中医中药治疗肺癌，在稳定病灶、改善生存质量、延长生存时间等方面取得了满意的疗效。杨老认为，肺癌的发生发展与肺阴虚有密切关系，肺阴虚是病之本。故治疗常使用养阴润肺生津类药物。在养阴扶正的基础上，标本兼顾，亦酌情祛邪。对肺热内蕴、邪毒壅盛者，投以清肺药。“肺为贮痰之器”，肺癌为患则肺失宣，气滞痰凝，咳嗽痰涎每每多见，故化痰之法也势在必行。治疗原则以养阴清肺为大法，攻补兼施，扶正祛邪。临床常将肺癌分成早、中、晚 3 期论治。

基本方：南、北沙参各 14 g，麦冬 12 g，白薇 12 g，白花蛇舌草 30 g，半边莲 15 g，鱼腥草 30 g，海蛤壳 15 g，生甘草 6 g，竹沥汁 1 支。

酌加：桑白皮 12 g，鲜芦根 30 g，太子参 15 g，野荞麦 20 g，炙款冬花 9 g，黄芩 9 g，鲜石斛 12 g。

一、早期

肺癌初期，痰热瘀毒结聚未甚，侵入未深，肺阴尚未大伤，临床症状相对较轻，可表现为久咳不愈，无痰或少痰，痰中带血，或伴口干乏力，低热盗汗，舌质红，苔薄黄或腻，脉弦细。部分患者无明显症状，中药则在养阴清肺的前提下，得用解毒散结类药物。常用药：南、北沙参、天冬、麦冬、桑白皮、白花蛇舌草、半枝莲、半边莲、海蛤壳、知母、丹参、赤芍等。以攻逐邪气为主进行治疗。如肺癌伴有感染者，则症见发热、咳嗽、咳痰黄稠或咳吐脓血痰，气喘息粗，大便秘结，小便短赤，舌质红苔黄腻，脉弦滑而数等痰凝热毒之象。治宜清热解毒、逐邪散结为主。常用药：七叶一枝花、白花蛇舌草、鱼腥草、野荞麦根、半枝莲、半边莲、肺形草、蒲公英、忍冬藤、冬瓜子、干芦根等。热重者加生石膏、知母、鹿衔草；化痰加川贝母、天竺黄、全瓜蒌、炙百部、鲜竹沥等。对已行根治术的患者，有形之块已除，痰瘀相对已减，而以手术损伤元气为主，症见咳嗽少痰或干咳，咳声低弱，痰血时作，气短，动辄喘促，语声低怯，倦怠乏力，面色苍白，自汗或盗汗，纳少口干，舌质淡或淡红，脉细等气阴不足，痰热未清之象。治疗侧重于益气养阴清肺。常用药：炙黄芪、太子参、麦冬、南、北沙参、生地、枸杞子、百合、川石斛、炙鳖甲、杭白芍、桑白皮、天花粉、苡米、红枣等。咯血者加仙鹤草、白及，出汗多者加浮小麦、瘪桃干。随着元气的恢复，逐渐加重清热化痰之力，常用白花蛇舌草、半枝莲、川贝母、全瓜蒌、海蛤壳、桑白皮等。通过调整人体阴阳平衡，全面恢复或增强机体免疫功能，清除残留的痰热瘀毒，即亚临床灶的癌细胞，以期延缓肺癌的复发或转移。

二、中期

肺癌中期，痰热结聚已甚，侵入较深，肺阴耗伤的程度较前加重，此时，患者大多正在接受放疗、化疗。从理论上讲，放疗、化疗与中医理论不尽一致，因肺癌本身是阴虚，而放疗、化疗都有劫阴之弊病，使阴更虚，违反“虚虚之戒”。但因放疗、化疗对局部癌细胞的杀伤作用，为中药所不及，故主张适量化疗或放疗配合中药治疗双管齐下，以求增强放疗、化疗疗效，减轻其毒副作用。患者在接受放疗或化疗时，往往表现为头晕乏力、恶心、呕吐、纳差、腹胀、便秘或腹泻、口干、脱发、白细胞下降等气阴两亏、脾胃不和之象。治疗除益气养阴外，健脾助运很重要，求得脾胃之气，则气血生化有望。常用药：太子参、麦冬、杭白芍、川石斛、南北沙参、绿梅花、厚朴花、炒竹茹、炒谷麦芽、陈皮、炙甘草等平调阴阳，升清降浊，和畅气机，以减轻临床症状。便秘者加全瓜蒌、火麻仁；低热者加白薇、知母、地骨皮等。此时中药祛邪的目标不在清除积块，而在帮助机体清除体内有害物质，扶正的目标不在重建一个全新的健康机体，而在提高机体的气血生化能力，增强免疫功能，从而对抗因放疗、化疗过分抑制机体免疫力而产生抗药性的副作用，增强抗癌药物疗效。这种祛邪与扶正并重的措施，可使机体维持相对良好的内环境和高水平的生命状态，有助于完成全程放疗、化疗。

三、晚期

肺癌晚期，癌毒扩散，痰热瘀毒盛极，脏腑衰败，伤阴损阳，倾颓之势，已难挽回。症见咳嗽无力，喘促憋闷，倚息不得卧，口干不欲饮，饮食不思，低热不已，形体消瘦，或面浮肢肿，胸痛，骨痛，舌质红绛、少苔，脉细弱。整体是虚，局部是实。此时患者已不能耐受放疗、化疗，而以中药治疗为主，辨证应着眼于虚损，育阴敛阳，同时注重健元气，保胃阴，求得一份胃气，留得一份生机。常用药：西洋参、炙黄芪、炙鳖甲、冬虫夏草、猫人参、枸杞子、生地、蛤蚧、川贝母、桑白皮、白前、淮山药、茯苓、苡米、陈皮。胸腹疼痛者加川楝子、玄胡、橘络；骨转移疼痛者加怀牛膝、桑寄生；夜寐不安者加炒枣仁、夜交藤；大便秘结者加火麻仁、全瓜蒌。采用补而不壅、温而不燥、补运结合的方法，达到减轻患者痛苦、延长生存时间之目的。

【病案举例】

患者，男性，40 岁。1982 年 5 月 28 日起出现不规则发热，干咳、胸痛，活动后气促。1982 年 6 月 4 日胸片诊断：①右侧渗出性胸膜炎；②右侧肺不张（肺癌）。1982 年 6 月 22 日病理活检报告：右锁骨上淋巴结转移性腺癌。1982 年 6 月 25 日胸穿：胸腔积液黄微浊、蛋白（+）、红细胞 4 万、白细胞 700、中性粒细胞百分比 12%、淋巴细胞百分比 88%。因无手术治疗指征，家属不同意化疗，7 月 26 日来诊，症见咳嗽，胸痛不舒，胃纳不佳，口干，夜间盗汗，头晕乏力，脉弦苔薄质红，治拟养阴清肺化痰，处方：南沙参 12 g，北沙参 12 g，海蛤壳 15 g，黄芩 9 g，野荞麦 20 g，半边莲 15 g，麦冬 12 g，白薇 12 g，鲜芦根 30 g，桑白皮 12 g，鱼腥草 30 g，甘草 6 g，冬瓜子 12 g，竹沥汁 1 支。

7 剂后复诊仍用养阴清肺化痰法，上方略为加减，复诊 18 次，共进 126 剂。

1982 年 12 月 6 日复诊，咳嗽已减，胸胁痛减轻，胃纳好转，脉弦细苔薄质红，改用养阴润肺止咳法处方：南沙参 15 g，北沙参 15 g，蛤壳 15 g，麦冬 12 g，半边莲 15 g，浮小麦 30 g，鱼腥草 30 g，白薇 12 g，鸡内金 9 g，桑白皮 12 g，太子参 15 g，甘草 6 g，杭白芍 12 g，竹沥汁 1 支。上方加减，共进 21 剂。

1982 年 12 月 20 日复诊，咳嗽已止，胸痛已除，身热已退，盗汗已止，气阴渐复，胃纳正常，精神及气色均较前好转。X 线复查右肺不张较前好转。又给药 7 剂即未再诊。第 2 年路遇，见其身体健壮、精力充沛。自述已全天上班 1 月余，未感疲乏与不适。

按：该患者为中青年男性，确诊时即为肺癌晚期，癌毒扩散，痰热瘀毒盛极，脏腑衰败，伤阴损阳，结合患者舌脉，中医辨证为阴虚肺热痰阻，治疗以养阴清肺化痰为主，处方南沙参、北沙参、麦冬、芦根以养肺阴，黄芩、野荞麦、竹沥汁、桑白皮以清肺热，海蛤壳、鱼腥草、白薇、半边莲以化痰，诸药同用，共奏养阴清肺化痰之功，服药后患者症状减轻，调整治疗方案，改用养阴润肺止咳法，方中加用太子参，浮小麦，杭白芍等养阴润肺止咳药物，疗效确切。

郁仁存教授活血化瘀治疗肺癌经验

专家介绍：郁仁存是首都医科大学附属北京中医医院主任医师，擅长治疗肺癌、胃肠癌、乳癌、恶性淋巴瘤、肝癌等常见恶性肿瘤，将中医药与手术、放射药物治疗及生物免疫学治疗相结合，提出了肿瘤发病的内虚学说、失衡学说，并以平衡理论、健脾补肾法则指导肿瘤防治，是国内最早提出"益气活血法"治疗肿瘤的中西医结合专家。

郁仁存按中医理论以辨证与辨病结合为原则，突出辨证论治，将本病分为：①脾肺气虚，痰浊阻肺型：治拟健脾补肺，化痰解浊，药用生黄芪、白术、茯苓、陈皮、瓜蒌、法半夏、鱼腥草、川贝母、杏仁等。②气阴不足，瘀毒内积型：治拟益气养阴，化瘀解毒，药用生黄芪、南、北沙参、石斛、川芎、莪术、蒲黄、三七、五味子。③气阴双亏，痰瘀互结型：治拟益气养阴，化痰祛瘀，药用生黄芪、太子参、麦门冬、鸡血藤、五味子、女贞子、法半夏、杏仁、瓜蒌、全蝎、南、北沙参、三七、川芎、蜈蚣等。根据辨证论治的原则，在上述分型论治的基础上酌选龙葵、半枝莲、土茯苓、蒲公英、草河车、石见穿、山慈姑等解毒抗癌中草药随症加减。

【病案举例】

患者，59 岁。初诊日期：1980 年 10 月 8 日。

患者于 1980 年 5 月定期体检时，发现左肺下叶有阴影，查痰未见癌细胞，乃做支气管镜检查后于 1980 年 7 月 25 日行左肺下叶切除术，病理诊断为鳞状细胞癌，周围淋巴结转移（2/3）。术后曾做局部放疗，加速器 6000 cGy，未做化疗。

就诊时症状：气短、口干、咳嗽不甚，痰不多，色灰，嗳气频、小便正常，大便偶不成形，每日 1 ~2 次。舌质红、薄白苔、脉弦滑细。

吸烟 37 年，每日平均 20 支，饮酒少量，曾患疟疾、黑热病，有高血压、冠心病史。否认家族肿瘤史。

辨证：术后肺虚气亏、痰湿内结。治法：健脾益气、润肺化痰，佐以解毒抗癌。方药：生黄芪 20 g，太子参 30 g，沙参 30 g，麦冬 15 g，白术 10 g，云苓 10 g，旋覆花 10 g（包），代赭石 15 g，浙贝母 10 g，鸡血藤 30 g，夏枯草 15 g，半枝莲 30 g，石见穿 30 g，白花蛇舌草 30 g，花粉 15 g，瓜蒌 20 g，生地 10 g，焦三仙 10 g。

从初诊至 1981 年 11 月 7 日 1 年以来，均以上方加减服用，其间外感 2 次，咳嗽痰多色黄，不发烧，外感时加用桃、杏仁、黄芩、鱼腥草、百部、紫草、桔梗等清热化痰，减去生芪、太子参等以防闭门留寇。外感过后，仍以上方为主，因此 1 年后气短等症较初诊时明显改善。

患者于 1981 年 11 月 9 日及 1991 年 12 月 29 日在某医院行一个疗程化疗，每周用环磷酰胺 600 mg、长春新碱 1 mg、甲氨蝶呤 20 mg，共 4 周，因谷丙转氨酶升至 130 单位，停止化疗。

1982 年 1 月 9 日就诊时，谷丙转氨酶为 90 单位，咳嗽痰不多，色白，纳少，寐差，脉细滑数，舌淡红、苔薄白。治以健脾益气、润肺化痰，佐以解毒抗癌，仍用上方加减，服药 2 个月后，咳嗽减轻，食纳转佳，余无特殊不适。

因患者有高血压、冠心病史，在控制主要病变（肺癌术后）的同时，必须兼顾其他不利于患者健康的较严重疾病。1982 年 3 月 7 日就诊时，自诉头晕、血压偏高、心悸、两手震颤、纳少、寐不佳、舌质红、苔薄白、脉弦滑，于是在上方基础上加用平肝药：夏枯草、钩藤、野菊花、桑枝等，服用 3 个月，血压较平稳。之后，以健脾益气、养阴润肺、解毒化痰为宗旨，长期治疗，方用：南沙参 30 g，北沙参 30 g，麦冬 15 g，花粉 15 g，太子参 30 g，生地 15 g，生黄芪 20 g，川贝母 10 g，女贞子 12 g，鸡血藤 10 g，首乌 30 g，桔梗 10 g，云苓 10 g，杏仁 10 g，枇杷叶 10 g，前胡 10 g，半枝莲 20 g，焦三仙 30 g，白花蛇舌草 30 g。

此方益气养阴药有时改用石斛、五味子、炒枣仁等，抗癌解毒药有时改用草河车、龙葵、石见穿等。

患者术后 10 年，每年两次胸片及 B 超检查均未见特殊异常。患者纳食正常、寐尚可、精神佳、不咳嗽、偶有咳痰，色白。血压略高、生活状况较好。末次门诊 1990 年 10 月 13 日，见舌质稍暗、苔少。投以益气养阴、解毒抗癌中药，兼顾平肝降压。为巩固疗效，继续服中医药治疗。处方：南沙参 30 g，北沙参 30 g，麦冬 15 g，石斛 15 g，太子参 20 g，鸡血藤 30 g，首乌藤 30 g，炒枣仁 15 g，焦三仙 30 g，夏枯草 15 g，菊花 15 g，白芷 10 g，草河车 15 g，龙葵 20 g，桑寄生 30 g，白花蛇舌草 30 g。

按：本例为左肺下叶鳞状上皮细胞癌，周围淋巴结转移（2/3），经中西医结合治疗生存期已超过 10 年。本例病理证实已非早期，但术后放疗及时。放疗后出现了气阴双亏的症状，主要表现为气短、口干、舌质红等，用益气健脾、养阴润肺、化痰解毒的中草药，服后效果良好。肺鳞癌细胞对化疗不敏感，术后 1 年余曾在外院行一个疗程化疗（未服中药），谷丙转氨酶迅速升高，并出现乏力、纳差等副作用，说明化疗对患者并无裨益，停止化疗后，转氨酶很快降至正常。本例服中药 10 年，无明显毒副作用，且每年复查，未见新病变。虽有高血压及冠心病史，但方中有生脉散以养阴、益气、润肺、强心，夏枯草、菊花、桑寄生等平肝降压，佐以解毒抗癌的草河车、龙葵、白花蛇舌草等，做到扶正与祛邪相结合，辨证与辨病相结合，取得长期存活的良好效果。

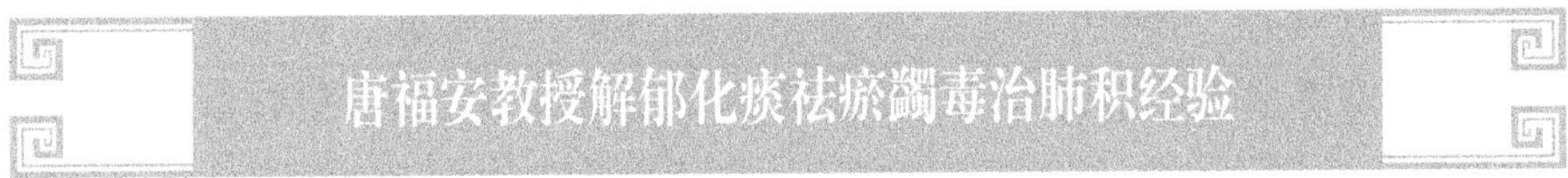

唐福安教授解郁化痰祛瘀蠲毒治肺积经验

专家介绍：唐福安是浙江省杭州市中医院主任医师，擅长治疗各类哮喘及儿科、内科、妇科等各类疾病。从事中医临床六十余年，医术精湛，学验俱丰，尤善治呼吸系统疾病，对肺癌的治疗上，亦有独到之处。

一、情志为先，治癌不忘解郁

唐老以为，乐观是战胜疾病的首要条件。平素性情豁达开朗者不易得病，即使得病也能积极配合治疗。如若七情太过或不及，或因正气虚损，邪气乘虚袭肺，郁结胸中，造成肺气膹郁，宣降失司，积聚成痰，痰凝气滞，瘀阻肺络，日久而成肺癌。

二、化痰祛湿，兼以活血解毒

痰、湿、瘀、毒是形成肺癌的主要病因，痰瘀若与外来邪毒互相搏击于肺络，日久则变生为恶肉；若痰与烟毒搏结，积聚于肺则为肺积，即肺癌。因此在治疗上要针对病因，重在利湿化痰、消瘀蠲毒，饮食上避免食用糖类等助湿之品。

三、顾护脾胃，健脾不忘通腑

肺癌之为病，病在脾、肺、肾三脏，然脾胃为后天之本，惟有时时刻刻顾护脾胃，勿使受伐，才能使整个治疗过程顺利进行下去，达到木旺金生、母壮子健的效果。此外，健脾不忘通腑，肺与大肠相表里，大便通畅则肺热有泄降之途。

四、蠲毒去热，善用虫类之品

晚期肺癌高热不退或脑转移者，以全蝎、蜈蚣、壁虎等虫类药加入基础方中，常有出奇制用之效。

唐老对肺癌的治疗，以理气解郁、化痰利湿、祛瘀蠲毒为治病法则，自拟抗肺癌方（基础方）。处方：绞股蓝 15 g，藤梨根 30 g，白花蛇舌草 20 g，猫人参 15 g，半边莲 30 g，薏苡仁 30 g，郁金 12 g，枳壳 12 g，生甘草 6 g。

方中绞股蓝、藤梨根、白花蛇舌草、猫人参、半边莲、薏苡仁等均有清热利湿、解毒消肿作用；枳壳配郁金有行气化痰破瘀之力；生甘草润肺解毒调和诸药。诸药合用，共奏化痰利湿、消瘀蠲毒之功。临证时在此方基础上每根据不同的病期及证候而灵活加减。疾病早、中期以祛邪为主，晚期以扶正固本为主。痰多伴咳嗽者，可加浙贝母 10 g，竹沥、半夏 12 g，黛蛤散（包）24 g，桔梗 9 g，前胡 12 g，百部 6 g，炙紫菀 9 g；气短乏力者，加党参 15 g，黄芪 20 g；伴胸痛者，加延胡索 12 g，红花 9 g，桃仁 12 g，瓜蒌 20 g；湿重者加冬瓜子、皮各 20 g；痰中带血者，加仙鹤草 30 g，白茅根 30 g，三七粉 6 g（分吞）；热重痰稠者，加金银花 20 g，黄芩 12 g，鱼胆草 30 g；伴胸腔积液者，加葶苈子 15 g，大戟 3 g，苏子 10 g；患过肺结核者，浙贝母改用川贝母 6 g。

【病案举例】

患者，男性，74 岁。1997 年 4 月 16 日初诊。患咳嗽伴右胸痛年余，经胸部 X 线及 CT 扫描检查，证实为右侧中央型肺癌，伴肺门淋巴结转移，胸片可见右侧少量胸腔积液及右膈肌抬高。经住院检查，3 次痰检找到肺癌细胞，已无手术指征，遂予化疗。化疗后出现严重的副反应，被迫放弃，延请唐老诊治。刻诊：体温 37. 2 ℃，消瘦貌，面色紫黯，呼吸急促，咳嗽胸痛，舌质黯红，苔根黄腻，脉弦而涩。辨为气滞血瘀、痰湿内阻，治以理气化痰、祛瘀蠲毒之法。处方：藤梨根 30 g，白花蛇舌草 30 g，猫人参 20 g，半边莲 30 g，薏苡仁 30 g，郁金 12 g，炒枳壳 15 g，生半夏 12 g，黛蛤散（包）24 g，炙紫菀 12 g，延胡索 15 g，桃仁 12 g，瓜蒌（打）18 g，冬瓜子 15 g，桔梗 6 g，鱼腥草 30 g，苏子 10 g，生甘草 3 g。

7 剂，水煎服，每日 3 次。持续辨证加减治疗至 1998 年 4 月，咳嗽、胸痛基本消失，经 CT 检查肺部肿块有所缩小，能操持日常家务。嘱定期复查及继续中药调理。

按：患者 X 线片及 CT 检查结果显示，肺腺癌已有转移，伴胸腔积液及膈肌麻痹，诊断明确。现代医学认为预后较差，不宜手术。化疗又出现严重反应，故延请中医治疗。经以理气化痰、祛瘀蠲毒之基本方为主辨证治疗 1 年后，咳嗽、胸痛症状消失，能做日常家务。

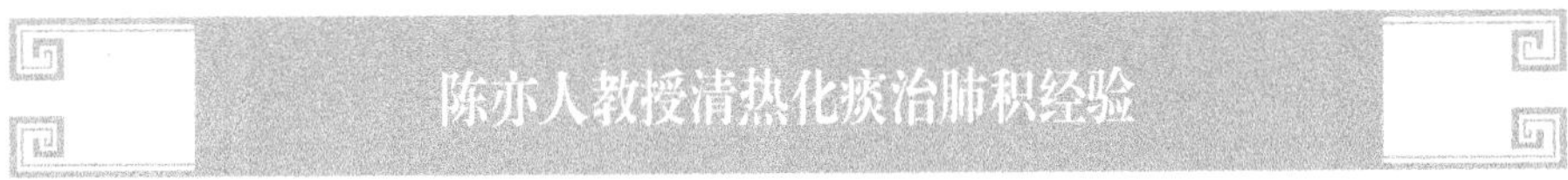

陈亦人教授清热化痰治肺积经验

专家介绍：已故名老中医陈亦人，著名中医伤寒学专家，南京中医药大学教授、博士研究生导师，江苏省重点学科《伤寒论》教研室创立人。其提倡外感内伤合论说，认为杂病以肝胆为本，对于郁证治疗，开创“开肺宣郁汤”“营蒲合欢汤”等，每每应效，其对肺癌治疗也有一定的临床经验。

【病案举例】

姜某，男性，70 岁。1997 年 4 月 15 日初诊。患左上肺癌，因不同意手术、化疗与放疗而前来就诊。刻诊：咳嗽痰多、色黄，无咯血及胸痛，舌苔黄，脉濡。证属痰热蕴肺。治以清化痰热为主。处方：炙紫菀 15 g，瓜子仁 15 g，重楼片 15 g，象贝母 15 g，全瓜蒌 10 g，川郁金 10 g，粉甘草 6 g，露蜂房 10 g。7 剂，水煎服。

二诊：药后平安，唯入睡较差，前法继进 7 剂。

三诊：患者诉咳嗽，痰较多，色白难咳，睡眠仍差，脉滑，治仍清化，原方去川郁金，加蒲公英 15 g、研牛子 10 g、卷柏 10 g，7 剂。

四诊：痰减寐安，原方加北沙参 10 g，7 剂。

五诊：药后患者便次增多，一天 4 ~ 5 次，余无特殊不适。前方中并无泻药，此乃毒有去路之证，守方继服，7 剂。

六诊：病情平稳，前方继服。

治疗半年，CT 复查示：右上肺阴影已消失，惟肺门淋巴结仍肿大。病情已基本稳定，停用中药。

按：《伤寒论》对服药后出现的疾病反应有精辟描述。茵陈蒿汤方下注云：服茵陈蒿汤后“小便当利，尿如皂荚汁状，色正赤，一宿腹减，黄从小便去也”。陈教授深谙仲景之旨，认为上述医案药后出现的症状皆为邪有出路之象，为疾病向愈的表现，继用原方，终使顽疾得到有效控制。

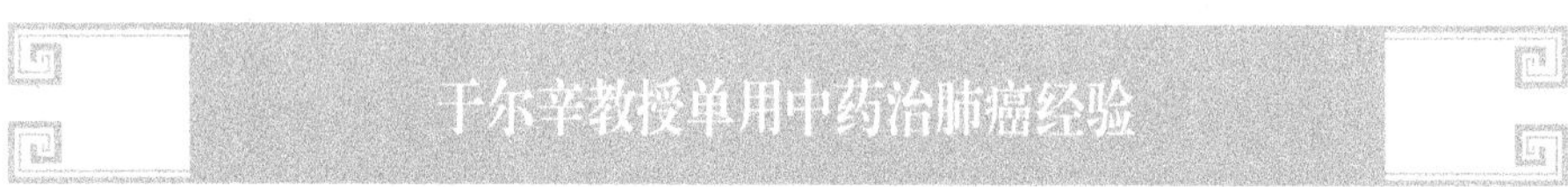

于尔辛教授单用中药治肺癌经验

专家介绍：于尔辛是全国名老中医药专家学术经验继承指导老师，上海市名中医，复旦大学附属肿瘤医院肿瘤内科中西医结合科荣誉教授，临床数十年，擅长以中西医结合的方法治疗各种肿瘤，强调中西医治疗各有所长，中医药整体治疗属扶正，西医药局部治疗属袪邪；临证当以扶正为主，重视调理脾胃，结合辨证论治，才能提高疗效和患者的生存率。

肺癌通常以手术为主，亦可用放射治疗。对于小细胞癌，化疗药物也常有良效。至中医门诊之病例，往往已不能采用以上治疗，或因肺功能甚差，或因病期甚晚，单用中药也可获效。在综合治疗者，中医治疗常以养肺阴、益肺气，佐以化痰之品为治，或兼清热，或兼止血，常能使患者顺利完成放射治疗或平稳过渡化学治疗阶段，单用中药，往往为晚期，虽予养阴生津、益气固本之品，或加入种种抗癌中药，疗效都不理想，而待深入探索。

【病案举例】

患者，男性，70 岁。患者过去数十年有慢性支气管炎，每届秋冬即发作，至清明后渐瘥。至 1970 年春，发现痰中带血丝，除咳嗽依旧外，痰中带血为历来所无。因此即去附近医院检查，经摄胸片，示右肺门区肿块。来

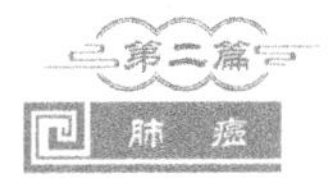

肿瘤医院门诊，痰液细胞学检查为腺癌。因肺功能甚差，不能施行手术，也不宜放射治疗。

自 1970 年 4 月即来某医院中医门诊。当时诉痰多，痰色黄而稠，痰中时带血丝。动则气急，上二层楼亦颇困难，舌光而质红，脉细数。当时辨证，肺为娇脏，患者每届冬令必咳，咳嗽日久，肺脏亏损，则表现为动则气急，舌红少津。肺病日久，不仅肺阴耗伤，肺气不足，且子病及母，脾脏必虚，所以可见乏力及气急更甚也。痰血者，久病而肺络受损矣。当滋养肺阴，补益肺脾之气，方以化痰清热止血之品。

初诊方用：党参 9 g，天冬 9 g，麦冬 9 g，五味子 6 g，南沙参 9 g，生黄芪 9 g，百合 9 g，冬瓜子 9 g，花蕊石 12 g，姜半夏 9 g，黄芩 6 g。

7 剂后痰血已很少，痰黄稠已转为泡沫状，较稀薄，而易咳出，气急虽有，但略减，上楼仍感气急。二诊予 14 剂，仍以原方出入。三诊后，一般情况改善，痰血已无，痰亦少，纳谷渐香，但上楼仍气急。其后仍以上方为主，加入白花蛇舌草、蜂房等中药。连服 8 个月。至同年底，再摄胸片，肺门肿块阴影已不可见。每次查痰找癌细胞，均为阴性。随访 5 年均好，但气急仍有。

按：患者老年男性，既往肺部有宿疾，肺脏亏损，日久肺阴耗伤，肺气不足，子病及母，脾脏亏虚，治疗当滋养肺阴，补益肺脾之气。组方以化痰清热止血药物为主。方中天冬、麦冬、南沙参、生黄芪、百合以滋养肺阴，党参、生黄芪以补益肺脾，黄芩、清半夏、花蕊石等清肺化痰，五味子敛肺止咳，冬瓜子利水化湿，用药后患者症状缓解，效不更方，继服 14 剂。三诊时加用白花蛇舌草、蜂房等清热解毒抗肿瘤中药后，继续服药 8 个月后，肺门肿块消失，疗效显著。

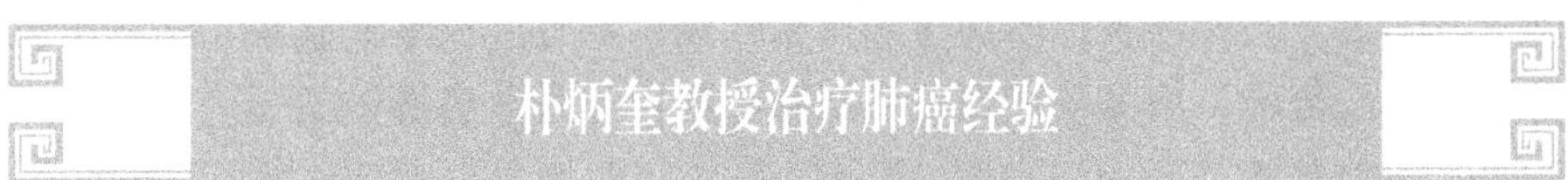

朴炳奎教授治疗肺癌经验

专家介绍：朴炳奎是首都国医名师，享受国务院政府特殊津贴，现任全国中医肿瘤医疗中心主任，博士研究生导师，其在继承前辈经验的基础上，提出“正气亏虚”“脏腑失衡”是恶性肿瘤的发病基础，主张“扶正固本”治则在防治肿瘤中的主导地位，探索出以扶正固本为主导、祛邪解毒相结合的中西医结合肿瘤基本治疗模式，其对肺癌临床组方用药的技巧颇有心得，别具一格。

一、善用引经药

药物归经理论是中药理论的重要内容，在辨证论治的基础上加用少量引经药，能起到画龙点睛的作用，引药直达病所，药半而功倍。朴炳奎教授治疗肺癌常用引经药物有桔梗、杏仁、桑白皮等；肺癌肝转移常用引经药为穿山甲、柴胡、郁金等；肺癌脑转移常用引经药有石菖蒲、郁金、全蝎、益智仁等；肺癌骨转移常用引经药有牛膝、骨碎补等；肺癌淋巴结转移常用引经药为夏枯草。

二、重视对药

对药是两种药物性味、归经、效用相辅相成，共同应用时能提高疗效、减轻不良反应或者产生新功效的药物组合。根据临床辨证经验，朴炳奎教授总结出部分对药：①太子参—沙参，培土生金：太子参味甘、微苦，性平，入脾、肺经。《本草再新》云："治气虚肺燥，补脾土，消水肿，化痰止咳。"《饮片新参》云："补肺脾元气，止汗，生津，定虚悸。"北沙参味甘、微苦，性微寒，入肺、胃经。《本草汇言》云："治一切阴虚火炎，似虚似实，逆气不降，清气不升，为烦、为渴、为胀、为满、不食。用北沙参五钱水煎服。"总之，太子参、沙参合用，一为补气，一为养阴，两者相须为用，药力大增，既能补气生津，又可养阴清肺，起到了协同增效的作用。此两药药性平和，尤适于体虚不受峻补之证。②薏苡仁—益智仁，健脾益肾：薏苡仁健脾补肺，《药性论》载其"主肺痿肺气，吐脓血，咳嗽涕唾上气，煎服之破五溪毒肿"，朴炳奎教授常取其健脾补肺作用，治疗脾虚便溏、食欲不振、乏力的肺癌者；取其清热排脓作用，治疗肺癌合并感染、咯吐脓血者。益智仁辛温，功可补肾固精、温脾止泻。《医学启源》云："治脾胃中寒邪，和中益气。"《太平惠民和利局方》"益智散"载其"治心腹痞满，呕吐泄利，手足厥冷……心胁脐腹胀满绞痛"，多用于治疗脾肾阳虚肺癌患者的泄泻，取其固涩的作用。此两药不仅具有一定的抗肿瘤作用，而且能够健脾益肾，一方面能够扶助先天之本，另一方面培补后天之脾土，故朴炳奎教授常常配对使用。③白花蛇舌草—土茯苓，解毒抗癌：白花蛇舌草味微苦、甘，性寒，入胃、大肠、小肠经，具有清热解毒及消痈活血作用。《广西中药志》载："治小儿疳积，毒蛇咬伤，癌肿。"《泉州本草》云："清热散瘀，消肿解毒。治肺热喘促，咳逆胸闷。"故对于防治肺癌患者发生肺部感染有益。土茯苓味甘淡而性平，为利湿解毒之佳品，常用于湿热毒盛的各种肿瘤。《本草药性备要》云："消毒疮、疔疮。"白花蛇舌草、土茯苓两药既能直接抑制癌细胞生长，又能增强机体的免疫功能，可用治热毒壅盛、痰湿郁滞为主的肺癌及肺癌骨转移所引起的骨痛。④贝母—桔梗，化痰止咳：《本草汇言》云："贝母，开郁，下气，化痰之药也，润肺消痰，止咳定喘，则虚劳火结之证，贝母专司首剂。"《本草纲目拾遗》云："解毒利痰，开宣肺气，凡肺家夹风火有痰者宜此。"桔梗味苦、辛，性平，归肺经。《珍珠囊药性赋》云："疗咽喉痛，利肺气，治鼻塞。"正如《本草求真》所言："桔梗系开肺气之药，可谓诸药舟楫，载之上浮，能引苦泄峻下剂。"桔梗升提肺气，助卫气之布化，贝母下气化痰，此二药一宣一降，共奏宣降肺气之功。临床上用于肺癌咳嗽痰多者，既可清热化痰，又能理气止咳。⑤侧柏炭—仙鹤草，收敛止血：侧柏叶性微寒而苦涩，既可凉血止血，又能化痰止咳，止血多炒炭用。《药品化义》云："侧柏叶，味苦滋阴，带涩敛血，专清上部逆血。"仙鹤草味涩收敛而性平和，归肺、肝、脾经，具有收敛止血作用，在临床上广泛用于各种出血之证。仙鹤草与侧柏叶配伍应用，可用于阴虚之咯血患者。⑥椒目—龙葵，消饮逐水：椒目苦寒，归肺、肾、膀胱经，功可消饮逐水、顺气降逆。龙葵性味苦寒，具有清热解毒、活血消肿作用。《本草纲目》载龙葵能"消热散血"。《救荒本草》载其"敷贴肿毒金疮，拔毒"。两药均善化痰饮，合用相辅相成，功专消饮通痹、逐饮宽胸，朴炳奎教授将其常用于肺癌伴胸腔积液者，取得满意效果。

【病案举例】

案一：患者，女性，73 岁。2000 年 11 月 7 日初诊。

主诉：阵发性呛咳 1 月余。

病史：2000 年 9 月 12 日患者感冒后出现咳嗽，服药 1 周无效，于 2000 年 9 月 20 日在北京某医院行胸部 CR 检查，结果显示：左上肺叶肿物，大小 3 cm×3.5 cm。遂查胸部 CT 示：左肺上叶后段 40 mm×39 mm 肿物，左肺门及纵隔淋巴结肿大，最大者 17 mm×13 mm。痰涂片找到癌细胞，分型不详。患者年龄大，拒绝进一步检查，放弃手术、放疗、化疗，就诊于某院。实验室检查：CEA 19.5 ng/mL。既往有高血压病 20 年，2 型糖尿病

8 年，均服药控制。无吸烟史。

现症：阵发性呛咳，夜间与晨起尤甚，口干痰黏，胸闷乏力，精神稍差，眠差多梦，二便调。舌质略暗，少津，苔薄黄，脉弦细。

中医诊断：肺积，证属气阴两虚、痰毒胶结。

西医诊断：肺癌（$T_2N_2M_0$）。

治法：益气养阴，化痰散结，解毒消积。

处方：半枝莲 15 g，白英 12 g，莪术 9 g，僵蚕 12 g，薏苡仁 12 g，全瓜蒌 12 g，夏枯草 12 g，白术 15 g，太子参 15 g，土茯苓 12 g，黄芪 30 g，甘草 6 g，炒麦芽 12 g，炒谷芽 12 g。30 剂，每日 1 剂，水煎服。配合口服软坚消瘤片、西黄解毒胶囊。

二诊：2000 年 12 月 5 日复诊，诉咳嗽明显减轻，惟痰中带血丝，偶感乏力，头部烘热感，余症同前。舌质暗红，少津，脉弦滑。证属阴虚火旺、毒损肺络。处方：半枝莲 15 g，白英 12 g，莪术 9 g，僵蚕 12 g，薏苡仁 12 g，全瓜蒌 12 g，夏枯草 12 g，白术 15 g，太子参 15 g，土茯苓 12 g，黄芪 30 g，甘草 6 g，知母 10 g，枳壳 5 g，山药 12 g，仙鹤草 15 g，炒三仙 30 g。15 剂，每日 1 剂，水煎服。成药同前。

三诊：2001 年 1 月 2 日再诊，述乏力改善，仍咳吐少量黏痰，未见血丝，偶感胸闷、胸痛，咽干、咽痛，纳可，二便调。拟解毒抗癌为主，兼以养正。处方：半枝莲 15 g，白英 12 g，僵蚕 12 g，全蝎 3 g，蜈蚣 3 条，黄芪 30 g，白术 15 g，玄参 15 g，沙参 12 g，炒三仙 15 g，甘草 6 g。30 剂，每日 1 剂，水煎服。成药同前。

四诊：患者在上方基础上稍做加减，坚持服药。2001 年 5 月 8 日在某医院复查，CEA 25.6 ng/mL。出现胸闷、咳嗽，嗜睡乏力，心慌气短，口干，二便调，舌质暗、苔薄白，脉弦细略涩。ECG 示：不完全右束支传导阻滞，心率 98 次/分。复查胸片病灶稳定。证属痰毒阻络、心气亏虚，治宜解毒化痰、益气养心。处方：桔梗 9 g，杏仁 9 g，沙参 9 g，麦冬 9 g，白术 15 g，芡实 10 g，山药 10 g，枳壳 12 g，黄芪 30 g，太子参 12 g，陈皮 9 g，莪术 9 g，夏枯草 12 g，炒三仙 30 g，肉桂 5 g，甘草 6 g，法半夏 9 g。15 剂，水煎服。成药同前。

住院期间服上方，配合康莱特、榄香烯静脉滴注，未行放疗、化疗。2 个月后咳嗽消失，病情稳定，带药出院。后以益气养阴、化痰通络、解毒软坚为法，坚持服用中药 1 年余，病情稳定，后失访。

按：该患者年事已高，放弃手术及放疗、化疗而选择中医药治疗。患者诊断明确，辨病为肺癌（肺积），辨证属本虚标实，气阴两虚为本，毒瘀痰结为标，治当标本兼顾，予以益气养阴、化痰散结、解毒消积之剂。方中以参、芪、术、苡仁扶正，夏枯草、僵蚕、莪术、瓜蒌软坚通络，加半枝莲、白英、土茯苓清热解毒以消积，炒麦芽、炒谷芽健脾消食，以顾护后天之本，使土旺金生。随着患者病情的变化，灵活调整扶正与祛邪的侧重点，随症加减。如在二诊、三诊时患者体力恢复尚可，遂逐渐重用解毒通络之品以控制瘤体；四诊时患者虚证较为明显，在处方中则仍以健脾益肾扶正为主。此乃治病求本，因而获良效。

老年患者多伴有较大基础疾病，身体一般状况差，往往不能耐受手术、放疗、化疗等创伤大的治疗。如果强用放疗、化疗，可能会导致正气大虚，加速疾病的进展，此时是中医药发挥优势的时机。本例病案说明，单纯中医药治疗老年肺癌可以取得较好的临床疗效，并且费用低廉，经济性较好。

案二：患者，男性，61 岁。2010 年 4 月 26 日初诊。主诉：阵发刺激性呛咳、痰中带血 1 月余。病史：2010 年 3 月 17 日患者无明显诱因出现阵发刺激性呛咳、胸闷、咳吐血丝、痰黏，在某胸部肿瘤医院拍胸片及 CT，提示“左肺上叶肺门处占位病变，肿块大小约 3.5 cm × 2.2 cm”。ECT 检查示：全身多发骨转移。2010 年 4 月 3 日在某医院行支气管镜检查，病理报告：中分化腺癌。临床诊断左肺腺癌Ⅳ期。患者拒绝手术及放疗、化疗，来门诊就治。既往有少量吸烟史，体健。现症：咳嗽，咳少量血丝黏痰，乏力，胸闷，左侧胸痛，纳差失眠，咽干，手足心发热，大便干，2 ~ 3 日 1 次，小便调。舌质淡红，苔薄白少津，脉滑，尺脉重按无力。中医诊断：肺积，证属气阴两虚、痰瘀胶结、毒损肺络。西医诊断：左肺腺癌骨转移，Ⅳ期。治法：益气养阴、化瘀祛痰、解毒宁络。处方：全瓜蒌 15 g，杏仁 10 g，桔梗 10 g，海蛤壳 15 g，沙参 10 g，麦冬 10 g，黄芪 30 g，太子参 15 g，白术 15 g，山药 12 g，肉苁蓉 15 g，女贞子 15 g，当归 15 g，炒三仙 30 g，白豆蔻 5 g，生地炭 15 g，侧柏炭 15 g，甘草 10 g，狗脊 12 g，骨碎补 15 g。15 剂，每日 1 剂，水煎服。

二诊：2010 年 5 月 11 日复诊，诉服药后精神较前好转，咳嗽时一次咳较多黏痰，随后痰量明显减少，胸闷、胸痛，咽干，手足心发热明显减轻，惟时有咳嗽，咳痰偶见血丝，仍乏力汗多，失眠纳少，舌质暗淡，舌苔略厚，脉沉滑。

仍遵前法，处方：黄芪40 g，太子参15 g，白术15 g，防风12 g，杏仁10 g，桔梗10 g，生地炭15 g，侧柏炭15 g，僵蚕15 g，白英15 g，蛇莓15 g，莪术9 g，土茯苓15 g，炒三仙30 g，甘草10 g，白花蛇舌草15 g。30剂，每日1剂，水煎服。配服益肺清化膏，15 g/次，3次/天；西黄解毒胶囊2粒/次，3次/日，交替服用。

三诊：2010年6月3日再诊，服药后患者精神明显好转，纳食转佳，咳嗽基本消失，偶尔咳嗽时咳痰，未见血丝，仍时感胸痛憋闷，失眠乏力，大便干，腰膝酸软，舌质暗淡，苔薄白，脉沉细。处方：黄芪30 g，太子参15 g，生白术15 g，山药12 g，草河车15 g，蛇莓15 g，八月札15 g，枳壳10 g，菟丝子15 g，狗脊15 g，枸杞子15 g，怀牛膝15 g，白英15 g，土茯苓15 g，猪苓15 g，炒三仙30 g，甘草10 g。30剂，每日1剂，水煎服。成药同前。

四诊：2010年7月20日，诉近期复查胸部CT示：左肺上叶肺门处占位病变，与上次检查相比略有增大，肿块大小约3.7 cm×2.1 cm。患者自购靶向药物吉非替尼口服5天，颜面及四肢散在红色丘疹，皮肤干痒，轻度腹泻，稍咳，痰黏，时感胸痛憋闷，腰膝酸软。舌质暗淡，苔薄白，脉沉细。处方：北沙参12 g，太子参15 g，生白术15 g，枸杞子15 g，怀牛膝15 g，白英15 g，苦参12 g，蝉蜕9 g，菟丝子15 g，砂仁6 g，炒三仙30 g，甘草6 g。30剂，每日1剂，水煎服。成药同前。

五诊：2010年8月27日来诊，患者颜面及四肢皮疹服药后明显减轻，无瘙痒，腹泻好转，轻咳，无痰，时有气短，乏力，眠安，小便调。舌质红，苔薄，脉细。处方：北沙参12 g，太子参15 g，生白术15 g，枸杞子15 g，怀牛膝15 g，半枝莲15 g，苦参12 g，蝉蜕9 g，菟丝子15 g，砂仁6 g，炒三仙30 g，甘草6 g，石斛15 g，生黄芪15 g，杏仁10 g，枇杷叶12 g。30剂，每日1剂，水煎服。成药同前。

患者口服靶向药物及中药，随访2年余，生活如常人。

按：本案例患者失去手术机会，放弃放疗、化疗。因病理分化较好，临床表现以本虚之证多见，应用益气养阴、健脾益肾之剂，同时不忘解毒抗癌。三诊时伍用菟丝子、枸杞子等补肾中药，意取“上病下治”“金水相生”之意，水盛则火治，土旺则金生，肺得濡润，治节有权。单服中药患者病情略有进展趋势，遂合用靶向药物，中药拟益气养阴、燥湿、通络为法，起到了减毒增效的作用，患者病情减轻，获得了长期正常生存。

靶向药物结合中药治疗是未来发展的一个方向。靶向药物不足之处是有诸如皮疹、腹泻、肺纤维化等副作用，且存在耐药性。朴炳奎教授临证强调辨证施治，采用益气养阴、渗湿通络等方法，配合靶向药物在多个此类病例治疗中获得良效，其内在机制值得进一步临床实验研究。

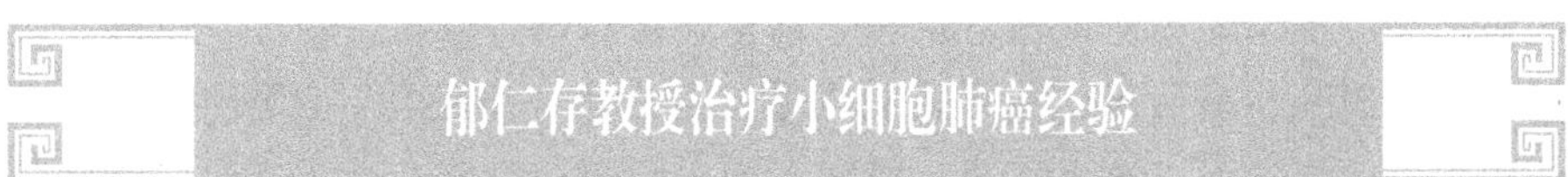

郁仁存教授治疗小细胞肺癌经验

专家介绍：郁仁存是首都国医名师，第三、第四、第五批全国老中医药专家学术经验继承工作指导老师，享受国务院政府特殊津贴。从事中西医结合肿瘤临床工作近50年，先后提出“内虚学说”“平衡学说”，擅长治疗肺癌，尤其在治疗小细胞肺癌时强调整体与局部、辨病与辨证、扶正与祛邪相结合的原则。

一、正气内虚与邪毒痰瘀内结为主要病机

中医古籍文献中虽无肺癌及小细胞肺癌之病名，但有很多类似小细胞肺癌的症状、体征的记载，如《黄帝内经》中有“息积”“息贲”“肺积”“肺壅”“肺疽”“肺痿”等论述。郁仁存教授认为，小细胞肺癌发病的原因在于正气内虚和邪毒内结，而邪毒为发病的重要原因。其病机有正气内虚、邪毒侵肺、痰瘀内结三点。病位在肺、脾、肾三脏，以肺、脾为主，病久及肾。患者内虚为本，肺气不足，加之热灼津液，阴液内耗，致肺阴不足，气阴两虚，肺宣降失司，外邪得以乘虚而入，客邪留滞不去，气机不畅，津液失于输布，凝聚为痰，痰凝气滞，气滞血瘀，痰瘀互结，毒邪炽盛，痰瘀毒内蕴，久而成积。

二、辨证治疗

郁老师将本病大致分为4型：①阴虚毒热型：临床多见干咳少痰，或痰中带血，胸痛气短，口干，心烦，眠差，或潮热盗汗，大便干，脉细数，舌红或暗红，苔薄黄或黄白。治以养阴清热、解毒散结。常用药物：南沙参、北沙参、生地黄、前胡、天花粉、石斛、天冬、麦冬、地骨皮、苦杏仁、贝母、鳖甲、金荞麦、冬凌草、白花蛇舌草等。②痰毒蕴肺型：临床多见痰多

咳重，胸闷纳呆，便溏虚肿，神疲乏力，舌质暗或淡胖，苔白腻，脉滑或滑数。治以健脾化痰、解毒清肺。常用药物：陈皮、白术、茯苓、党参、薏苡仁、半夏、胆南星、前胡、草河车、龙葵、白花蛇舌草等。③血瘀毒结型：以咳嗽不畅，气急胸痛，如锥如刺为主症，此型较重，已侵及胸膜或骨，产生剧痛，致气机不畅；气滞毒瘀，痰气互阻加重气滞血瘀。治以理气化滞、活血解毒。常用药物：桔梗、枳壳、紫草、徐长卿、桃仁、杏仁、干蟾、石见穿、铁树叶、草河车、茜草、制大黄、延胡索、龙葵等。④肺肾两虚型：临床可见动则喘促，咳嗽气短，咳痰无力，胸闷、腹胀，面色苍白，腰膝酸软，乏力自汗，肢凉畏冷，脉沉细无力，右寸、尺脉弱，舌质偏淡，苔白或白腻。治以温补肾、益气解毒。常用药物：黄芪、太子参、白术、茯苓、五味子、补骨脂、炮姜、仙茅等。郁仁存教授认为，小细胞肺癌证型中以毒邪为重，要增加抗肿瘤药物的种类和剂量；同时小细胞肺癌证型复杂，并发症多，加之一般多配合西医放疗、化疗，证型变化多端，故临床辨证论治时，不能拘泥于以上 4 种证型，应结合患者情况随证变化。

三、中医配合化疗

小细胞肺癌发现时通常已广泛转移，临床常以化疗为主要治疗方法，但化疗给患者带来较大的毒副反应，有的药物甚至还有远期毒性。郁老师认为，化疗药物常损伤气血，使患者脾胃失调、肝肾亏虚。患者化疗后常出现胃脘胀满、食欲减退、恶心、呕吐、腹痛、腹泻等症状，临床常用橘皮竹茹汤、香砂六君子汤、旋覆代赭汤加减，常用药物：橘皮、半夏、竹茹、党参、焦白术、砂仁、代赭石、旋覆花、枳壳、麦冬、生姜、大枣等。骨髓抑制主要表现为患者化疗后贫血、白细胞下降、血小板减少等，临床可表现为头晕、眼花、乏力、精神不振、心悸气短、失眠汗多等症状，治以益气补血、健脾益肾，方用生血汤配合滋补肝肾药物，常用药物：黄芪、黄精、女贞子、枸杞子、菟丝子、太子参、白术、茯苓、泽泻、鸡血藤、炙甘草、赤芍、肿节风、鸡内金、砂仁、熟地黄、当归等。

四、中医配合放疗

郁仁存教授认为，放射线属高温疗法，虽可杀癌毒，但也易伤阴耗气，损伤脾胃运化功能，同时阴虚内耗导致血液运行不畅，瘀血内生。放疗同时配合中医药治疗可以降低毒性反应，巩固疗效，防止复发和转移。放疗所致

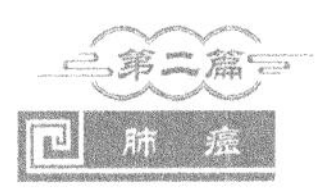

的全身反应主要表现为放疗中期、后期干咳无痰或少痰，口干咽干，食欲降低，低热乏力，大便干结，舌红少苔，脉细数。辨证多为热毒伤阴，治以清热解毒、益气养阴凉血，常用药物：金银花、连翘、沙参、麦冬、生地黄、赤芍、牡丹皮、牛蒡子等。许多患者放疗后除上述症状还可见舌质瘀黯、肌肤干燥、色素沉着、舌上瘀斑等血瘀证，治以清热解毒、活血化瘀，常用药物：鸡血藤、女贞子、生地黄、玄参、忍冬藤、桔梗、甘草、川芎、丹参等。对放疗可能产生的并发症，常采取防治结合原则。放疗造成的放射性肺炎，主要表现为刺激性干咳，无痰或少痰，胸闷，气急，口干咽燥，纳差乏力，严重者出现呼吸困难、发绀；在起初出现以上症状时临床常以麻杏石甘汤加减，常用药物有麻黄、苦杏仁、石膏、甘草、麦冬、沙参、枇杷叶等；为防止放疗后患者放射性肺炎的发生或急性期放射性肺炎患者病情的加重，临床常用益气养阴、化瘀祛痰为主的药物加以防治，常用药物有太子参、天冬、沙参、麦冬、瓜蒌、苦杏仁、桔梗、百部、天花粉、女贞子、炙枇杷叶等；当患者病情加重，出现放射性肺纤维化时，要增加活血化瘀之品，如牡丹皮、赤芍、桃仁、儿茶等。在进行预防性脑照射时，常配合利尿通便药物，如车前子、萹蓄、滑石、猪苓、赤小豆、熟大黄、苦杏仁、当归等以减轻脑水肿及降低颅压。

【病案举例】

案一：患者，男性，52 岁。2012 年 11 月 19 日初诊。胸部 CT 示：左上肺中心型肺癌并远端阻塞性肺炎、右侧第 3 肋骨转移。肺组织病理：小细胞肺癌。全身骨显像：多发转移。诊断：左肺上叶小细胞肺癌（广泛期）。刻诊：咳嗽，痰多，时有憋气，纳、眠可，二便调，舌暗红，苔薄黄，脉沉滑。2012 年 12 月 6 日给予第一周期 CE 方案全身化疗，同时配合中药汤剂，白细胞 5.44×10^9/L，中性粒细胞百分比 74.6%，血红蛋白 129 g/L。化疗第 5 天，患者咳嗽，痰少，恶心，呕吐，纳差，二便尚可。处方：橘皮 12 g，竹茹 12 g，大枣 6 枚，生姜 10 g，代赭石 10 g，旋覆花 10 g，甘草 6 g。

3 剂，水煎服，每日 1 剂。化疗第 8 天，患者咳嗽、恶心、呕吐改善明显，便秘，偶有腹痛，其余无明显不适。舌暗红，苔黄厚，脉沉滑。处方：北柴胡 15 g，黄芩 9 g，熟大黄 10 g，枳实 9 g，法半夏 9 g，白芍 12 g，大枣 4 枚，生姜 10 g。

5剂，水煎服，每日1剂。化疗第13天，患者恶心、呕吐、便秘症状改善，出现乏力、精神不振、心悸气短、失眠汗多症状，舌暗淡，苔薄白，脉沉弱。处方：黄芪30 g，麸白术10 g，鸡血藤30 g，枸杞子10 g，菟丝子12 g，黄精15 g，水煎服，每日1剂。顺利完成第1周期化疗方案，查：白细胞4.17×10^9/L，中性粒细胞百分比79.4%，血红蛋白119 g/L。在中药配合治疗下，患者顺利完成4个周期化疗，偶有咳嗽，痰少，纳可，眠安，无乏力，精神佳，二便正常，血常规正常，复查肺部CT提示肿块较前缩小，骨扫描未见新发。

按：患者全身多发骨转移，但由于小细胞肺癌对化疗敏感，且患者之前未行化疗，故化疗为其首选方案。在化疗的5～7天，化疗药物所致的胃肠道反应较重，所谓脾胃乃后天之本，后天之本不足，必然会导致机体更加衰弱，耐受化疗能力降低，根据患者症状，此乃胃虚有热之症，故给予橘皮竹茹汤补胃虚、清胃热对症治疗，以巩固后天之本，增强正气，协助化疗顺利进行；该患者呕吐症状好转后出现便秘，根据舌、脉表现，予和解少阳、内泻热结之大柴胡汤；化疗后的7～14天，骨髓抑制症状副作用开始显现，患者有明显的虚弱征象，此时予患者补益气血、滋补肝肾的药物，增强正气，保证化疗顺利进行。

案二：患者，男性，60岁。2013年2月6日初诊。右肺小细胞肺癌发现2周，多发转移。冠心病史，化疗1次后肺部CT示：肿物较前缩小，心肌梗死发作，暂停化疗。肌酐170.0 μmol/L、尿素氮10.0 mmol/L。刻诊：患者胸腔积液，双下肢水肿，胸闷，气短，咳嗽，纳尚可，眠稍差，二便调。舌暗淡、苔白，脉沉滑。辨证为阴虚毒热，肺肾两虚。治以养阴清热、健脾补肾为主，处方：葶苈子15 g，桑白皮15 g，地骨皮15 g，草河车15 g，蛇莓15 g，半枝莲15 g，土茯苓15 g，龙葵20 g，白花蛇舌草30 g，车前草15 g，山萸肉12 g，泽泻12 g，生地黄12 g，牡丹皮12 g，茯苓12 g，鸡血藤30 g，焦三仙各30 g，鸡内金10 g，砂仁10 g，炒酸枣仁30 g，首乌藤30 g。28剂，水煎服，每日1剂。

二诊：2013年3月6日，患者诉胸闷、气短、水肿、睡眠症状明显缓解；胸部CT示：胸腔积液较前减少。肌酐130.0 μmol/L、尿素氮6.2 mmol/L，仍有咳嗽，在上方基础上去炒酸枣仁、首乌藤，加前胡10 g、苦杏仁10 g。58剂，水煎服，每日1剂。

三诊：2013年5月10日，自诉无胸闷、喘憋，偶有咳嗽，时有乏力、

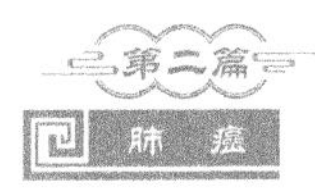

气短，纳、眠可，二便调。处方：龙葵 20 g，草河车 15 g，白花蛇舌草 30 g，浙贝母 15 g，黄芪 30 g，党参 15 g，女贞子 15 g，枸杞子 10 g，鸡血藤 30 g，白芍 12 g，白术 10 g。

30 剂，水煎服，每日 1 剂。1 个月后患者各项症状均有好转。后患者每月复诊，坚持治疗，单纯中药治疗至 2015 年 6 月已 2 年余，每 3～4 个月复查 1 次，现病情稳定，无特殊症状。

按：小细胞肺癌恶性程度极高，转移破坏能力强，疾病的主要矛盾为邪气亢盛，正虚是由邪气异常亢盛造成的，应首先祛除亢盛的“癌毒”，控制病情进展，不能拘泥于正气内虚保守治疗，遵循“有故无殒，亦无殒”的原则，这时采用有效的抗肿瘤治疗，只要治疗对症，严格掌握用药剂量和方法则可“直攻其邪”，减弱“癌毒”的致病力，故应用大剂量的抗肿瘤药物控制“癌毒”，葶苈子、桑白皮泻肺平喘，并配合六味地黄丸加减补肾利水，炒酸枣仁、首乌藤养血滋阴安眠。抗肿瘤和泄利药物明显大于补益药物，即抓住病情的主要矛盾为邪毒亢盛，并非一味地补益保守治疗，辨证法则准确，故患者症状缓解明显。当癌毒已转换为次要矛盾，内虚作为主要矛盾时，再给予补益药物。

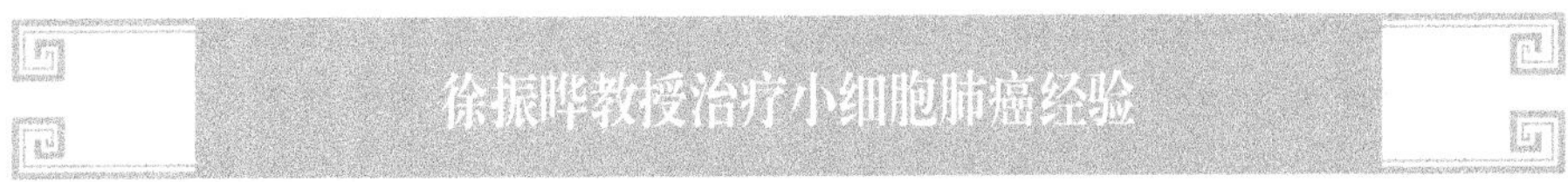

徐振晔教授治疗小细胞肺癌经验

专家介绍：徐振晔师从著名中医肿瘤专家刘嘉湘教授，是上海市名中医，浦东新区首届名中医，主任医师，教授，博士生导师，从事中医、中西医结合肿瘤治疗与研究近 40 年，有丰富的临床经验。

一、分清扶正祛邪主次，注重抗邪力度

肺癌的发病机制主要是正气先虚，邪毒乘虚而入，由于邪毒的干扰，肺脏失去正常生理功能，肺气膹郁，宣降失司，气机不畅，气滞而致血瘀，阻塞脉络，津液输布不利，壅结为痰，痰湿与瘀毒交阻日久成癌。此为因虚得病，因虚致实，虚是病之本，实为病之标。从临床观察来看，虚以气虚、阴虚、气阴（精气）两虚多见，实者不外乎痰凝、毒聚、气滞、血瘀。徐振晔教授在 30 余年临床经验积累中总结出益气养精法为治疗中晚期肺癌的重

要法则。益气养精法应贯穿于肺癌治疗之始终，根据疾病发展变化分清扶正与祛邪主次。在肺癌早期，多以祛邪为主，兼以扶正，治疗上予清热解毒、化痰散结的同时，佐以益气养精之品；在肺癌中、晚期，或放疗、化疗、手术后，患者肺、脾之气不同程度衰败，肾中精气亏虚，当以扶正为主，治以益气养精、补益肺肾。临床上常采用抗瘤增效方、肺岩宁方、参苓白术散、沙参麦冬汤加减，药用生黄芪、黄精、仙灵脾、仙茅、女贞子、灵芝、山萸肉、白术等起到金水相生、肺肾同补作用。在益气养精扶正的基础上，小细胞肺癌具有易复发转移的生物学特性，抗癌祛邪力度宜重厚。尤其在一些脾胃功能亏虚不足、正气尚足或经过一段时间益气养精扶正的治疗后，清热解毒散结药物从药量和药味数量上都较非小细胞肺癌要重。用药上可选用石见穿、石上柏、七叶一枝花、蜂房、干蟾皮等清热解毒、化痰散结药。

二、顾护脾胃，贯彻始终

在小细胞肺癌临证中应特别注意顾护患者的脾胃功能，健脾和胃之法贯彻治疗始终。小细胞肺癌在治疗上主要以放疗、化疗为主，部分患者进行肺叶和全肺切除手术。放疗、化疗和手术后会出现脾胃功能失调、恶心、呕吐、胃脘痞满、纳呆、大便时干时溏等症状，造成一方面由于脾胃虚弱，水谷受纳减少，脾胃运化精微不足导致正气亏虚，不能抗邪，易出现复发和转移；另一方面，由于脾胃功能虚弱，患者症状明显，生活质量下降，失去了对治疗的信心，故在治疗中应注重调理脾胃，顾护正气，临床常用四君子汤、香砂六君子汤、二陈汤，外加山药、白扁豆、鸡内金、生山楂、焦六曲、炒谷麦芽、八月札、枳壳之类益气健脾、理气和胃之品。对于有些患者出现口干、口苦、嘈杂、胃脘隐痛、苔薄黄或黄腻，用木香、川连二味，仿左金丸之意。

三、审查舌诊，洞悉虚实

在临床诊治小细胞肺癌时可着重察验舌质与舌苔，用于观察患者预后及疾病发展情况。《临证验舌法》云："舌者心之苗也，五脏六腑之大主，其气通于此，其开窍于此者也。查诸脏腑图，肺、脾、肝肾无不系根与心，核诸经络，考手足阴阳，无脉不通于舌，则知经络脏腑之病。"徐振晔教授认为舌质能够反映脏腑气血阴阳虚实，正气强弱。通过辨舌质有助于了解疾病的本质所在，从而明确治疗方向。肺癌患者舌质偏红或红，少苔或有裂纹，多为肺阴虚，治以养阴清肺，用药常选用南沙参、北沙参、天冬、麦冬、玄参、石斛等养肺阴、清虚热、生津液之品；若见舌质红或红绛、苔净或苔光多为肺肾阴虚，常在养肺阴药的基础上加用生地黄、山茱萸、炙鳖甲等药物滋养肾阴；舌质淡胖或兼有齿痕，属肺脾气虚，常首选生黄芪；舌质淡暗或淡而不胖者，为脾虚湿困，药用党参、白术、白扁豆等益气健脾药物。

舌苔禀胃气而生，可见脏腑的病变、病邪的深浅。徐教授在辨治肺癌时常通过望舌苔观察邪气的进退，判断病位深浅，病情进展、预后。如苔黄厚腻者，多湿热邪重，治以清热燥湿为主，选用黄芩、苍术、姜半夏、竹茹、黄连、木香等药物；若苔黄腻伴便秘，常用瓜蒌仁、枳实、厚朴、大黄等通腑泄浊之药以达到祛邪之目的；若苔白腻者，多脾虚痰湿，治以燥湿化痰，益气健脾，常用苍术、白术、茯苓、生薏仁等药。舌苔的厚薄往往提示预后转归，如舌苔由厚变薄，或由无苔变薄苔，说明病情有好转；反之为逆，应警惕肿瘤有无扩散、转移等。

小细胞肺癌其发病快、易扩散、转移，故更需要防患于未然，徐教授认为脏腑精气可上营于舌，脏腑气血阴阳盛衰亦可见于舌，舌象能够反映疾病发展及预后情况，可根据舌苔情况调整祛邪中药力度。

【病案举例】

案一：患者，男性，50 岁。因“全身倦怠乏力、口干 2 个月”于 2004 年 12 月 9 日就诊。现病史：患者 2004 年 10 月 19 日于中山医院行“左全肺切除术”，术后病理：小细胞肺癌，切端（-），支气管淋巴结 4 枚（-）。头颅 MRI：左侧小脑半球小结节影，转移不除外。术后分别于 2004 年 11 月 8 日和 2004 年 12 月 7 日行化疗两次（方案具体不详）。刻下：全身倦怠乏力、口干欲饮、偶有盗汗、恶心纳差、大便干结 3～4 日一行，舌质淡红苔黄腻，脉小滑。中医诊断：肺岩。辨证分型：湿毒遏阻，肺脾亏虚。西医：小细胞肺癌，$T_2N_0M_1$ 期。治则：清热燥湿、健脾和中。处方如下：姜川连 6 g，姜半夏 15 g，姜竹茹 9 g，生薏苡仁 30 g，陈皮 9 g，苍术 9 g，枳实 15 g，瓜蒌子 30 g，川朴 9 g，北沙参 30 g，鸡内金 12 g，谷芽 30 g，麦芽 30 g，生甘草 9 g。30 剂，每日 1 剂，水煎服。

二诊：（2005 年 1 月 10 日）患者第 3 次化疗结束，白细胞 $<2\times10^9/L$，刻下：乏力，口渴欲饮，恶心、呕吐稍有好转，纳呆，大便调，但出现胸胁胀满闷，术后刀口疼痛明显，舌质淡红、苔白腻、脉细。辨证分型：肺脾亏

虚，气机阻滞。治则：益气健脾、理气和胃。方药：柴胡 15 g，枳壳 30 g，八月札 15 g，陈皮 9 g，生米仁 30 g，霍佩梗 30 g，苍术 9 g，北沙参 30 g，麦冬 9 g，姜竹茹 9 g，太子参 30 g，天葵子 30 g，延胡索 30 g，鸡内金 12 g，炒谷芽 30 g，炒麦芽 30 g。60 剂，每日 1 剂，水煎服。

三诊：（2005 年 3 月 17 日）口干明显缓解，胸胁胀满好转，恶心、呕吐已无，乏力，食后作胀，二便调，舌质淡红苔薄黄、脉细。辨证分型：肺脾两虚、痰毒内结。治则：益气健脾、化痰解毒散结。方药：党参 15 g，白术 12 g，茯苓 15 g，八月札 15 g，川连 9 g，石见穿 30 g，七叶一枝花 15 g，蜂房 9 g，蛇六谷 30 g，枳壳 15 g，生黄芪 30 g，炒谷、麦芽各 30 g，生山楂 15 g。30 剂，每日 1 剂，水煎服。

其后一直在上海中医药大学附属龙华医院门诊由徐教授中医药治疗，至 2012 年已存活 7 年余，病情稳定。

案二：患者，男性，53 岁。因“呛咳、咯痰，痰中带血 4 个月。”于 2011 年 10 月 13 日就诊。现病史：患者 4 个月前无明显诱因下出现呛咳，咳痰，痰中带血，偶有胸痛，胸闷低热时作，消瘦，于当地医院行胸部 CT：左上肺肺癌伴阻塞性炎症，纵隔及肺门淋巴结增大。2011 年 6 月于某医院行肺穿刺病理：小细胞肺癌。2011 年 7 月开始行依托泊苷 + 铂方案化疗 2 次，伴同步放疗。化疗、放疗期间患者出现食欲减退，恶心呕吐，乏力，口干，反酸、吞咽欠畅，骨髓抑制Ⅱ度。刻下：咳嗽，少痰，痰中带血，乏力，食欲减退，恶心呕吐，口干，反酸，吞咽不畅，纳呆，偶有潮热，夜寐欠安，大便干结，小便调，舌淡红、苔薄白腻，脉细。诊断：中医：肺岩；西医：广泛期小细胞肺癌，$T_2N_3M_0$，Ⅲb 期。辨证分型：肺脾两虚、痰毒内结。治则：益气健脾、化痰散结，方药：党参 15 g，白术 12 g，茯苓 15 g，杏仁 9 g，黄芩 15 g，枇杷叶 12 g，瓜蒌仁 15 g，生薏苡仁 30 g，陈皮 9 g，石见穿 30 g，石上柏 30 g，蛇六谷 30 g，山慈姑 15 g，生黄芪 30 g，知母 9 g，旋覆花 12 g，侧柏叶 30 g，鸡内金 12 g，炒谷芽 30 g，炒麦芽 30 g。14 剂。

二诊（2011 年 10 月 27 日）：食欲明显改善，恶心呕吐基本缓解，痰中带血已无，乏力倦怠仍存，口干，潮热，偶有胸痛，腰膝酸软，二便调，夜寐欠安，舌质淡红、少苔，脉细。辨证分型：精气两亏、虚热内扰。治则：益气健脾填精，散结消肿止痛，少佐泻阴火。方药：党参 15 g，白术 9 g，茯苓 15 g，石见穿 30 g，石上柏 30 g，干蟾皮 9 g，黄精 30 g，灵芝 30 g，枸杞 24 g，川断 30 g，麦冬 15 g，生黄芪 30 g，山萸肉 15 g，桃仁 9 g，知母 15 g，黄柏 6 g，鸡内金 12 g，炒谷芽 30 g，炒麦芽 30 g。共 14 剂。

三诊（2011 年 11 月 10 日）：胸痛较前缓解，乏力稍有缓解，偶有咳嗽，口干，潮热，腰膝酸软，胃纳可，二便调，夜寐安，舌红质淡，苔薄白，脉细。辨证分型：精气双亏、痰毒内结。治则：益气养精、解毒散结。方药：原方去茯苓、酸枣仁、枸杞，加杏仁 9 g、芦根 30 g、枇杷叶 12 g、七叶一枝花 15 g、菟丝子 15 g。其后一直在上海中医药大学附属龙华医院门诊由徐教授中医药治疗，症状平稳。

按：案一，徐教授注重顾护脾胃，健脾和胃之法贯彻治疗始终。脾乃后天之本，气血生化之源，正气存内之根本，古有云“留得一分胃气，便有一分生机”，同时注重扶正与祛邪整体观念，根据病情发展而分清主次，能更好地防癌抗癌、预防肿瘤的复发。案二，放疗、化疗后脏腑失调，虚久不复，“久病及肾”，肾中精气损耗，阴阳失调。经过化疗之后，出现不同程度的精气亏虚，经过徐教授运用益气养精法治疗获得较为满意的疗效。

王笑民教授运用抗癌解毒、化痰祛瘀治疗小细胞肺癌经验

专家介绍：王笑民，首都医科大学附属北京中医医院副院长，国家卫纪委突出贡献中青年专家，享受国务院政府特殊津贴，主任医师，博士生导师，擅长治疗肺癌、乳腺癌、消化系统肿瘤等，将中医的君臣佐使观念创新性地应用于中医肿瘤的临床思维培养和实践中，率先提出“益气活血解毒法治疗肿瘤”的新观点，创建并推广“局部微创、整体中医”的中西医结合肿瘤治疗新模式。

王笑民教授认为小细胞肺癌是以内虚为病机基础，癌毒为病机关键，治疗的同时应注意辨病和辨证相结合。

一、内虚为病机基础，癌毒为病机关键

肿瘤是“正虚”与“癌毒”共同作用的结果，正虚是导致肿瘤产生的病理基础，癌毒是导致肿瘤产生的必要条件，即所谓“邪之所凑，其气必

虚”。肺气虚弱，宣发和肃降功能失调，导致肺津液运行受阻而凝聚成痰，故小细胞肺癌与痰密切相关。小细胞肺癌因其恶性程度高，癌毒力量强，更易产生痰浊、瘀血等病理产物，不断耗伤人体正气而导致脏腑虚损，加之“痰随气动，无处不到”，癌毒四处转移扩散，阻滞经络气血，产生痰浊、瘀血，促使癌毒力量的壮大，进一步耗伤人体正气，如此恶性循环最终可导致小细胞肺癌的侵袭和转移。可见小细胞肺癌病位以肺为主，累及脾肾，病机以内虚为本、癌毒为标，痰瘀成形，治疗当抗癌解毒、化痰祛瘀。

二、辨病和辨证治疗

每一种疾病都有其特定的发生、发展规律，中医药可以应用于小细胞肺癌治疗的各个阶段，不同阶段均强调辨病与辨证相结合。由于小细胞肺癌对化疗的敏感性较高，全身化疗仍是小细胞肺癌的主要治疗手段，化疗期间中医药应以降低毒副反应和改善临床症状为主。对于可手术的患者首先考虑行手术治疗，因手术易耗伤元气，此时中医药应以辅助正气为主；而对于不能手术者，若正气不虚则以抗肿瘤为主，佐以扶正中药，达到扶正与祛邪相结合；若正气亏虚则不可一味抗肿瘤治疗，而应先以辅助正气为主，待时机成熟时再加大抗肿瘤的力量，达到扶正以祛邪。小细胞肺癌患者临床常有乏力、咳嗽、气短、胸痛、咯血等症状，对于咳嗽、咳痰无力、胸痛、气短、自汗、恶风等肺气亏虚者，临床常用黄芪、白术、防风、浮小麦、桂枝、白芍、苦杏仁、贝母、麦冬等益气固表、化痰止咳。伴咯血者，多用仙鹤草、血余炭、地榆、三七等收敛止血。对于纳呆腹胀、大便溏、小便清长、腰膝酸软、肢凉怕冷等脾肾不足者，常用党参、白术、茯苓、山药、巴戟天、菟丝子、枸杞子、补骨脂、山萸肉等健脾补肾。伴夜尿多者，用金樱子、益智仁、芡实、山萸肉等补肾固精缩尿。对化疗所致骨髓造血功能障碍者，用阿胶、鹿角胶、当归、熟地黄、紫河车、女贞子、黄芪等补肾益精、滋阴补血。对于咳嗽喘促、咳痰不畅、痰多质稠、胸闷憋气等癌毒证者，常用龙葵、白英、半枝莲、白花蛇舌草、土茯苓、藤梨根、木鳖子、金荞麦、败酱草、车前草、草河车等以抗癌解毒。对于淋巴结肿大者，多用海藻、贝母、夏枯草、白芥子、僵蚕、桔梗、牡蛎、猫爪草等化痰软坚散结以祛除皮里膜外之痰。对于小细胞肺癌患者普遍存在的血瘀证及血液高凝状态，常用穿山甲、土鳖虫以通络散结、破血逐瘀。

三、用药特点

1. 强调顾护肺卫

“肺在体合皮”，依赖于卫气的温养和津液的润泽，在防御外邪、调节津液代谢和辅助呼吸等方面具有重要作用，加之肺为华盖，为诸邪易侵之脏，故顾护肺卫对小细胞肺癌患者尤为重要，临床常用玉屏风散以益气固表贯穿疾病的治疗始终。若见汗出、恶风者则给予桂枝汤加减以解肌发表、调和营卫；若兼胸闷、肩背疼痛则多用柴胡桂枝汤以疏泄气机之郁滞，使邪从外而散；若咳嗽气喘、口干咽燥者，多用麦门冬汤以清养肺胃、降逆下气。因肺为娇脏，喜润恶燥，加之放疗、化疗易损伤气阴，则多用生脉饮以益气养阴润肺，使肺卫得固、肺阴得养。

2. 灵活运用毒性药物

“癌毒”非人体正常的代谢产物，即非一般药物所能及，对于“癌毒”可采取“以毒攻毒”之法，但具体应用的时机和剂量则因患者病性、病势的不同而不同。临证治疗小细胞肺癌，常用龙葵 30 g、白英 30 g、蛇莓 30 g 组成龙蛇羊泉汤，半枝莲、白花蛇舌草组成莲舌解毒汤。对于“癌毒”力量较强或转移可能性大者，可用半枝莲 60 g、白花蛇舌草 60 g，甚者可用至 90 ~ 120 g。在抗癌解毒治疗的同时，应注意配伍运用化痰散结、活血化瘀类毒性药物，如海藻 30 g、甘草 15 g。

【病案举例】

患者，女性，53 岁。2013 年 3 月 13 日初诊。主诉：间断咳嗽 2 年余。2011 年 5 月因咳嗽于当地医院就诊，支气管镜提示肺癌。2011 年 6 月 27 日肺癌根治术后病理示：左肺下叶周围型复合型小细胞癌，未侵及胸膜，脉管内见癌栓，分期 $T_4N_0M_0$，Ⅲ期，术后行多西他赛联合顺铂化疗 4 个周期。刻诊症见：胸闷，咳嗽，易感冒，胃部不适，纳可，眠可，畏寒，二便调，口苦，舌淡红、苔根腻，脉弱。胸部 CT 示：心包积液，右肺中叶内侧段点状结节影，肿瘤标记物：铁蛋白 156 μg/L，神经元特异性烯醇化酶 21.01 ng/mL。诊断：肺癌；中医辨证：脾肺气虚，瘀毒内阻。治疗以健脾益肺、活血解毒。处方：黄芪 30 g，薤白 10 g，防风 10 g，桂枝 10 g，干姜 10 g，白芍 30 g，炙甘草 10 g，薤白 30 g，款冬花 10 g，车前草 15 g，龙葵 30 g，白英 30 g，木鳖子 25 g，藤梨根 30 g，枸杞子 30 g，太子参 30 g，茯苓 10 g。20 剂，水煎服，每周服用 5 日，每日 1 剂。

二诊：2013 年 5 月 26 复诊，辅助检查：胸部 CT 同前相仿。失眠、咳嗽好转，纳可，二便调。舌暗红、苔微黄、脉细。辨证：脾肺气虚，瘀毒内阻。上方加法半夏 20 g、金荞麦 30 g、珍珠母 30 g、淮小麦 30 g，去薤白、款冬花。20 剂，水煎服，每周服用 5 日，每日 1 剂。

三诊：2013 年 7 月 11 日再诊，B 超示脂肪肝，左锁骨上淋巴结肿大，胸部 CT：肺癌术后（－），肿瘤标记物（－）。患者胃部不适基本消失，头晕，时心悸，纳可，睡眠障碍，大便可，舌尖略红、苔白，脉弦滑。辨证：脾肾不足，瘀毒内阻兼有肺气虚弱。治以健脾补肾、活血解毒、益气固表。处方：黄芪 30 g，防风 10 g，白术 10 g，女贞子 15 g，金荞麦 30 g，沙参 30 g，珍珠母 30 g，合欢皮 15 g，远志 10 g，木鳖子 20 g，藤梨根 30 g，龙葵 30 g，生地黄 15 g，熟地黄 15 g，法半夏 20 g，败酱草 15 g，土鳖虫 10 g。

40 剂，水煎服，每周服用 5 日，每日 1 剂。患者坚持单纯中药治疗 4 年余，每半年复查 1 次，病情稳定。

2017 年 12 月 13 日末次随诊病情稳定，CT 示：双颈淋巴结较前减少，肿瘤标记物未见明显异常。

按：患者初诊时脉管内见癌栓，术后新增心包积液，右肺中叶内侧段点状结节影，肿瘤标记物升高，考虑复发转移可能性大，故以龙葵、白英、藤梨根、木鳖子等以抗癌解毒。初诊时以咳嗽、胸闷、易感冒、畏寒为主诉，考虑因手术及化疗耗伤机体气阴，故以玉屏风散益气固表、桂枝汤加减调和营卫。二诊及三诊时出现睡眠障碍，考虑痰毒扰乱心神，故以珍珠母、合欢皮、远志镇静解郁安神，以金荞麦、法半夏、沙参、败酱草降逆化痰。患者易外感，故用玉屏风散益气固表贯穿疾病始终，配伍健脾益肾中药，虽无大剂量抗癌解毒药物，亦可防止疾病进展。小细胞肺癌恶性程度高，复发转移的可能性极大，但根据具体情况进行辨证治疗，抓住主要矛盾，将扶正与祛邪相结合，仍能够有效地控制病情的进展，显著延长患者生存时间。

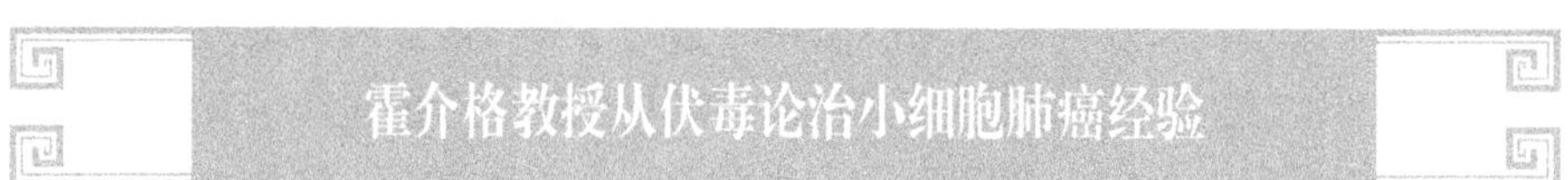

霍介格教授从伏毒论治小细胞肺癌经验

专家介绍：霍介格是江苏省中西医结合医院院级名医，中国中医科学院第二批中青年名中医，南京中医药大学副教授，博士研究生导师。临床擅长肺癌、大肠癌、胃癌、胶质瘤的治疗，并总结了大量的临床经验。

伏毒致病特点和变化规律：伏者，匿藏也；毒，属于中医病因学说范畴，包括六淫之甚和其他一些特定致病物质，如虫兽毒、酒毒等。“伏毒”是指藏匿于人体的致病邪毒。“伏毒”定义为“潜藏于人体某个部位，伏而不觉，发时始显的内外多种致病的邪毒，其毒性猛烈，所致疾病或病情危重，或迁延反复难祛”。霍介格教授在伏毒理论基础上，总结出小细胞肺癌的中医治疗经验如下。

一、伏毒正虚，因期制宜

霍教授提出根据患者所处化疗周期的不同而辨证施治。化疗前患者伏毒深重，正气未受攻伐，伏毒与其他实邪客于人体，病机属正盛邪实，故祛邪与解毒相伍为此期治疗要点。祛邪之法，因人而异，根据患者湿、热、痰、瘀之不同，可采用化痰、清热、逐瘀、散结、攻毒等治法。化疗期间患者伏毒部分清除，正气受损，病机为正虚邪实，治疗当祛邪与扶正并举，扶正可根据患者对化疗、放疗的副反应及体质的不同而变化，如出现胃肠道反应而恶心、呕吐者治以健脾和胃，骨髓抑制者治以滋阴养血，老年患者肾气易亏则治以补益肝肾。化疗后患者伏毒大部分清除，正气虚损，余毒潜藏，此时病机以正虚为主，治宜补益正气，配以解毒祛邪之品，以防伏毒复发。

二、抗癌祛毒，贯穿始终

伏毒是小细胞肺癌的关键病机，癌毒侵袭是导致其发生、发展、复发转移的直接原因。因此，在小细胞肺癌的治疗全程中都应坚持抗癌祛毒，处方用药时常用白花蛇舌草、夏枯草、泽漆、山慈姑等。霍教授强调抗癌祛毒需要根据湿、热、痰、瘀之偏盛选方用药。热毒偏盛者，宜选用蜀羊泉、半枝莲、龙葵、白花蛇舌草、夏枯草、肿节风等清热解毒；痰湿毒聚则宜选用山慈姑、僵蚕、猫爪草、白附子、天南星、泽漆等化痰散结；瘀毒内结者当破血消癥，可加用三棱、莪术等。中医认为虫类药物多具有攻毒散结、通络止痛之效，霍教授还善用以毒攻毒法治疗肿瘤，如全蝎、蜈蚣、斑蝥、红豆杉等。

三、伏毒所伤，益气养阴

肺主一身之气，当肺脏被伏毒侵袭时，气也随之损耗，导致肺虚失布，则全身脏腑失去津液的润养，而致阴液亏虚。所以，肺脏不足的虚证，一方面表现为气虚、阴虚，临床以两者并存多见；另一方面，放疗、化疗损伤人体阳气和阴血，小细胞肺癌患者放疗、化疗后正气亏虚，其表现往往为气阴两伤。因此，霍教授在治疗小细胞肺癌时多以益气养阴为法，用药如女贞子、北沙参、南沙参、五味子、太子参、麦冬、黄芪、黄精、墨旱莲等。

四、顾护脾胃，以平为期

在小细胞肺癌的发生过程中，伏毒常侵袭脾胃，致患者纳食欠佳，乏力消瘦；在小细胞肺癌的治疗中，脾胃功能亦常受损，如化疗药物有损伤脾胃的副反应，一些抗癌中药药性峻烈致脾胃不适，补益药又易滋腻碍胃，故拟方之时应注意兼顾脾胃，佐以健脾助运之品，用药如炒麦芽、炒谷芽、党参、焦山楂、白术、神曲、白扁豆等。霍教授认为，伏毒致病，缠绵难解，不易速去，宜缓图之，故选方不宜攻伐太过，以防正气受损，亦不可补益太过，导致邪气滋长，治宜以和为要，平调阴阳。

伏毒是具有藏匿、峻烈特点的致病毒邪，与早期难发现、易复发转移的小细胞肺癌相契合。霍教授治疗小细胞肺癌从伏毒入手，重视祛毒药物的使用。用伏毒理论指导小细胞肺癌的临床治疗，不仅在于抗癌解毒，更要关注伏毒在疾病发展中的作用。在小细胞肺癌的发生、发展过程中，伏毒缠绵而伤正，故在疾病的不同阶段，应结合患者病情，酌情联合益气扶正之品，扶正而不留邪，才能既病防传，延缓甚至阻止小细胞肺癌的复发转移。

【病案举例】

案一：患者，男性，72 岁。2016 年 9 月 2 日初诊。发现小细胞肺癌 13 个月，化疗后。2015 年 5 月查胸部 CT 发现两肺多发占位，2015 年 8 月行左肺穿刺，结果显示：小细胞肺癌。于 2015 年 9 月 2 日开始给予足叶乙苷联合顺铂方案化疗 4 个周期，目前复查胸部 CT：右肺小结节，未与前片比较。刻诊未诉有不舒服症状，纳食尚可，二便调适，寐安。舌质红、苔薄黄，脉象右沉细，左虚弦。诊断：广泛期小细胞肺癌。辨证为气阴两虚，肺肾双亏，痰瘀内阻。治法当以平补肝肾，养阴益气，化痰散结。处方：麦冬

10 g，僵蚕 15 g，法半夏 10 g，浙贝母 10 g，南沙参 12 g，北沙参 12 g，肿节风 20 g，泽漆 10 g，炒麦芽 12 g，炒谷芽 15 g，猫爪草 15 g，桑椹子 10 g，山萸肉 10 g，女贞子 10 g，制鳖甲 10 g（先煎），山慈姑 10 g。共 28 剂，水煎服，每日 1 剂。

二诊：2016 年 9 月 30 日复查 CT 评估为部分缓解。纳食可，二便调适，夜寐安。舌质红，苔薄微黄，脉沉弦细数。处方：上方加橘红 10 g，白毛夏枯草 10 g，炒薏苡仁 20 g，木馒头 10 g。共 56 剂，水煎服，每日 1 剂。

三诊：2016 年 11 月 25 日复诊，患者诉无不舒，舌质偏红，苔薄稍黄，脉虚弦数。处方：上方去橘红、僵蚕、鳖甲，加黄芪 15 g、陈皮 10 g、白花蛇舌草 15 g。共 28 剂，水煎服，每日 1 剂。后患者每月定期至门诊复诊，单纯服用中药治疗至 2019 年 1 月，期间定期复查 CT，病情稳定，无特殊不适症状。

按：本例小细胞肺癌患者化疗后瘤体缩小，癌毒大部清除，但伏毒顽固，难以速去，临证之时当不忘抗癌祛毒、化痰散结。化疗攻伐正气，伤阴耗血，加之伏毒暗耗，故化疗后病机常以虚为主，治当益气养阴。首诊时患者已完成 4 个周期化疗，由于化疗药物损伤人体气血，在本例患者仅表现为红细胞偏低，故在益气养阴的基础上加入桑椹子，以滋阴养血。肾阴是人体阴液之本，患者老年男性，肾气已衰，故加入山萸肉、女贞子补益肾阴，以资阴液之源。患者未诉有任何症状，要审其阴阳惟从舌苔脉象入手。患者舌质红、苔薄黄，可见阴虚内热，脉象右沉细、左虚弦，提示虚实夹杂，为痰瘀内阻、伏毒内蕴之象，故用僵蚕、泽漆、山慈姑、猫爪草化痰解毒，以防癌毒复发。二诊时 CT 示部分缓解，脉象提示邪实偏盛，故二诊以守方续进为法，并加用橘红、白毛夏枯草、炒薏苡仁、木馒头，以加强化痰解毒之功，防伏毒复发。三诊脉虚弦数，则去橘红、僵蚕、鳖甲，加黄芪、陈皮、白花蛇舌草增扶正补虚之效，以抵御伏毒内侵。霍教授结合伏毒的特性，并根据患者脉象审其虚实，调整用药，体现了“无问其病，以平为期”的治疗理念。本例患者自诊断为小细胞肺癌起至医案投稿，其生存期已达 3 年，未见复发转移，取得良好成效。

案二：患者，男性，75 岁。2017 年 2 月 18 日初诊。确诊小细胞肺癌 3 个月，末次化疗后 10 天。患者于 2016 年 10 月行纤支镜示：左主支气管中下段黏膜充血，3 点钟方向 3 个结节，表面血管丰富，右下叶背段见脓性分泌物，病理示：异型小细胞，倾向小细胞癌。于 2016 年 11 月 6 日在某省人民医院行 EP 方案化疗 3 个周期后，2017 年 1 月 10 日复查 CT：右上肺软组织块伴两肺多发结节，考虑为肺内多发转移，纵隔多发淋巴结肿大，心包积液，两侧胸腔积液。发射型计算机断层扫描：右第 6 肋骨转移不能除外。评估病情进展，遂 2017 年 2 月 8 日调整化疗方案为伊立替康 + 奈达铂。刻诊：神志清，精神欠佳，乏力纳差，偶有胸闷、腹胀，咳嗽时作，咳吐少量黏液，纳食可，二便调，寐安。舌质淡、苔薄，脉弦数。诊断：广泛期小细胞肺癌。辨证为肺虚饮停，脾胃受损。治法：健脾益肺，解毒逐饮。处方：南沙参 12 g，北沙参 12 g，陈皮 10 g，法半夏 10 g，茯苓 15 g，炒白术 15 g，黄芪 15 g，山慈姑 10 g，浙贝母 10 g，杏仁 10 g，泽漆 15 g，猫爪草 15 g，厚朴 6 g，葶苈子 15 g，炒麦芽 15 g。共 28 剂，水煎服，每日 1 剂。

二诊：2017 年 3 月 18 日复诊，病史如前，患者已行第 2 周期伊立替康 + 奈达铂方案化疗。精神转佳，乏力、腹胀缓解，双下肢麻木，头昏，胸闷不舒，常情绪低落，纳食尚可，二便正常。舌质淡红、苔薄白，脉弦细数。辨证为肺虚失布，饮停胸胁，肝郁气滞。治法：培土生金，解毒化饮，疏肝理气。处方：旋覆花 6 g，柴胡 10 g，枳壳 6 g，陈皮 10 g，茯苓 15 g，桂枝 6 g，炒白术 15 g，干姜 5 g，半枝莲 15 g，泽漆 15 g，山慈姑 10 g，党参 15 g，法半夏 10 g，炙甘草 3 g，葶苈子 15 g，黄芪 20 g，炒六曲 15 g。共 28 剂，水煎服，每日 1 剂。

三诊：2017 年 4 月 15 日来诊，诉头昏减轻，下肢麻木亦缓解，登楼后气短，二便正常，梦多，纳食馨。舌质淡胖、苔薄白腻，脉濡。辨证为肺虚津液失司，痰瘀内生。治法：健脾益肺，化痰散结。处方：黄芪 20 g，陈皮 10 g，党参 15 g，炒白术 15 g，猪苓 15 g，茯苓 15 g，泽泻 10 g，泽漆 15 g，半枝莲 15 g，葶苈子 15 g，山萸肉 10 g，法半夏 10 g，桂枝 6 g，猫爪草 15 g，浙贝母 10 g，远志 6 g。共 28 剂，水煎服，每日 1 剂。

后患者每月定期至门诊复诊，在中药的配合下，顺利完成化疗，服用中药至 2019 年 1 月，病情稳定，复查未见新发病灶。

按：伏毒藏匿而伤正，病机虚实夹杂，加之化疗易出现副反应，小细胞肺癌患者就诊之时往往症状多而复杂，临证之时需要医者能够辨清主次，辨证与辨病相结合，根据伏毒致病的特点，先抓住主要病机，再将其他症状各个击破。初诊之时患者有肺内多发转移、骨转移，心包及两侧胸腔积液，为肺气亏虚、痰湿毒聚之象，伏毒内蕴、肺虚饮停为主要病机，治以祛毒与扶正兼顾，故投以泽漆、猫爪草、葶苈子解毒逐饮，南、北沙参益气养阴。化疗期间脾胃受损，出现纳差、腹胀等症状，故予陈皮、法半夏、茯苓、炒白术、炒麦芽健脾和胃，以助化疗顺利进行。二诊患者精神转佳，乏力、腹胀缓解，出现双下肢麻木的症状，考虑为化疗相关周围神经毒性所致，故以黄芪、桂枝益气温经。同时患者诉情绪低落、胸闷不舒，为肝气郁滞之症，故方中多用理气之品。情志因素在肿瘤的发生、发展中有重要作用，故霍教授在诊疗过程中，对于有情绪不良的患者，着重疏肝理气，并以言语治疗增加患者信心。三诊时患者不适症状基本消失，以守法续进。本例患者症状虽复杂多变，但伏毒内蕴、肺虚饮停为基本病机，需坚持抗癌解毒。本例患者自确诊起至医案投稿生存期 2 年余，目前门诊随访中，病情稳定，疗效显著。

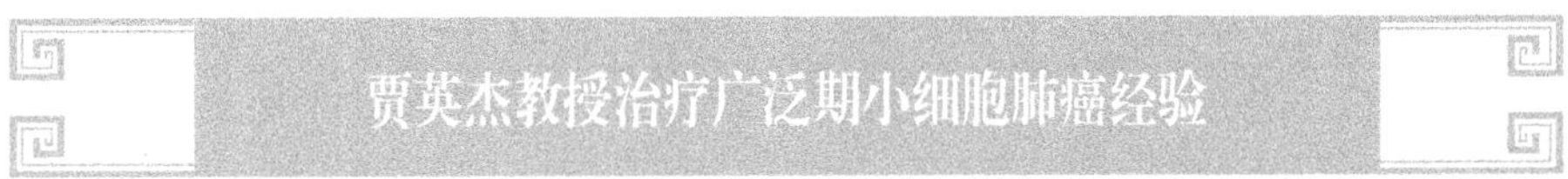

贾英杰教授治疗广泛期小细胞肺癌经验

专家介绍：贾英杰教授是天津中医药大学第一附属医院肿瘤科主任，为全国第六批名老中医药专家学术经验继承工作指导老师，享受国务院特殊津贴，博士研究生导师，从事中西医防治肿瘤工作30余年，积累了丰富的治癌经验，并形成特有的学术思想，以“正气内虚、毒瘀并存”为恶性肿瘤的基本病理变化，以“解毒祛瘀、扶正抗癌”为恶性肿瘤治疗的基本思路，以提高疗效、改善临床症状和体征、稳定病灶及延长生存期为基本治疗目的。

【病案举例】

患者，男性，72 岁。初诊日期：2011 年 2 月 17 日。患者于 2011 年 1 月因咳嗽就诊于某西医院，查胸部 CT 示：①双侧胸膜、叶间胸膜及纵隔胸膜多发结节影，考虑占位；②纵隔内多发结节影，考虑淋巴结转移，部分淋巴结增大。后于某医院行左肺穿刺活检示：小细胞癌。于 2011 年 1 月 28 日结束第 1 周期化疗，用药：卡铂 + 依托泊苷。就诊时欲行第 2 周期化疗。2011 年 2 月 16 日查胸部 B 超示：右侧胸部肺组织炎性病变，左侧胸腔积液（少量）。有肺结核病史，无吸烟史。就诊时患者咳嗽，纳少，食欲不振，脱发，寐欠安，二便调，舌淡暗、苔白，脉弦滑数。治以清热化痰、宽胸散结之法。处以小陷胸汤合千金苇茎汤加减。处方：瓜蒌 30 g，冬瓜子 15 g，连翘15 g，枳壳10 g，百部10 g，半夏30 g，胆南星10 g，浙贝母20 g，猫爪草30 g，抽葫芦30 g，川芎10 g，玫瑰花10 g，焦槟榔12 g，预知子15 g，竹茹10 g，鸡内金 15 g，泽泻 15 g，车前草 15 g。28 剂，水煎服，每日 1 剂。

二诊：2011 年 3 月 3 日复诊，患者于 2011 年 2 月 2 日结束第 2 周期化疗，药用：卡铂 + 依托泊苷。2011 年 2 月 25 日于天津某医院查 CT 示：双肺及双侧胸膜多发结节，肿块影较前无显著改变，右侧胸腔积液基本消失，左侧胸腔积液减少，双下叶复张情况较前好转，右下叶基底段小斑片、线状及细带状影。血常规示：红细胞比容 32.2%、红细胞 3.68×10^{12}/L、血红蛋白 100 g/L、血小板 362×10^{9}/L，其余正常。刻下症见寐欠安，易醒，余未诉明显不适，纳可，二便调，舌红、苔白，脉弦数。前方去浙贝母、竹茹、车前草，加入远志 15 g，炒酸枣仁 10 g，合欢皮 15 g，生地 15 g，紫菀 15 g，28 剂，水煎服，日 1 剂。

三诊：2011 年 4 月 4 日再诊，患者于 2011 年 3 月 28 日结束第 3 周期化疗，药用：卡铂 + 依托泊苷。2011 年 3 月 22 日于天津某医院查胸 CT 示：胸腔积液基本消失，双肺及双侧胸膜多发结节，肿块影较前无显著改变，纵隔淋巴结情况大致同前。诊时症见：口干，余未诉明显不适，纳可，寐安，二便调，舌暗红、苔白，脉弦滑数。将 2011 年 3 月 3 日方去玫瑰花、焦槟榔，生地改为 30 g，加入玉竹 15 g，麦冬 15 g，石斛 15 g，28 剂，水煎服，每日 1 剂。

四诊、五诊患者病情稳定，随症治之。

六诊：2011 年 10 月 17 日再次复诊，患者于 2011 年 9 月 9 日结束第 7 周期化疗，药用：顺铂 + 博来霉素，后查头颅 MR 示：左侧丘脑小片状 DWI 高信号，考虑转移。复诊时症见右上肢麻木，余未诉明显不适，纳可，寐安，二便调，舌暗红、苔白，脉弦滑。针对患者症状、体征，药用：瓜蒌 30 g，半夏 30 g，胆南星 10 g，川断 15 g，寄生 15 g，牛膝 15 g，远志 15 g，炒酸枣仁 10 g，麦冬 15 g，五味子 10 g，川芎 10 g，预知子 15 g，抽葫芦 30 g，猫爪草 30 g，鸡内金 15 g，枳壳 10 g，络石藤 15 g，伸筋草 10 g，桑枝 30 g，鸡血藤 15 g。28 剂，水煎服，每日 1 剂。

通过有计划的综合治疗，患者以 73 岁高龄于 2011 年 11 月 18 日顺利结束 8 个周期化疗，先后更换化疗方案 3 种，期间用药卡铂、顺铂、依托泊苷、博来霉素、阿霉素，未见明显的骨髓抑制、胃肠道反应、免疫抑制等化疗毒副反应，胸腔积液消失，神志清，精神可，纳可，寐安，二便调，体重无明显改变，且生活质量良好，仅时有右上肢麻木，考虑为左侧脑桥病灶影响。

按：贾英杰教授采用中医药辅助化疗治疗小细胞肺癌积累了一定的经验且获得了较好的疗效。本案患者初诊时存在胸腔积液、咳嗽、脉滑数，考虑痰湿蕴肺证，又因肺癌患者多兼肺部感染，且本案患者X线回报右肺炎症，故于化痰利湿之中酌加清热解毒之药，治以清热化痰、宽胸散结之法，处以小陷胸汤合千金苇茎汤加减。本案取小陷胸汤中之瓜蒌、半夏宽胸散结、清肺涤痰；易方中之黄连为连翘以清肺热为专。取千金苇茎汤中之冬瓜子以清肺化痰，合半夏共奏清肺化痰、宽胸散结之功。方中百部、胆南星、浙贝母、竹茹化痰止咳；抽葫芦、泽泻、车前草淡渗利湿，以利胸腔积液；枳壳宽胸理气；玫瑰花、焦槟榔、鸡内金理气健脾，以助运化；癌瘤为病，多兼瘀血为患，且患者舌质暗，考虑肿瘤实邪为痰瘀互结所致，故又酌加川芎、预知子、猫爪草理气活血化瘀，软坚散结。

心藏神，为五脏六腑之大主，久病暗耗阴血，心肾两亏，阴虚血少，心失所养，故见失眠易醒，二诊加远志、炒酸枣仁、合欢皮、生地，取酸枣仁汤之意，共奏养心安神，交通心肾之功。三诊患者口干、脉数，考虑久病耗伤阴液，故酌加玉竹、麦冬、石斛以养阴生津，除烦止渴，润心肺，养胃阴，兼清胃热。四诊、五诊患者病情稳定。六诊考虑患者出现脑转移，对症给予舒筋脉、通经络、止疼痛之品。其中桑枝善达四肢经络，通利关节，尤善走上肢，《本草备要》谓其能“利关节，养津液，行水祛风”，但单用力弱，故教授伍以络石藤、伸筋草，加强通络止痛之效；鸡血藤苦甘而温，善走血分，长于补血，温经活络，引诸药内行，通络止痛之效倍增。

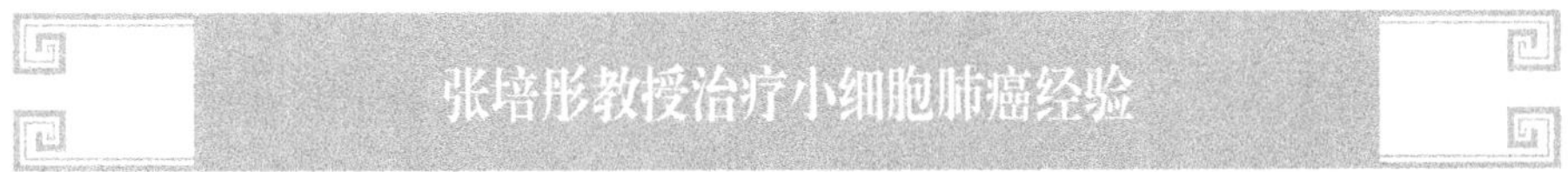

张培彤教授治疗小细胞肺癌经验

专家介绍：张培彤是中国中医科学院广安门医院肿瘤科主任医师，博士研究生导师，从事肿瘤临床工作30余年，对肺癌的中西医结合治疗有丰富的经验，尤其对小细胞肺癌的治疗有独到见解。其诊治基于肺、脾、肾三脏虚损，痰热瘀阻的病机，形成了健脾益肾、清热解毒化痰散结的核心思想，且临床收效良好。

张培彤教授认为，小细胞肺癌属中医“肺积”范畴，多由肺、脾、肾三脏虚损，痰浊内生，与热毒搏结于肺脏，变生肺积。治疗小细胞肺癌多以清热、解毒、健脾、化痰、散结为法，使用药物归经以脾经、肺经、肝经为主。

张培彤教授治疗小细胞肺癌的核心处方为：黄芪、陈皮、醋鸡内金、炒山楂、山萸肉、炒杜仲、茯苓、炒白术、蜂房、甘草、桃仁、冬瓜子、生薏苡仁、芦根、瓜蒌、桔梗、山慈姑、白花蛇舌草、当归、浙贝母、知母。张教授认为肺积病程较长，正气亏损日久，邪气深入，临证以大剂量黄芪补肺健脾为君药，常用量为45～60 g，最多用至140 g；黄芪和陈皮为最常用的配伍，《本草汇言》云，陈皮“味辛善散，故能开气；味苦开泄，故能行痰；其气温平，善于通达，故能止呕、止咳”，且“同补药则补”，故以陈皮助黄芪行气健脾。茯苓、炒白术为第二组常用配伍，针对肺积本虚的病机，调理中焦助药物、食物运化。在治疗小细胞肺癌中，鸡内金的使用频次居第二位，仅次于黄芪，究其原因，考虑鸡内金本身善化瘀积，“无论脏腑何处有积，鸡内金皆能消之”，不仅与炒山楂配伍，起到健运脾胃、调和中焦的作用，还具有消积抗癌之效。肺积病位在肺、脾，久则及肾，因此，以山萸肉、炒杜仲补肾培元，二者性温，补益的同时无助热之嫌，杜仲盐炒加强走肾之效。在此基础上合以苇茎汤清热化痰，白花蛇舌草、山慈姑解毒抗癌，浙贝母、知母软坚散结。肺积发病因热、因瘀、因痰而生癥结，故重用浙贝母、知母清热化痰散结，浙贝母多用30 g，视病势加减，邪盛者量多可用至140 g。

除去核心处方药物，常用药物包括：丹皮、赤芍、川芎、金银花、连翘、天花粉、苏木、炙甘草、麦冬、生地、莪术、三棱、清半夏、枸杞子、黄精、女贞子、菟丝子、阿胶珠、紫河车、砂仁、木香、杏仁、厚朴。此部分药物多用于放疗、化疗期间的患者。化疗期间以砂仁配伍木香行气消滞、芳香醒脾，改善消化道反应；枸杞子、黄精、女贞子、菟丝子补肾生血，预防骨髓抑制，血常规偏低者酌加阿胶珠、紫河车。现代中医肿瘤学认为放疗为火毒之邪，易致津液耗伤，放疗期间给予金银花、连翘清热解毒，麦冬、生地、天花粉养阴生津，可预防放射性损伤，增强放疗的耐受性。在治疗放射性损伤时，张教授重视活血药的应用，以活血化瘀，养阴润肺为法治疗放射性肺炎，以滋阴清热、活血止痛为法治疗放射性食管炎，常用活血药为丹皮、赤芍、川芎、莪术、三棱等药物，共同改善放疗、化疗带来的损伤。

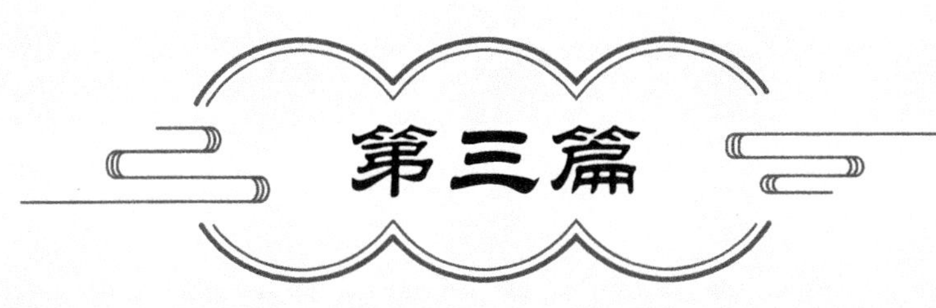

第三篇

肺癌并发症

第五章　肺癌并发症的中西医概述

一、西医对肺癌并发症的诊治

（一）西医对肺癌合并癌性疼痛的诊治

1. 西医对癌性疼痛病因、病机及分类的认识

癌性疼痛是肺癌患者最常见的症状之一，如果疼痛得不到缓解，患者将感到极度不适，可能会引起或加重患者的焦虑、抑郁、乏力、失眠、食欲减退等症状，严重影响患者日常活动、自理能力、交往能力及整体生活质量。癌痛的原因多样，大致可分为以下3类。①肿瘤相关性疼痛：因肿瘤直接侵犯压迫局部组织，肿瘤转移累及骨等组织所致。②抗肿瘤治疗相关性疼痛：常见于手术、创伤性检查操作、放射治疗，以及细胞毒化疗药物治疗后产生。③非肿瘤因素性疼痛：包括其他合并症、并发症等非肿瘤因素所致的疼痛。疼痛按病理生理学机制主要分为两种类型：伤害感受性疼痛及神经病理性疼痛。伤害感受性疼痛：因有害刺激作用于躯体或脏器组织，使该结构受损而导致的疼痛。伤害感受性疼痛与实际发生的组织损伤或潜在的损伤相关，是机体对损伤所表现出的生理性痛觉神经信息传导与应答的过程。伤害感受性疼痛包括躯体痛和内脏痛。躯体痛常表现为钝痛、锐痛或者压迫性疼痛，定位准确；而内脏痛常表现为弥漫性疼痛和绞痛，定位不够准确。神经病理性疼痛是由于外周神经或中枢神经受损，痛觉传递神经纤维或疼痛中枢产生异常神经冲动所致。神经病理性疼痛常表现为刺痛、烧灼样痛、放电样痛、枪击样疼痛、麻木痛、麻刺痛、枪击样疼痛。幻觉痛、中枢性坠胀痛，常合并自发性疼痛、触诱发痛、痛觉过敏和痛觉超敏。治疗后慢性疼痛也属于神经病理性疼痛。疼痛按发病持续时间分为急性疼痛和慢性疼痛。癌症疼痛大多表现为慢性疼痛。与急性疼痛相比较，慢性疼痛持续时间长，病因不明确，疼痛程度与组织损伤程度可呈分离现象，可伴有痛觉过敏、异常疼痛、常规止痛治疗疗效不佳等特点。

2. 癌痛的评估

癌痛评估是合理、有效进行止痛治疗的前提。癌症疼痛评估应当遵循“常规、量化、全面、动态”评估的原则。癌痛量化评估通常使用疼痛程度数字评估量表法、面部表情疼痛评分量表法及主诉疼痛程度分级法三种方法。

（1）疼痛程度数字评估量表法：使用疼痛程度数字评估量表（图5-1）对患者疼痛程度进行评估。将疼痛程度用0～10个数字依次表示，0表示无疼痛，10表示最剧烈的疼痛。按照疼痛对应的数字将疼痛程度分为：轻度疼痛（1～3）、中度疼痛（4～6）、重度疼痛（7～10）。

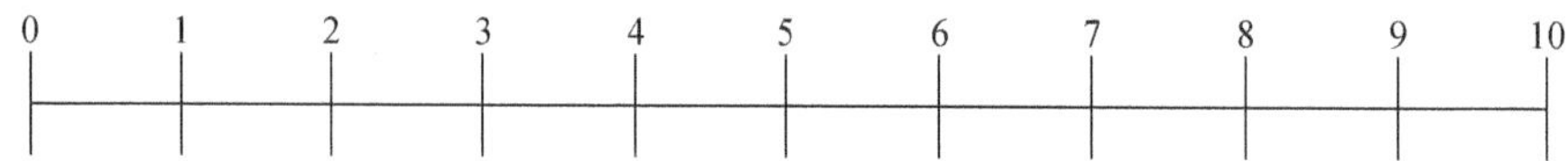

图5-1　疼痛程度数字评估量表

（2）面部表情疼痛评分量表法：由医护人员根据患者疼痛时的面部表情状态，对照面部表情疼痛评分量表（图5-2）进行疼痛评估，适用于表达困难的患者，如儿童、老年人，以及存在语言或文化差异或其他交流障碍的患者。

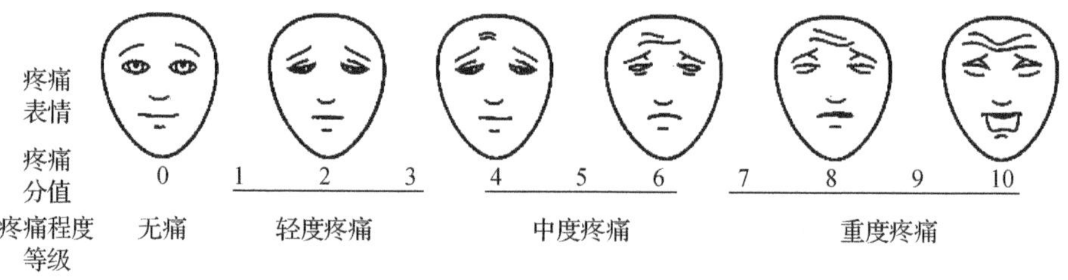

图5-2　面部表情疼痛评分量表

（3）主诉疼痛程度分级法：根据患者对疼痛的主诉，将疼痛程度分为轻度、中度、重度三类。轻度疼痛：有疼痛但可忍受，生活正常，睡眠无干扰。中度疼痛：疼痛明显，不能忍受，要求服用镇痛药物，睡眠受干扰。重度疼痛：疼痛剧烈，不能忍受，需用镇痛药物，睡眠受严重干扰，可伴自主神经紊乱或被动体位。

3. 癌痛的治疗

癌痛应当采用综合治疗的原则，根据患者的病情和身体状况，有效应用止痛治疗手段，持续、有效地消除疼痛，预防和控制药物的不良反应，降低疼痛及治疗带来的心理负担，以期最大限度地提高患者生活质量。癌痛的治疗方法包括：病因治疗、药物止痛治疗和非药物治疗。①病因治疗。针对引起癌症疼痛的病因进行治疗。癌症疼痛的主要病因是癌症本身、并发症等。针对癌症患者给予抗癌治疗，如手术、放射治疗或化学治疗等，可能解除癌症疼痛。②药物止痛治疗：根据世界卫生组织癌症三阶梯止痛治疗指南，癌痛药物止痛治疗的五项基本原则如下。a. 口服给药。口服为最常见的给药途径。对不宜口服的患者可用其他给药途径，如吗啡皮下注射、患者自控镇痛，较方便的方法有透皮贴剂等。b. 按阶梯用药。指应当根据患者疼痛程度，有针对性地选用不同强度的镇痛药物。轻度疼痛：可选用非甾体类抗炎药物。中度疼痛：可选用弱阿片类药物，并可合用非甾体类抗炎药物。重度疼痛：可选用强阿片类药物，并可合用非甾体类抗炎药物。c. 按时用药。指按规定时间间隔规律性给予止痛药。按时给药有助于维持稳定、有效的血药浓度。d. 个体化给药。指按照患者病情和癌痛缓解药物剂量，制定个体化用药方案。e. 注意具体细节。对使用止痛药的患者要加强监护，密切观察其疼痛缓解程度和机体反应情况，注意药物联合应用的相互作用，并及时采取必要措施尽可能减少药物的不良反应，以期提高患者的生活质量。

4. 患者及家属宣教

癌痛治疗过程中，患者及家属的理解和配合至关重要，应当有针对性地开展止痛知识宣传教育。重点宣教以下内容：鼓励患者主动向医护人员描述疼痛的程度；止痛治疗是肿瘤综合治疗的重要部分，忍痛对患者有害无益；多数癌痛可通过药物治疗有效控制，患者应当在医师指导下进行止痛治疗，规律服药，不宜自行调整止痛药剂量和止痛方案；吗啡及其同类药物是癌痛治疗的常用药物，在癌痛治疗时应用吗啡类药物引起成瘾的现象极为罕见；应当确保药物安全放置；止痛治疗时要密切观察疗效和药物的不良反应，随时与医务人员沟通，调整治疗目标及治疗措施；应当定期复诊或随访。

（二）西医对肺癌合并胸腔积液的诊治

1. 西医对肺癌合并胸腔积液的认识

肺癌合并胸腔积液主要是指恶性胸腔积液，是恶性肿瘤的胸膜转移或胸膜本身恶性肿瘤所致的胸腔积液。它是晚期肺癌的常见并发症，占 24%～42%，预后不佳，肺癌合并胸腔积液者预计生存期大约 6 个月。肺癌合并胸腔积液时患者症状严重程度与积液增长速度及积液量密切相关。少量积液或起病缓慢时患者较能适应，症状一般不明显。进展迅速或积液量多时症状会很严重，患者有明显的呼吸困难与喘憋。查体见：患侧胸壁较饱满，呼吸运动减弱，触诊语颤减弱或消失，叩诊呈浊音或实音，肺下界上移，呼吸音减弱甚至消失。临床上可通过超声、X 线及 CT、实验室检查等方法确诊。①实验室检查：癌性胸腔积液通常为洗肉水样或血样，并且这种血性胸腔积液不会凝固，这也是鉴别血性胸腔积液与血液的要点。也有部分胸腔积液是淡黄色。②胸腔积液的性质：一般癌性胸腔积液为渗出液，可以通过胸腔积液常规和生化检查区别漏出液和渗出液。通常以胸腔积液白细胞小于 $1\times10^9/L$ 为漏出液，大于 $1\times10^9/L$ 为渗出液。③细胞病理学检查：从胸腔积液中找癌细胞，但阳性率不高，检查次数应达到 3 次以上，能提高阳性率；送检病理时，尽可能取胸腔底部的积液或下层胸腔积液，并经过离心。④胸腔积液肿瘤标志物检查：包括 CEA、CA199、CA50、CA125、CA153 等，在不同的恶性肿瘤所致的胸腔积液中，其胸腔积液相应的肿瘤标志物通常也会增高。

2. 西医对肺癌合并胸腔积液的治疗

胸腔积液的治疗原则是以全身治疗为主、局部治疗为辅。胸腔注射同时合并全身化疗疗效优于单纯胸腔注射，原因是全身化疗可控制原发灶和微小转移灶，从而巩固了局部治疗的效果，因此，如果患者条件允许应同时配合全身化疗。如果患者身体条件不允许同时全身化疗，则以局部用药为主。局部应用药物时，应尽可能引流胸腔积液，通过 B 超确定胸腔积液基本引流干净后再用药，效果较好。此外，反复引流胸腔积液时丢失大量蛋白质，需要静脉补充蛋白，防止发生恶病质。治疗方法如下。①一般治疗：联合应用利尿剂和糖皮质激素，以利尿并减少渗出。如氨体舒通，每次 40 mg，每日 3 次；双氢克尿噻，每次 25 mg，每日 3 次；呋塞米 20 mg，静脉入壶，每日 2 次；泼尼松 10 mg，每日 1 次；琥珀酸氢化可的松 200 mg，静脉滴注，每日 1 次。②局部治疗方法：a. 胸腔穿刺术：在两种情况下做胸腔穿刺术，一是诊断不明，二是大量胸腔积液影响患者生活质量。传统的胸腔穿刺技术分为普通胸腔穿刺术和胸腔闭式引流术，前者需反复穿刺，增加患者的痛苦，由于穿刺针在胸腔内停留时间长，增加了发生气胸等并发症的机会，引流不彻底，导致疗效不佳；后者所用引流管较粗，需用负压引流器，患者痛苦大，行动不便。目前多采用细管留置引流治疗恶性胸腔积液，疗效优于普通胸腔穿刺术。采用胸腔穿刺后在胸腔留置硅管，外接一次性引流袋，使胸腔积液自行流出，待胸腔积液引流干净再用药物注入胸腔。停止引流时卸下引流袋，外接肝素帽，再用胶布将其固定于胸壁，所留置硅管可反复使用。治疗癌性胸腔积液有效率较高，安全性也得到提高。b. 胸腔内应用药物：首先，需要考虑患者体质，体质好者可首选化疗药，否则应该选择生物制品。其次，因为可以应用的药物品种很多，疗效差别不大，可根据患者的经济状况选药。最后，当一种药物用三次仍然无效时，应考虑更换药物。

（三）西医对肺癌合并骨转移的诊治

1. 西医对肺癌合并骨转移的认识

骨转移是肺癌常见的转移部位，是肺癌较为棘手的并发症。骨转移癌好发于血液循环丰富的骨组织中，肿瘤常转移至中轴骨，所以脊柱、肋骨和骨盆是肿瘤骨转移常见的部位，其发生率为62%~72%，未分化癌及腺癌容易发生骨转移，而鳞癌却较少发生。骨转移分为溶骨性破坏和成骨性破坏，其中溶骨性破坏占80%。骨转移引起转移骨的剧烈疼痛、局部肿胀、病理性骨折、脊髓压迫症、高钙血症等骨相关事件，严重降低患者的生活质量。临床上可以通过骨放射性核素扫描、X线检查、CT与MRI检查、活检术、实验室检查等方式确诊，其中ECT是目前应用最广泛的检测骨转移的方法，在实验室检查中血清碱性磷酸酶的异常升高，伴高钙血症者见血清钙、磷的升高。骨转移患者的治疗目的是缓解疼痛，预防病理性骨折，增强功能与活动能力，以提高患者的生存质量，延长生存期。

2. 西医对肺癌合并骨转移的治疗

肺癌出现骨转移表示肿瘤已发生远处转移，病至晚期，所以原则上应尽量进行抗肿瘤治疗，如全身抗肿瘤治疗，以延长生存期。同时骨转移带来的疼痛、病理性骨折、脊髓压迫等并发症严重降低了患者的生存质量，也需要对其进行积极处理，减少痛苦，提高生存质量，延长生存期。治疗方法主要包括：①外放射治疗，即放疗，是目前最常用、有效的局部治疗方法。它既可以通过射线起到杀伤肿瘤细胞、控制肿瘤发展的效果，也可以减轻、缓解骨转移引起的局部软组织的充血、水肿等炎性反应，减轻局部骨痛及压迫症状，可以使70%~100%的骨转移疼痛缓解，完全缓解率达50%~75%。对于脊柱、股骨头、股骨颈等负重骨转移部位的放疗，还可以起到预防病理性骨折发生的作用，以免瘫痪，提高患者的生存质量。②放射性同位素治疗，即核素治疗。它是将具有特异性亲骨作用的放射性同位素通过静脉注射入血，循环停留至骨后，利用其放射性来杀伤肿瘤细胞，缓解多发骨转移所致的疼痛。目前常用的放射性核素包括钐153（^{153}Sm）、锶89（^{89}Sr）、锝（^{99m}Tc）等。^{153}Sm可在成骨活跃部位明显浓聚，骨肿瘤转移部位与正常骨组织摄取比为（4～17）∶1，它发射β与γ射线，能量为224 KeV，组织内最大射程为3.4 mm，半衰期为46.3 h。^{89}Sr有类似钙的性质，可沉积于骨组织，在肿瘤转移灶中的积聚量是正常骨组织的2～25倍，它发射纯β射线，射程仅7.8 mm，其能量为1.46 MeV，半衰期为50.6 d。故^{89}Sr止痛维持时间更长。放射性同位素治疗各种转移性骨肿瘤骨痛的有效率在65%～94%，有报道^{89}Sr治疗骨转移瘤止痛效率达91%。放射性同位素治疗的优势在于对骨转移部位较多，又伴疼痛的患者，局部放疗不合适，而同位素则可以作用于全身的骨骼，止痛效果也很好，有效率高。缺点是骨髓抑制，对白细胞低，或血小板低有出血倾向的患者不适用，故要求治疗前患者停止全身化疗一个月以上，白细胞总数≥4.0×10^{9}/L，血小板≥10.0×10^{9}/L。应用^{89}Sr副作用较小，因其几乎不含有γ射线，使患者的全身辐射剂量大大减小，但价格稍贵。③化疗：也能有效控制骨转移及疼痛等并发症，并且是全身治疗、控制整个肿瘤病情的治疗方法，有条件者都应该选用。就骨转移患者而言，化疗缺点是，不是每个患者都能使用，尤其是晚期多发转移，化疗方案已用过多种，效果并不理想，而身体又衰竭，不能承受化疗副反应者。④手术：骨转移癌属于晚期癌症的病症之一，临床上选择手术多为姑息性手术治疗，主要目的包括：a. 明确诊断：对刚发现的、单一的骨内病灶行手术切除或探查术，取病理以明确病理类型，推测原发癌的部位，帮助制定治疗方案。b. 恢复骨的生理结构及功能：在出现病理性骨折时，可做骨髓内穿钉固定术，并给予适当的牵引、复位、固定，如骨转移引起骨质疏松，易于骨折者，可做骨水泥填塞术，加固骨组织。手术方式包括以下几种。a. 人工组织替换术：一些部位的骨转移癌灶切除后其生理功能受到影响，这时可行人工组织替换术，从而提高患者的生活质量。现在可对患者的椎骨、髋关节、膝关节等实施人工组织替换。b. 减压术：某些骨转移的癌病灶压迫了神经、血管及淋巴管，阻滞了神经传导或体液循环，如椎骨转移，引起压缩性骨折，导致排尿、排便困难及截瘫；某些部位出现水肿、瘀血。这时，对压迫的部位施行减压术可以缓解症状，提高生活质量。c. 病灶根治切除术，如已确诊仅有单个骨转移灶，且部位适宜切除时，可安排行病灶根治切除术，或是行截肢术，以彻底去除局部的癌细胞。⑤双膦酸盐类药物治疗：是目前治疗骨转移、控制疼痛最常用的一类药物。它是一种破骨细胞抑制剂，在体内选择性地进入骨组织，通过防止羟磷灰石结晶溶解和直接抑制破骨细胞活性而抑制骨质破坏。恶性骨质溶解的根本机制是肿瘤细胞因子介导的破骨细胞活化，导致骨质吸收作用增强。骨转移瘤的肿瘤细胞分泌的多种细胞因子能够刺激病理状态下的破骨细胞生成增加，并导致溶骨性破坏。而溶骨性骨吸收过程，则使骨基质进一步释放多种刺激肿瘤细胞增殖的生长因子。上述的肿瘤细胞与破骨细胞间的互动作用，导致了肿瘤细胞刺激破骨细胞生成和异常性骨吸收增强，增强的骨吸收过程又进一步释放促进肿瘤生长的各种细胞因子，形成了恶性循环。双磷酸盐类药物具有非常强的抗骨质吸收活性，促进破骨细胞的凋亡，抑制其增殖的作用。同时，它疗效高并且副作用小，使用安全。能有效控制疼痛，减少病理性骨折的发生，对肿瘤引起的高钙血症也有效。主要包括：骨膦、帕米膦酸二钠、依班膦酸钠。⑥镇痛药疗法：是骨转移患者伴随疼痛的姑息止痛方法，而不是抗肿瘤的疗法。应该按照 WHO 的三阶梯止痛法的原则用药：轻度疼痛者使用非甾体类解热镇痛药，如阿司匹林、吲哚美辛等；中度疼痛者用弱阿片类药物，如可待因、氨酚待因、曲马多等；重度疼痛者用强阿片类药物，如布桂嗪、哌替啶、吗啡、芬太尼等。

（四）西医对肺癌合并脑转移的诊治

1. 西医对肺癌合并脑转移的认识

恶性肿瘤脑转移的发生率较高，为 17%～57%，居肝、肺转移后的第三位。以肺癌发生脑转移最多，尤其是小细胞肺癌，其次为肺腺癌。脑转移单发者仅 14%～30%，其余大多数为多发转移。约 2/3 脑转移瘤出现颅内压增高和神经功能缺失等中枢神经系统症状，不治者多在 1 个月内死亡，经过综合治疗后的中位生存期约 10 个月。肺癌脑转移则预后很差，生存期也较短，平均仅 7 个月～1 年。因肺癌脑转移的部位、生长速度、患者的全身状态有所不同，通常可分为颅高压症状与定位症状两大类：①颅高压症状：是由于肿瘤占位、压迫静脉及脑脊液循环通道，以及受累脑组织的水肿，使颅内压升高，症状呈进行性加重。一般表现为三联征：头痛、呕吐、视觉障碍。头痛是最常见的症状，几乎半数以上的患者脑转移早期症状为程度不同的头痛。其他还可见头晕、复视、颈项强直等，甚至发生脑疝。②定位症状：转移灶所在部位不同，压迫或损害神经所产生的症状也不同。一般脑转移瘤多位于脑实质内，少数位于脑膜。脑内转移绝大多数在幕上，且2/3在大脑中动脉区，多在大脑皮质及皮质下，其次位于小脑、鞍区、桥小脑角，而在脑干处少见。如额、顶叶转移瘤出现局限性癫痫发作、偏身感觉障碍、语言功能障碍等。精神异常也多见发生，如淡漠、忧郁、幻觉、狂躁、智力减退、性格改变等。脑膜转移多呈弥漫性，临床上表现为脑膜炎症状，如剧烈头痛、高热等。体格检查在颅高压致脑疝时见双侧瞳孔不等大，呼吸、脉搏变慢，血压增高。有时可见肌力、肌张力的改变，神经系统检查见病理征的出现等。临床可通过头颅CT检查、头颅MRI检查、脑脊液的检查及细胞学检查等可以确诊。

2. 西医对肺癌合并脑转移的治疗

肺癌脑转移治疗首先应积极处理各种并发症，以减轻痛苦，延长寿命。其次的手术切除和全脑放疗（whole brain radiotheray，WBRT）是传统的治疗方式，近年来，立体定向放疗等新技术及新化疗药物的出现，使人们对脑转移瘤的治疗也有了新的认识。治疗方法包括：①一般处理：卧床时选择头高脚低位，选用激素及利尿药、脱水药减轻脑水肿，降低颅内压。可用：地塞米松10~60 mg，口服；呋塞米20~40 mg，静脉入壶，1~2次/日；20%甘露醇250 mL，静脉注射，1~4次/日；甘油果糖250 mL，静脉注射，1~3次/日。②放射治疗：是最常用的控制脑转移的方法，缓解率高且比较安全。尤其对多发脑转移患者，手术不适合，再化疗效果不佳，常是唯一有效的方法。一直以来，放射治疗究竟是WBRT还是局部照射尚无定论。以往WBRT是脑转移瘤的主要放疗方法，多发性脑转移WBRT是首选治疗手段。通常先全脑照射3000~4000 cGy，缩野后对准瘤灶再追加放射1000~2000 cGy，多发脑转移不能缩野放疗者，全脑放至5000~6000 cGy，治疗后中位生存期可提高3~6个月。但WBRT可以引起放射性神经损害，如脑水肿和认知功能障碍等。尤其是在老年患者，接受较大放射剂量及生存时间长的情况下，放射性损害更严重，且WBRT并不能避免日后新转移灶的出现。目前更多的趋向于采用X－刀、γ－刀立体定向放射外科（stereotaxic radio surgery，SRS）治疗，或选用SRS＋WBRT。SRS具有高精度、微侵袭、可多次应用等优点。几项回顾性研究显示，SRS局部控制效果与外科手术相同，中位生存期为9~78个月。SRS治疗后辅以WBRT，可杀灭残存的癌细胞和其他部位的微转移病灶，进一步延长生存期。所以，全脑放疗趋向应用于广泛脑转移的患者，或其他治疗失败、复发后的最后治疗手段。但是，SRS 只适宜于肿瘤体积较小（<3 cm）的患者，其并发症发生与靶体积呈正相关。放疗的同时需要加用激素口服，以减轻放疗所致的脑水肿，防止压迫症状进一步加重，可用泼尼松 10～30 mg，晨起顿服，或地塞米松 10～20 mg，口服。若放疗中，颅高压症状加重明显者，还可加大脱水药的应用。③手术治疗：脑转移瘤属于癌症晚期，开颅手术是否必要存在争议。有人主张 γ－刀加上普通全脑放疗作为脑转移瘤的主要治疗手段。由于大多数脑转移瘤位置表浅，血供不丰富，易从脑组织中摘除，因此手术不是很困难。特别是应用显微神经外科及神经导航等新技术，可保护重要血管和脑功能区组织，不会增加神经功能障碍，手术死亡率逐年下降。一般认为符合以下条件者，可以首选手术：①转移瘤单发，占位效应明显者；②全身情况较佳，可预计生存较长时间者；③转移瘤多发，但有 1～2 个瘤体较大致颅内压增高并有脑疝危险者；④肺内原发灶预计可行手术切除或有效控制者。而对身体状况不佳、转移灶位于脑干或丘脑等重要部位，或多发性脑转移瘤者一般不宜手术，脑膜转移的患者则没有手术指征。⑤化疗：以往认为大多数的化疗药物不能通过血脑屏障，故对脑转移患者化疗效果不佳。但近年来越来越多的学者认为血脑屏障不应成为限制化疗效果的因素，脑转移瘤患者的血脑屏障至少部分已经被破坏。化疗有助于消灭残余肿瘤或亚临床转移病灶，同时对原发病灶或身体其他部位转移灶也具有治疗作用。虽然化疗的效果没有手术、WBRT 和 SRS 治疗明显，但作为辅助治疗，它可以增加上述治疗的疗效。此外，对于无法接受手术和（或）放疗的患者，化疗乃是可以考虑的姑息治疗手段。除常规联合化疗方案外，还需加用能透过血脑屏障的药物，如亚硝脲类（卡莫司汀、环已亚硝脲、甲环亚硝脲）、替尼泊苷等。亦可采用椎管内注射的方法，以甲氨蝶呤 10 mg 加地塞米松 5 mg 椎管内注射，每周一次。⑥X－刀或 γ－刀：是放射技术的一种，为立体定向放射。相对于普通的 X 线或电子线放疗，它的定位更精确、靶区的受量更高且周围健康组织的剂量较小。适用于颅内单发或数目不多的转移灶（一般不超过 3～4 个），肿瘤体积较小，直径多不超过 4 cm。

（五）西医对肺癌合并癌性发热的诊治

1. 西医对肺癌合并癌性发热的认识

肺癌合并癌性发热一般是指癌症患者出现的直接与肺癌有关的非感染性

发热，广义的癌性发热尚包括针对肿瘤的特殊治疗引起的发热。癌性发热常见于肿瘤的进展期，有广泛的肿瘤坏死或明显的肿瘤破坏。现代医学认为癌性发热的原因与以下因素有关：肿瘤迅速生长，形成的肿瘤组织相对缺血、缺氧，引起肿瘤坏死，坏死物吸收进入血液循环到达脑部，刺激体温调节中枢导致发热；肿瘤细胞自身产生内源性致热源；肿瘤细胞释放的抗原物质引起免疫反应；部分肿瘤产生异位激素引起机体各种炎性反应；肿瘤使血浆中游离原胆烷醇增高；肿瘤侵犯或影响体温调节中枢引起中枢性发热；或由于治疗引起肿瘤细胞大量破坏，释放肿瘤坏死因子，而致机体发热。此外肿瘤内白细胞浸润，引起炎症反应，亦可引起发热。癌性发热常以低热为主，少见高热，体温通常在 37～38 ℃，或仅自觉身热，而体温并不升高，或尽管发热，有时体温可达 40 ℃以上，但患者通常不出现中毒症状，而是表现为大量出汗和全身温暖感觉，抗感染治疗无效。也有一部分患者经抗感染治疗后，体温有所下降，但始终不能降至正常，则往往是感染与肿瘤因素兼而有之。少数患者以持续高热或不规则间歇发热为首发症状。发热通常比较规律，常表现为午后发热，大多数患者不需用药，在夜晚体温能逐渐恢复正常。由于体温高，患者常有全身不适、乏力感，有些患者伴自汗盗汗、精神不振、纳差等症状。体检方面除了体温高外，缺乏特异的体征。临床上缺乏癌性发热的特异性检查，通常外周血中白细胞计数及中性粒细胞比值大多正常，白细胞并不高，只能在排除了感染性发热、中枢性发热、结核性发热等疾病后，方能诊断癌性发热。

2. 西医对肺癌合并癌性发热的治疗

西医治疗肺癌合并癌性发热原则上应该进行抗肿瘤治疗，如全身化疗，才是彻底治疗癌性发热的办法，但有时患者不能耐受化疗或化疗效果不好的时候，采用姑息性退热治疗来缓解症状也必不可少。治疗方法包括：①一类为解热镇痛药：常用萘普生、阿司匹林、布洛芬、吲哚美辛等非甾体类解热镇痛药，这类药物的缺点是需要“汗出热退”，常给患者带来多汗的症状，对于晚期体质虚弱、脏器功能衰竭的患者，可能导致虚脱及电解质紊乱，加重病情，并且它们还有胃肠道刺激、对凝血机制的干扰等副作用。②另一类常用退热药为糖皮质激素，如泼尼松、地塞米松等。而激素退热虽有效，其副反应也比较多，如免疫抑制、消化性溃疡、应激性出血等。

二、中医对肺癌并发症的诊治

（一）中医对肺癌合并癌性疼痛的诊治

中医将癌性疼痛归属于“痛证”“癌瘤痛”等范畴。目前中医对癌痛病因病机有较为统一的认识：要归纳为癌肿形成日久，侵及经络、气血，阻碍气血津液的正常运行，导致气滞、瘀血、痰浊等病理因素形成，最终导致“不通则痛”；亦可因癌瘤日久耗伤气血津液，导致脏腑组织、腠理、四肢百骸失于濡养，最终导致“不荣则痛”。有中医学者通过因子分析、聚类分析等方法研究了100例癌痛患者的临床症状和中医证型，将癌痛分为气血亏虚证、肺气虚证、阴虚内热证、肝郁气滞证、瘀血内阻证、脾肾亏虚证六型，其中以气血亏虚证最为常见。陶方泽等通过数据分析，将癌痛分为瘀血内阻证、气血两虚证、气滞血瘀证、痰湿凝聚证四型，其中病理因素主要为血瘀、气滞、痰毒和气血亏虚。可见，癌性疼痛的基本中医证型与传统理念“不通则痛，不荣则痛”相吻合。

治疗上，癌痛的中医治疗应着眼于“不通”“不荣”两个方面，分别采用活血、化瘀、散结、化痰、解毒、补益气血等治法。国医大师周仲瑛认为肺癌晚期，癌毒阻肺，痰瘀互结，肺气郁滞，发为胸痛，故用桃红四物汤和失笑散加减，以行气活血止痛。有学者从《伤寒论》中的六经辨证入手，对临床应用的经方进行了总结，强调了《伤寒论》六经辨证论治思想的重要性，同时还需考虑镇痛药物的毒副作用，整体把握患者的病情，采取辨证施治。国内学者检索了2006—2016年各大数据库癌性疼痛中医药治疗的相关文献，总结出17类常用中药，其中以补虚、活血化瘀、祛风湿药等最为常见，且甘草、黄芪、白芍、当归、延胡索等10味中药使用频次最高。近年来，还有研究表明豨莶草可通过抑制诱生型一氧化氮合酶和COX-2蛋白发挥抗感染、镇痛的作用，且豨莶草的部分化学成分具有一定的抗肿瘤作用。中医外治法治疗癌性疼痛发挥重要作用。外治法是中医特色疗法之一，主要包括中药外敷、中药涂擦、中药熏洗等方法。《丹溪心法》云：“有诸内者，必形诸外。”在中医整体观念指导下，机体内部的癌瘤可以通过各种形式表现于外部，药物可通过外敷、涂擦等方式通透肌肤腠理，输达全身。有研究显示使用冰乌止痛膏联合盐酸羟考酮缓释片治疗痰瘀毒结型中重度癌痛，结果显示，冰乌止痛膏能明显提高疼痛缓解率，减少阿片类药物的用量，减轻阿片类药物导致的便秘。有研究采用穴位敷贴联合盐酸羟考酮缓释片治疗癌痛，结果显示，穴位敷贴不仅能缓解疼痛，还能降低患者血液中IL-1β、TNF-α的浓度，防止中枢敏化。此外，针灸疗法治疗癌性疼痛效果显著。针灸疗法主要涉及针刺法、灸法、电针法、耳针法等多种疗法。有研究指出，普通针刺和电针能通过下调中枢神经系统中的损伤通路，起到持续控制疼痛的作用。国外学者通过文献分析认为普通针刺和电针能改变脑皮质层的可塑性，调节内源性阿片肽水平从而控制癌痛，但是对于癌痛控制的具体分子机制还不够明确。在临床上，也有许多研究证明了针灸治疗癌痛的有效性。临床研究发现，针灸配合运动疗法可明显缓解乳腺癌术后上臂疼痛。另有系统性评价指出，针刺疗法能明显缓解癌性疼痛，尤其是癌症直接导致的疼痛和癌症手术后的疼痛，并肯定了针刺疗法辅助镇痛的有效性。

（二）中医对肺癌合并胸腔积液的诊治

肺癌恶性胸腔积液属中医“悬饮”范畴。悬饮归属于痰饮。痰饮是体内液体不归正化所导致的一类病证，以不同的形式反映疾病过程中多种复杂症状、体征的内在本质，其既可以是病因，也可以是病理产物或临床表现。《金匮要略·痰饮咳嗽病脉证并治》载：“问曰：四饮何以为异？师曰：其人素盛今瘦，水走肠间，沥沥有声，谓之痰饮；饮后水流在胁下，咳唾引痛，谓之悬饮；饮水流行，归于四肢，当汗出而不汗出，身体疼痛重，谓之溢饮；咳逆倚息，短气不得卧，其形如肿，谓之支饮。”又谓“病痰饮者当以温药和之”，故结合胸腔积液的胸痛、咳嗽的临床表现及胁下有水的体征，将其归属于中医“悬饮病”范畴，其总治法同痰饮，为“温药和之”，但究其饮邪形成的原因不同，治法上又有所差别，临床应辨证论治。

（1）水饮壅塞：①症候：水饮量多，胸闷胸痛，气促咳嗽，舌淡苔白，脉沉弦。②治法：逐水化饮。③方药：大陷胸汤合葶苈大枣泻肺汤加减，生黄芪 30 g，麦冬 10 g，大黄 8 g，泽泻 10 g，茯苓 15 g，芒硝 6 g，郁金 10 g，赤芍 12 g，葶苈子 12 g，大枣 15 g，桑白皮 12 g，法夏 12 g，瓜蒌 15 g，车前草 12 g，半枝莲 15 g。④加减：气虚明显加党参、太子参；咳嗽痰多加前胡、浙贝母、鱼腥草、百部。

（2）痰瘀交结：①症候：胸部膨满，胸痛胸闷，气短，甚则喘息不能平卧，咳嗽痰多，舌紫黯，苔白，脉沉弦。②治法：消痰散结，解毒利水。③方药：苓桂术甘汤合小陷胸汤加减，桂枝 6 g，茯苓 15 g，白术 10 g，黄连8 g，法夏10 g，陈皮10 g，全瓜蒌12 g，丹参12 g，葶苈子12 g，苏子10 g，莱菔子10 g，大枣15 g，川芎10 g，莪术8 g，泽泻10 g。④加减：口干舌燥加沙参、天花粉、知母；胁痛加香附、郁金、川楝子。

（3）肺气亏虚：①症候：胸闷气短，咳嗽无力，形疲神弱，脉沉细无力。②治法：温阳补气，散结利水。③方药：生脉散合葶苈大枣泻肺汤加减，党参15 g，生黄芪30 g，五味子10 g，麦冬10 g，白术12 g，当归12 g，桂枝6 g，陈皮10 g，柴胡8 g，葶苈子15 g，大枣15 g，法夏10 g，茯苓15 g，泽泻10 g。

同时，中药外用治疗肺癌合并胸腔积液有一定疗效，研究证实在透皮剂的帮助下，中药能透过皮肤发挥作用，在一定程度上控制胸腔积液。一方面增加了给药途径，另一方面，避免消化液和肝脏对药物有效成分的破坏，值得进一步研究，用于胸腔积液量少及引流完大量胸腔积液后。多采用红花、乳香、没药、肉桂、二丑、木香、薤白、冰片等芳香开窍、破瘀消癥药物。中日友好医院有院内制剂实脾消水浸膏，使用前用温水将患侧胸壁清洗，然后将中药搽于患侧前后胸壁，外面用保鲜膜覆盖，胶布固定，每天一次，睡前洗净。

（三）中医对肺癌合并骨转移的诊治

肺癌骨转移癌属中医文献中“石瘤”“骨瘤”“骨蚀”“骨瘘疮”“骨疽”“骨痹”“肾虚劳损”等范畴。历代医学家探索研制出不少治疗石疽、骨痹的有效方，如孙思邈在《千金翼方》中提到的治五瘿方陷脉散、赵濂《医门补要》中记载的肾气方。中医学把肿瘤看作是一种全身性的疾病，骨转移虽然是肿瘤在机体局部的表现，但它反映了内部脏腑功能的失调。中医理论认为“肾主骨，主髓”。骨为肾之体，肾为先天之本，代表着人的天生禀赋。肾藏精、生髓，髓养骨。肾气旺，肾精盈，则骨强筋健。反之，肾精亏虚则生髓无源，骨失所养，易为寒湿毒邪侵袭，正虚邪凑，聚而生毒，留于髓核之间，形成骨疽。如果脾失运化，后天气血不足，先天之精失养，则骨失所养；风寒毒邪内侵，痰毒瘀滞，脉络不通，则气滞骨痛。证属肾虚骨伤，瘀毒阻络。针对以上骨转移的病因病机辨证施治。临床遵循的治疗法则包括扶正补虚、理气化郁、活血化瘀、通络化痰、软坚散结和清热解毒。①肾精亏虚，正气不足：症见腰背疼痛或痿躄不遂，畏寒肢冷，下肢水肿，小便清长或二便失禁，舌质暗淡，苔白腻，脉沉细。治以温肾壮阳、补骨生髓、疏通督脉、化毒散结之法。选用寄生肾气丸、地黄饮子、三骨汤。给予温肾助阳、通瘀止痛之剂（如制附子、细辛、补骨脂、当归、怀牛膝、制乳香、制没药、三七粉等）。②气滞血瘀：症见局部肿块明显，坚硬，皮色暗紫，或刺痛或麻木不痛，伴胁痛、忧郁，关节活动不利，舌质紫黯，可有瘀点或瘀斑，脉细弦而涩。治以理气活血、化瘀通络。选用逐血破瘀汤、化瘀汤合疏肝散、桃红四物汤等方。予益气养血、化瘀通络止痛之剂（当归、黄芪、桃仁、莪术、桂枝、三七粉、制乳香、制没药等）。③痰瘀互结：症见骨转移灶局部肿块明显，或硬或软，皮色不变或暗，一般不痛、不痒，或麻木，伴有面色㿠白、纳呆、恶心或呕吐痰涎，便溏，舌暗而淡，苔腻，脉细滑。治以健脾利湿、化痰散结。选用六君子汤合小金丹、夏枯草膏等方。予温阳除湿、化痰通络止痛之剂（制附子、三七粉、干姜、茯苓、猪苓、补骨脂、仙灵脾等）。④热毒内结：症见转移灶处肿块明显或无肿块，局部疼痛甚，伴发热，口干喜饮，大便秘结，小溲短赤，舌红，苔黄厚腻，脉数而弦。治以清热解毒之方药如降火丸、五味消毒饮、四妙勇安汤。随症加减：在下肢者加牛膝，在腰、胸椎加续断、杜仲等，纳呆加砂仁、白术，痛甚加乌梢蛇、蜈蚣、制川乌、制草乌等。因骨转移癌属于中医顽疾重证，故处方用药时适当加用一些虫类之品如全蝎、蜈蚣、水蛭等。此外中药外用、穴位贴敷、针灸、艾灸等外治法在治疗肺癌合并胸腔积液有一定疗效，值得临床推广应用。

（四）中医对肺癌合并脑转移的诊治

中医将生长于颅内的肿瘤统称为“脑瘤”，包括原发瘤与转移瘤。在古代文献没有脑瘤的明确记载，但脑瘤的主要症状则散在提及，如“厥逆”“真头痛”“头风”等，分布于头痛、呕吐、中风、痰饮等篇章中。病因病机方面则包括：①寒气客于经脉致气血郁结，肿大成积；②脾肾阳虚，清阳不升，痰湿内生，痰阻经络；③肝血亏虚，肾精不足，致肝肾阴虚，肝风内动，抽搐震颤；④邪毒内侵，湿热蕴毒，肝火上炎，气血上逆。临床上以肝肾阴虚、肝风内动者较多。故治疗上多采用平肝息风为治则，以天麻钩藤饮加减。同时加清窍药物，如菊花、蔓荆子、生龙骨、生牡蛎等；化痰药如半夏、苏子、浙贝母等；引经药物如藁本、川芎。合并气滞血瘀者加桃仁、红花、赤芍；神志不清者加苏合香丸、局方至宝丹；抽搐者加全蝎、蜈蚣、僵蚕；大便燥结者加大黄、芒硝、郁李仁。

（五）中医对肺癌合并癌性发热的诊治

中医没有癌性发热的病名，认为其属中医学中的内伤发热，肺癌合并癌性发热，多由机体阴阳失调、气血偏虚、虚瘀湿毒内聚、蕴久化火所致，是正虚邪实亦即本虚标实的一种病理现象。明确病因病机，针对性地采用益气养血、甘温除热、疏肝解郁、滋阴清热、活血散结、解毒清热等治法，多可获得良效。同时合理配合使用解热镇痛类药物，退热快而作用持久，且可改善全身情况及精神状态。治疗癌性发热时，因虚致病者，根据气血阴阳之偏损而分别予以甘温除热之益气法及助阴敛阳之养血滋阴法；因实邪内郁发热者，当据热、毒、痰（湿）、瘀之不同，分别予以清热、解毒、化湿、祛瘀法，选用一些抗癌中药进行辨证施治。

（1）虚证发热：多为癌症患者患病日久，又经手术、放疗、化疗等长期消耗、正气亏损所致。体温呈低、中度发热，多持续2周以上，伴有气血阴阳亏虚之症。①气虚者伴有头晕乏力、自汗气短、神疲等；方用补中益气汤加减：白花蛇舌草30 g，党参、白术、黄芪、茯苓各15 g，升麻、柴胡、陈皮、炙甘草、当归各10 g。②血虚者常伴有面色不华、心悸失眠、唇甲色淡等，舌质淡红、苔薄白，脉细弱；方用归脾汤，组成：黄芪20 g，党参15 g，白术12 g，当归12 g，茯神12 g，远志6 g，酸枣仁15 g，龙眼肉15 g，木香6 g，甘草6 g。咽干颧红者加用龟板、鳖甲、牡蛎；虚烦口渴者加天花粉、石斛、黄精、玄参。③阴虚者常见午后或夜间热甚，或手足心热，骨蒸潮热，心烦盗汗，失眠多梦，口干咽燥，大便干结，舌干红、裂纹，脉细数；方用青蒿鳖甲汤，基本方为：青蒿6 g，鳖甲15 g，生地12 g，知母10 g，丹皮10 g。盗汗者加浮小麦30 g，五味子15 g；失眠者加酸枣仁10 g，柏子仁10 g；口干、口渴者加石斛20 g，黄精15 g，麦冬10 g，地骨皮10 g；头晕、心慌者加芍药15 g，煅龙骨15 g，煅牡蛎15 g。或者清骨散，组成为：银柴胡15 g，胡黄连10 g，秦艽10 g，鳖甲10 g，地骨皮10 g，青蒿10 g，知母10 g，生甘草5 g；血虚者加当归、白芍、阿胶等养血之品；阴亏者加麦冬、花粉、芦根。④阳虚者常见发热而形寒肢冷，面色淡白，头晕嗜卧，腰膝酸软，舌淡胖、苔白润，脉沉细弱。肾气丸或右归丸加减：桂枝8 g，淡附片10 g，熟地15 g，山萸肉15 g，山药15 g，茯苓15 g，丹皮15 g，菟丝子10 g，泽泻10 g。合并血虚者加熟地、阿胶、枸杞子各15 g；阴虚者加麦冬、生地、玄参、女贞子各15 g；阳虚者加附片、肉桂各10 g；阳虚气弱，短气乏力者，加人参补益元气；火不生土，大便稀薄者，加干姜、白术温健中阳；五更泄泻者，加五味子、肉豆蔻补肾固涩；遗精腰酸者，加补骨脂、续断、芡实、金樱子等补肾涩精。

（2）实证发热：体温多在38 ℃以上，为肿瘤生长迅速而患者正气较盛所致，症见身热稽留不退，伴头痛、身痛、口苦、便秘、纳差、腹胀，舌红、苔黄，脉洪数。治则：清热解毒为主。方用黄连解毒汤化裁：白花蛇舌草30 g，黄芩、黄连、黄柏、栀子、升麻、柴胡各10 g，金银花、连翘各15 g，甘草5 g。便秘加大黄、枳实各10 g，舌苔黄腻、午后热甚者加薏苡仁、滑石各30 g，香薷10 g。当辨证治疗效果甚微而又容不得发热长期存在以免更伤其正时，作为权宜之计可适量使用非甾体类解热药，同时运用中药针对其虚而补之，针对其实而泻之，对解热药起到增效作用，使其量小而效大以达迅速撤药或减药的目的。

第六章　各家治疗肺癌并发症的经验探讨

周仲瑛教授从痰瘀郁毒辨治肺癌癌性疼痛经验

专家介绍：周仲瑛是我国首届国医大师，家世业医，幼承庭训，悬壶桑梓70余载，善治疑难杂病。在长期的临床实践中，医术精湛，屡起沉疴，尤其是对肿瘤的诊治，匠心独运，疗效显著。辨证善抓病机要素，从痰瘀郁毒论治肺癌癌痛，颇有效验。

周仲瑛教授强调“审证求机”，“机”就是病机，把握病机是提高中医临床疗效的关键。肺癌病机复杂，其复合病机可拆分成多个病机要素，即痰、瘀、郁、毒，正虚为其病理基础。周教授对肺癌的辨证首次提出“癌毒致病”的概念，认为癌邪为患，易夹毒伤人。所谓“正气存内，邪不可干”，癌毒是在脏腑功能失调、气血阴阳紊乱，或者痰、瘀、湿、热等病邪蓄积到一定程度时产生的，癌毒与痰、瘀、湿、热是相互化生的并列关系。

肺癌的疼痛，常不定时，早期为较轻微的闷痛或钝痛，以气滞为主，逐渐增剧，晚期疼痛，为癌毒浸渍、瘀血不行所致。疼痛入夜尤甚，固定不移，痛如锥刺，甚至终日不休，痛不可耐，甚则破骨坏肉，痛不可按，不能转侧。《医学正脉全书·医学发明》中云：“通则不痛，痛则不通，痛随利减，当通其经络则疼痛去矣。”癌毒阻肺，痰瘀互结，肺气郁滞，不通则痛，发为胸痛。治遵“行气活血”的原则。方可取桃红四物汤合失笑散加减化裁。药用旋覆花、青皮、柴胡、制香附、广郁金、炒玄胡疏理气机；生蒲黄、桃仁、丹参、片姜黄、九香虫、土鳖虫、炮山甲、三棱、莪术活血化瘀；痛甚者，加制南星、炙蜈蚣、炙全蝎、炙僵蚕、露蜂房、山慈姑、炙鳖甲化痰软坚、散结止痛等。其中虫类药既能止痛，又能抗癌消癌，不可或缺。

【病案举例】

患者，男性，60 岁。2008 年 5 月 21 日初诊。代诉：四个月前右侧胸肺疼痛，从乳房外周连及肩臂下部，痛及胁肋。目前痛移左背、胁肋、前胸，痛时气窜不定，体位变动加重，近来卧床难起，近周服中药 7 帖，静脉消炎后疼痛可以忍受，起床略活动。仍苦背胀，大椎脊柱胀痛，痛时咳嗽，咳痰不多，无血，食量正常，二便亦调，口稍干，右肩臂抬举受限。胸部 CT 示：右上肺癌，大小约 49 mm×63 mm，周围肋骨及椎体骨质破坏改变，右下肺纤维化，左下肺炎症，纵隔内及右肺门淋巴结肿大，部分融合。自诊苔黄质红，脉细弦。从痰瘀郁毒、肺络不和、气阴两伤治疗。

处方：醋柴胡 5 g，赤芍 10 g，制香附 10 g，片姜黄 10 g，旋覆花 5 g，茜草根 10 g，九香虫 5 g，八月札 12 g，制南星 12 g，炙僵蚕 10 g，露蜂房 10 g，山慈姑 15 g，猫爪草 20 g，桃仁 10 g，土鳖虫 5 g，泽漆 15 g，炙蜈蚣 3 条，白花蛇舌草 20 g，半枝莲 20 g，肿节风 20 g，白毛夏枯草 10 g，太子参 12 g，天冬 10 g，麦冬 10 g，生薏苡仁 15 g，仙鹤草 15 g。28 剂，每日 1 剂，水煎服。

二诊：2008 年 6 月 18 日复诊，代诉：右侧胸背疼痛减轻，但颈椎、肩背后酸疼，精神好转，可以下床活动，食纳增加，夜晚稍有咳嗽，痰不多，色白，早晨腋下疼痛，时间不长，便下色黑，不成形，口干不显，夜寐四五个小时。

处方：2008 年 5 月 21 日方改制南星为 15 g，加生蒲黄 10 g，骨碎补 10 g，鸡血藤 15 g，14 剂，每日 1 剂，水煎服。

三诊：2008 年 7 月 2 日再诊代诉：胸背疼痛基本缓解，但颈下、两肩尚有疼痛，食纳知味，大便成形。

处方：2008 年 5 月 21 日方改制南星为 15 g，加葛根 15 g，生蒲黄 10 g，骨碎补 10 g，鸡血藤 15 g，14 剂，每日 1 剂，水煎服。

四诊：2008 年 7 月 16 日，患者亲自来诊，最近大椎穴以下五六寸疼痛减轻，两侧胁肋胀痛不适，胸有胀感，稍有咳嗽，有痰，色白，量不多，食纳正常，大便偏稀，每日 2 次，小便正常，有汗不多，苔黄腻质紫黯，舌中部大块剥脱，脉细滑。

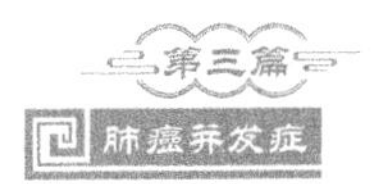

处方：2008 年 5 月 21 日方改制南星为 15 g，加冬凌草 15 g，鱼腥草 20 g，生蒲黄 10 g，炙鳖甲 12 g，天花粉 10 g，鸡血藤 15 g，14 剂，每日 1 剂，水煎服。

按：本案患者右上肺癌，周围肋骨及椎体骨质破坏，癌痛明显，多因痰瘀郁毒胶结为患，气阴耗伤，络气不和，气为血帅，气行则血行，气滞则血瘀，不通则痛。周教授辨证为痰瘀郁毒，肺络不和，气阴两伤。患者突出“胸肺疼痛”为主症，治疗以“通”字立法，行气散结，活血止痛。药用醋柴胡、旋覆花、制香附、九香虫疏理气机；制南星、炙僵蚕、露蜂房、山慈姑、泽漆、炙蜈蚣、炙鳖甲化痰软坚、散结止痛；赤芍、茜草根、八月札、桃仁、土鳖虫、生蒲黄活血化瘀止痛；太子参、生薏苡仁、天冬、麦冬、天花粉益气养阴。再辅以其他清热解毒抗癌之药，复法制方，药证合拍，故胸痛、背痛得以较快缓解。

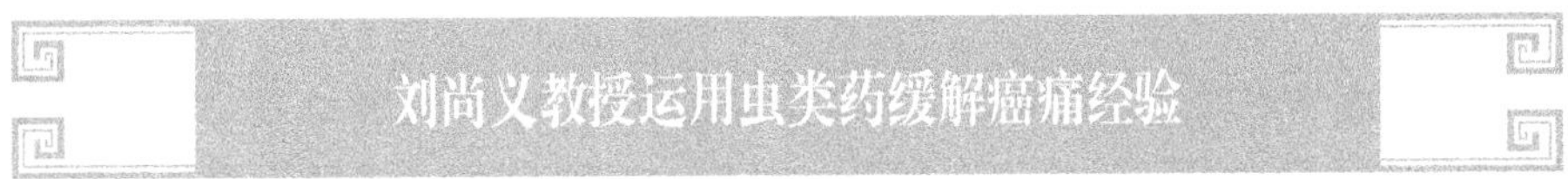

刘尚义教授运用虫类药缓解癌痛经验

专家介绍：刘尚义是全国第二届国医大师、贵州省名老中医，从医 50 余载，在治疗消化系统、循环系统、内分泌系统、血液肿瘤系统等多个临床系统领域都具有独特的医治理论和经验。常用经验方抗瘤四味方（鳖甲、冬凌草、莪术、葎草）作为基础方治疗多种肿瘤，疗效显著。

癌性疼痛是指恶性肿瘤、肿瘤相关性病变及抗癌治疗所致的疼痛，是恶性肿瘤的常见并发症。系统评价研究报道，肿瘤患者的疼痛发生率很高，晚期癌症患者的癌痛发病率为 64%，抗癌治疗后患者的癌痛发病率为 59%，癌症治愈后的癌痛发病率为 33%，严重影响患者的生存质量。尽管世界卫生组织制定的三阶梯止痛疗法被国际广泛接受，但该疗法亦随之带来一系列不良反应。

刘尚义教授在缓解癌性疼痛的临床治疗方面心得颇丰，多以破血消癥、祛瘀止痛为法，善用水蛭、蜈蚣和土鳖虫 3 种虫类药，并结合患者的主要症状辨证施治，常取得不错的疗效。现将刘尚义教授治疗癌性疼痛的临床经验总结如下。

一、虫类药的概述

虫类药早在四千多年前的甲骨文中就有记载，当时还仅是几十种常见虫类药，而到春秋战国时期则有近百种虫药记录在书，如现存最早的医方著作《五十二病方》春秋战国时期的《诗经》《山海经》，以及几近秦汉时期的《大戴礼记》等都有记载。作为秦汉时期古书最具代表之一的中医经典著作《神农本草经》也是记载了67种动物药，其对药物的基本情况、药性、主治病症都进行了系统总结，对现代临床用药具有重要指导意义。虫类药也备受历代医家青睐，如东汉张仲景、东晋葛洪、元代朱丹溪、清代叶天士等。虫类药为血肉有情之品，大多有毒，无论大小，其破血逐瘀、消癥散结、通络搜邪之力皆为峻猛，因此临床用药多需注意炮制、配伍、药量及使用疗程。

二、对癌痛病因病机的认识

国医大师刘尚义教授师从贵州葛氏疡科第七代传人赵韵芬，“引疡入瘤”和“从膜论治”是其集大成学术思想，主要包含“疡理诊瘤、疡法治瘤、疡药疗瘤”3个方面，他还将此理论延伸发展用于指导临床治疗肿瘤相关疾病，刘教授认为痰、瘀在肿瘤及其相关疾病发展过程发挥着重要作用，尤其在癌性疼痛的治疗过程中，更应该注重痰、瘀辨证。痰善于流窜脏腑、膜里膜外、气络血络，易恋邪缠绵；瘀则多固定不移，停滞于局部、经脉、孔窍，易积聚凝结，且肿瘤患者病程日久，久病必致虚，久病必有痰、有瘀，而痰瘀日久又致虚甚，虚甚日久亦发痰、瘀，故而发为不通则痛、不荣则痛。刘教授还认为不荣即虚，虚多为阴虚、气虚；不通为实，实多以痰、瘀、毒郁结，而癌性疼痛多是虚实错杂，兼夹发病，不可轻视。因此，刘尚义教授在癌性疼痛的治疗中喜用虫类药来除废血、生新血，通经络、搜贼邪，化痰凝、散郁结，不仅可以治疗肿瘤基础疾病又可有效缓解癌性疼痛。

三、常用虫类药

1. 水蛭

水蛭，水蛭科动物，又名柳叶蚂蟥等，含重金属及有害元素，如汞、铅、铜等，故而有小毒。其味属咸、苦，性平，归肝经，一般用其干燥全体研磨成粉末入药，有医者认为水蛭入血分，具有强烈的破血逐瘀消癥之效。

在当代药理学和临床应用中，其主要化学成分是蛋白质、多种微量元素和各类氨基酸，其中水蛭素（水蛭唾液中所含物质）被认为发挥着主要作用，现已证明水蛭抗凝、抗感染、抗癌、抗细胞增殖、止痛等药理作用大多是通过水蛭素所产生作用，且水蛭素最“擅长”作用于纤维蛋白原，无论是肾小球沉积的、血液成分中的还是在纤维化过程中的纤维蛋白原，目前水蛭在本领域抗肿瘤、杀癌细胞、止癌痛的肯定疗效也无须再赘述。刘尚义教授常用水蛭剂量为6 g，他认为癌症患者大多在中后期出现疼痛，而疾病在进展到中后期时正气已被消耗大半或已经殆尽，这时使用过于峻猛的药物时一定要勿过量，还要根据患者情况适当搭配补益之品。

2. 蜈蚣

蜈蚣，蜈蚣科动物，性热，味辛，属热药。具有镇惊息风、通络解痉、攻毒止痛等作用，临床多用于抗癌、中风、躁狂、风湿性关节炎等诸多病证，有文献总结其药理作用主要用于脑血管疾病、面神经麻痹、肿瘤、镇痛、皮肤病等领域。有文章提到临床在治疗肿瘤疾病蜈蚣的较常用量为2～10条不等，具体还要根据癌症种类来定量，在镇痛作用上，常用剂量为每天9条，相对于治疗其他疾病而言，用量较大。其肝脏毒性、肾脏毒性、过敏等不良反应目前也被逐渐发现，但对于具体的安全剂量和危险剂量的临界值还缺乏更多的大样本数据来精确。刘尚义教授喜用蜈蚣治疗肝癌，其经验用量多为每日4条，目前尚未发生明显不良反应。研究表明，蜈蚣全蝎散对于缓解癌痛疗效明确，实验表明其镇痛机制可能与脊髓背角内的c-fos蛋白有关，降低其表达可有效缓解疼痛，但更确切的机制还需进一步研究。

3. 土鳖虫

土鳖虫，鳖蠊科虫类，又名地鳖，性热，味咸，属热药，有小毒。现代临床研究中，土鳖虫具有抗凝血、抗血栓、抗肿瘤、抗菌活性，调节血脂，镇痛，抗缺血、缺氧，保护血管内皮细胞等作用，而多种实验表明其镇痛的功效主要源于土鳖虫酶解物的作用，但具体的作用机制尚未被明确。

四、刘尚义教授对虫类药使用的独特见解

目前西医对癌性疼痛产生的原因，主要总结为：①肿瘤组织侵犯、压迫外周或中枢神经引起的病理性疼痛；②肿瘤细胞释放炎症因子引起的炎症疼痛。下面从这两点的中医角度入手，浅析刘尚义教授对虫类药使用的独特见解。

（1）经络角度的独特见解就上述第一点从中医角度讲，刘尚义教授认为所谓的神经传递和信号通路，就像经脉循行一样，沟通联络脏腑内外，整个经络系统的疏通调达、气血的流畅运行才能使机体达到气血充沛、阴平阳秘的最佳状态。而肿瘤组织压迫神经，神经元经过不断传递，引起神经枢纽的应激反应导致疼痛的原理就同瘀血、痰凝等阻滞经脉，导致经脉循行受阻、气血不通引起的疼痛一样。因此，刘尚义教授喜用虫类药这一类行动力、走窜力较强的药来使血液流通、气机舒畅，达到经络通而不痛的目的。

（2）痰浊角度的独特见解就上述第二点来看，刘尚义教授认为中医的"痰浊"环境与西医的炎症环境类似，中医言"百病皆由痰作祟、痰多怪病"，痰是引起其他病理产物的基础，也是易与其他因素共同致病的病理产物，其既善似水流动又黏滞不易祛，常与他邪相恋，缠绵致病。痰浊环境会引起血流状态的异常，使血液变得异常黏稠血流速度变慢，因此痰瘀互结于脉道，引起不通；也会使交感神经兴奋，其中与肿瘤患者最相关的还有免疫功能的下降，痰浊环境会使 T 淋巴亚群细胞的水平表达下降，起到免疫功能的抑制作用，而炎性环境也会通过激活某些通路引起上述反应，所以中医的"痰浊"环境与炎性环境同等重要。刘教授认为痰既有形又善无形，而飞虫可升天攻瘀，地虫可下降逐络，蠕动到身体各个地方通上达下，因此，虫类药这一强有力的专效在肿瘤伴随癌性疼痛的患者中使用是最恰当不过的。

【病案举例】

患者，男性，50 岁。2019 年 2 月 4 日初诊。肝癌并多发转移 1 年 3 月余。全身疼痛不适，腹部和骨关节尤甚，疼痛发作时常伴汗出，偶有恶心、呕吐，胃口欠佳，每日流质饮食，眠欠佳，大便干结，2～3 日一解，小便可。舌质紫黯，苔厚腻，脉弦涩。口服盐酸羟考酮缓释片 100 mg，每 12 小时控制 1 次疼痛，疼痛控制欠佳，故来求诊。西医诊断：肝癌并多发转移，癌性疼痛。中医诊断：肝积（肝郁脾虚证）。治以疏肝健脾，行气解郁。处方：醋鳖甲（先煎）20 g，莪术 10 g，川芎 10 g，刘寄奴 20 g，酒炒水蛭 6 g，猫爪草 20 g，茵陈 20 g，砂仁（后下）6 g，槟榔 10 g。15 剂，每日 1 剂，水煎分 3 次服。

二诊（2019 年 2 月 18 日）：患者诉疼痛次数明显较前减少且程度有所缓解，但骨关节仍有酸痛不适，疼痛时已无汗出，无恶心、呕吐，食欲有增加，较前多增加近 100 mL 的流质饮食，眠仍欠佳，仍便秘，小便可。舌体稍胖大，苔白，脉弦滑。盐酸羟考酮缓释片已由每 12 小时口服 100 mg 减为 70 mg。处方：醋鳖甲（先煎）20 g，莪术 10 g，炒白芥子 20 g，冬凌草 20 g，草豆蔻 10 g，猫爪草 20 g，白附片（先煎）10 g，蜈蚣 4 条，羌活 10 g。15 剂，煎服法同前。

三诊（2019 年 3 月 4 日）：患者诉疼痛已明显得到控制且药量减少，无明显汗出，无恶心、呕吐，纳眠皆可，二便调。苔薄白，脉弦滑。盐酸羟考酮缓释片已由每 12 小时口服 70 mg 减为 40 mg。处方：醋鳖甲（先煎）20 g，莪术 10 g，川芎 10 g，刘寄奴 20 g，土鳖虫 5 g，猫爪草 20 g，冬凌草 20 g，田基黄 20 g，炒白芥子 20 g。15 剂，煎服法同前。期间电话随访，患者表示止痛药量已在逐渐减少，余无特殊不适，嘱患者服完后继予上方服用，定期复诊调药。

按：本病属中医学“痛证”范畴，证属“肝郁脾虚证”。平素患者饮食失节、嗜食肥甘厚味，导致肝之疏泄功能障碍，肝郁气滞，气血津液输布失常，骨节孔窍失于濡养，则症见骨关节等部位疼痛，正属癌痛的主要病因病机“不通则痛”和“不荣则痛”。五行中木克土，肝气郁滞壅盛，致使脾气虚，水谷不得运化，故症见恶心、呕吐、胃口欠佳、大便干结，结合患者舌质紫黯、苔厚腻、脉弦涩，皆为肝郁脾虚证之征象。患者基础疾病所在病位有其独特点，喜条达恶抑郁，病性属虚实夹杂，故在治疗中以鳖甲、莪术为 3 次就诊之主线，一咸一辛，达到软坚散结、破血消癥之基本功效；水蛭、蜈蚣、土鳖虫通上达下，走窜逐络，攻散毒邪佐以羌活祛湿止痛；川芎、刘寄奴行散苦泄，逐瘀止痛；猫爪草、冬凌草、田基黄、茵陈清热解毒、利湿镇痛；炒白芥子、草豆蔻、白附片化痰为水，分消肌肉、孔窍间水湿；槟榔破气消积，通利大便；早期加以砂仁固护脾胃。诊疗思路以攻补兼施、邪祛正安为原则，达到祛邪扶正、除湿止痛的效果。

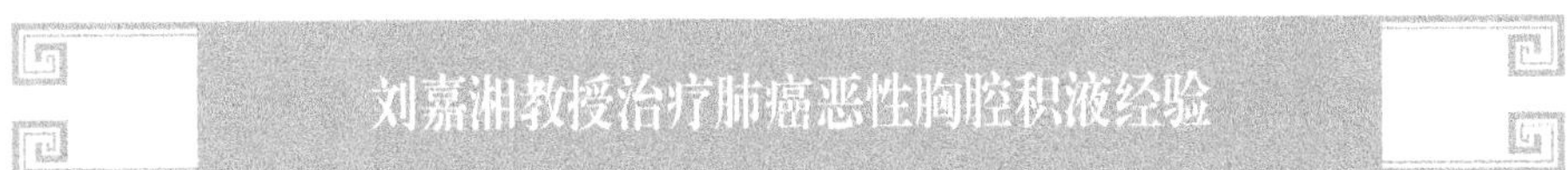

刘嘉湘教授治疗肺癌恶性胸腔积液经验

专家介绍：刘嘉湘是上海市名中医，享受国务院政府特殊津贴。熟读《黄帝内经》《伤寒杂病论》等经典，博览各家医籍，取其所长，结合自己的经验，用于临床实践，擅长治疗癌症和内科疑难杂病，尤以善治肺癌而著称海内外。对中医扶正法治疗癌症研究有很深的造诣。

胸腔积液为肺癌患者晚期常见的并发症，以胸胁胀痛、呼吸困难，甚则难以平卧为主要临床表现，极大影响了患者的生活质量。西医治疗多属治标之法，可以迅速缓解胸腔积液症状，但易耗损人体正气，一旦再次伤于水湿，则更易停蓄为病。中医治疗肺癌胸腔积液常常从整体着手，“急则治其标，缓则治其本”，疗效愈发突显。刘教授治疗肺癌并发恶性胸腔积液重视辨证，强调局部与全身治疗相结合，扶正与祛邪相结合，肺、脾、肾三脏同调，临床疗效显著。

一、详审病机，首当辨证

明代周之干《慎斋遗书》记载：“见病医病，医家大忌。盖病有标本，多有本病不见而标病见者，有标本相反不相符者，若见一证，即医一证，必然有失；惟见一证而能求其证之所以然，则本可识矣。”因此，刘嘉湘教授认为，肺癌胸腔积液的治疗应首当辨证论治。

肺癌并发胸腔积液多由肿瘤转移侵犯胸膜所致，其辨治亦须遵循肺癌的基本病机。刘教授认为肺癌的发生多由正气虚损、阴阳失调、六淫之邪气乘虚袭肺；邪滞胸中，肺气膹郁，宣降失司，气机不利，血行受阻，津液失于输布，聚而为痰；痰凝气滞，瘀阻络脉，痰气瘀毒胶结，久而形成肺部肿块。故肺癌是因虚而病，因虚致实，其疾病本质是全身属虚，局部属实。刘教授临证一般将肺癌辨证为阴虚内热、气阴两虚、脾虚痰湿、阴阳两虚等四个基本证型论治；随着病情的进展，正气虚衰尤为明显，病邪由浅入深，其虚证由气虚向气阴两虚、阴虚、阴阳两虚发展；至晚期肺癌出现胸腔积液时，临床表现则以标实为多，正气内虚，痰阻气机，肺失清肃，痰饮内停。

二、重视扶正，慎用攻伐

肺癌胸腔积液的病机特点为正虚（气阴两虚，阴虚，肺脾两虚，脾肾两虚，阴阳两虚）、邪实（痰饮内停，气滞血瘀），其辨治宜扶正与祛邪相结合。刘教授临证多采用益气、养阴、健脾、温阳为主以扶正，化痰、解毒、散结、抗癌以祛邪，同时针对性地选用泻肺行气利水之品治疗胸腔积液；强调扶正祛邪兼顾，扶正以祛邪，祛邪不伤正。刘教授临证针对胸腔积

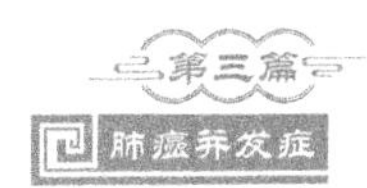

液用药，多选用猫人参、龙葵、葶苈子、桑白皮、马鞭草、防己等，尤善用猫人参、龙葵、葶苈子；一般不选用甘遂、大戟、芫花等峻下逐水药，以免徒伤正气。

三、兼顾肺脾肾，宜温忌刚燥

“饮入于胃，游溢精气，上输于脾，脾气散精，上归于肺，通调水道，下输膀胱，水精四布，五经并行”，即在正常生理情况下，人体水液的输布、排泄主要依赖肺、脾、肾三脏的功能活动。肺居上焦而主气，又主通调水道和宣发肃降，肺癌患者肺气为邪毒壅遏，失于宣达，通调失职，津液失于布散，聚而为痰。对此，刘教授常选桑白皮、杏仁、葶苈子等泻肺，以利于恢复肺之宣发肃降功能。

脾居中焦，主运化，布散水谷精微以养五脏，肺癌患者多脾气不足，则运化失司，水谷精微不归正化，聚而成痰。《金匮要略·痰饮咳嗽篇》记载：“病痰饮者，当以温药和之。”痰、湿、饮总属阴邪，得温则行，遇寒则凝，通过温阳以化气，则饮易化且水易行，饮随水散，“如离照当空，则阴霾自散”。刘教授临证常以苓桂术甘汤、五苓散、防己黄芪汤为基础加减，若痰饮蕴久化热，则选己椒苈黄丸、疏凿饮子等化裁。

肾为先天之本，内寄元阴元阳，“五脏之病，穷必及肾”；脾气虚弱，脾阳不足，日久必伤及肾阳。肾阳虚衰，蒸化失司，水湿泛滥，则痰饮内生。对此，刘教授临证多采用温肾阳、助脾阳之法，以助运化水湿、温化痰饮，药物可用桂枝、仙灵脾、肉苁蓉、胡芦巴等。

饮为阴邪，得阳乃化。但肺癌以阴虚和气阴两虚者为多见，因此对于兼有阴虚者不宜过用附子、肉桂、细辛等辛温刚燥之品。若阴虚同时兼见畏寒、四肢怕冷、背寒等肾阳虚症状，中医辨证属阴阳两虚，刘教授多在滋补肺肾之阴的基础上，加用温补肾阳之品，一方面有阴中求阳之意，另一方面滋阴药之凉性可佐制温阳药之温燥，以免伤阴之弊。

另外，肺癌患者胸腔积液一旦形成，其内蓄之湿毒易阻遏气机，常因血行不畅而出现血瘀内阻之象。对此，刘师认为一般应慎用活血化瘀之品，更不主张用大剂量攻瘀破血之品，以防促进肿瘤转移。

四、重视局部治疗，强调中西医结合

刘教授辨治肺癌胸腔积液，在注重内治的同时，从不排斥结合西医疗法之局部治疗。如胸腔积液量比较大，患者自觉胸闷气急明显，当“急者治其标”，应先行胸腔穿刺引流。一般首先将胸腔积液尽量引流，然后给予胸腔注射相应的治疗药物，包括生物反应调节剂、化疗药物及中药注射剂（如香菇多糖、榄香烯、康莱特等），常可获得较好的疗效。若患者因胸膜增厚而出现以胸痛为主的症状时，可在胸腔积液得到控制后，加用郁金、延胡索、丹参、川楝子等化瘀通络止痛药物。

【病案举例】

患者，男性，77 岁。初诊日期：2001 年 11 月 7 日。主诉：咳嗽、咳痰半年余，伴左侧胸痛。现病史：患者半年前无明显诱因出现咳嗽、咳痰，自服抗生素及止咳药等，但效果不明显。2001 年 7 月因咳嗽、痰中带血，伴有小腿水肿，于某医院求治，B 超检查示左侧胸腔积液，CT 检查示左上肺肿块影、伴左侧胸腔积液；住院后先后抽胸腔积液 4 次（均为血性），胸腔积液中找到腺癌细胞，并予胸腔内注入短棒杆菌，其后胸腔积液得以控制；骨扫描示：颈椎及两膝关节见异常核浓聚，骨转移可能。出院诊断：①支气管肺癌，原发性，周围型，左上肺腺癌，骨转移，C-$T_4N_0M_1$（骨），Ⅵ期；②冠心病，心功能不全。因患者年高体弱，无法耐受化疗，遂求治于中医。刻下：咳嗽少痰，左侧胸痛；大便每日 3～4 次，尚实；小腿肿；舌淡、苔薄腻，脉弦。左锁骨可触及 0.3 cm×0.3 cm 质硬结节一个，粘连；双下肢水肿（+）。辨证：肺脾两虚，湿毒内蓄；治法：益气健脾，温阳利水，肃肺解毒。处方：生黄芪 30 g，炒白术 12 g，茯苓 30 g，党参 12 g，生薏苡仁 30 g，杏仁 9 g，山海螺 30 g，猫人参 30 g，石上柏 30 g，石见穿 30 g，白花蛇舌草 30 g，葶苈子 30 g，八月札 15 g，仙灵脾 15 g，胡芦巴 15 g，炙鸡内金 12 g，车前草 30 g。每日 1 剂，水煎服，早晚分服。

二诊（2001 年 11 月 28 日）：左侧胸痛、双下肢水肿减轻；咳嗽，痰中带血。B 超检查：左侧胸腔可探测到液性暗区（57 mm）。上方加仙鹤草 30 g、茜草根 30 g、龙葵 30 g，以凉血止血、利水。

三诊（2001 年 12 月 12 日）：左侧胸痛不明显，午后双下肢稍水肿，痰血已止。继服原方。

复诊（2002 年 7 月 10 日）：患者以前方为基础加减，服药 7 个月后，偶有咳嗽，胸部不适偶作，劳累后下肢稍肿，纳可，二便调。复查胸片：左肺主动脉弓旁可见一类圆形密度增高阴影（与前片相仿），两肺野未见扩

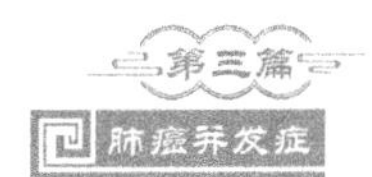

散，右上陈旧性结核；B 超检查：左侧胸腔可探测到液性暗区（最大直径 10 mm），左侧胸腔少量积液。治宗原法，效不更方。此后患者坚持中药治疗，病灶稳定，胸腔积液控制；1 年半后死于心脏病。

按：本例患者年高体弱，首诊之时已咳嗽、咳痰半年余，久病咳喘、耗伤肺气，子病及母，肺脾两虚。脾气虚弱，运化乏权，则湿毒内蕴；肺气不足，清肃失司，气不布津，则停而为饮。患者咳嗽少痰、纳呆、小腿肿、舌淡、苔薄腻、脉弦，辨证为肺脾两虚、湿毒内蓄证，治以益气健脾、温阳利水、肃肺解毒。刘教授以黄芪、党参合用健脾补肺、培土生金，以山海螺、石上柏、石见穿、白花舌蛇草、八月札等清热解毒、化痰散结、抗肿瘤，扶正与祛邪相结合，使扶正而不留邪，祛邪而不伤正。杏仁苦泄降气，止咳通便；葶苈子辛苦而寒，泄肺而下气，行水而消痰；车前草、猫人参清热解毒利水，四药合用，泄肺利水，以期恢复肺宣发肃降功能。茯苓、薏苡仁益气健脾、利水渗湿，白术益气健脾、燥湿利水，三药合用，使水湿除而脾气健，同时配合鸡内金消食化积，以助脾之运化。饮为阴邪，得温则化，故以仙灵脾、胡芦巴温肾阳，助脾阳，起运化水湿、温化痰饮之功。全方用药，扶正祛邪，标本兼治；甘温健脾温肾以化饮，辛开苦降泄肺利水，肺、脾、肾三脏同调，药证相合，故患者服药后胸腔积液得到控制。

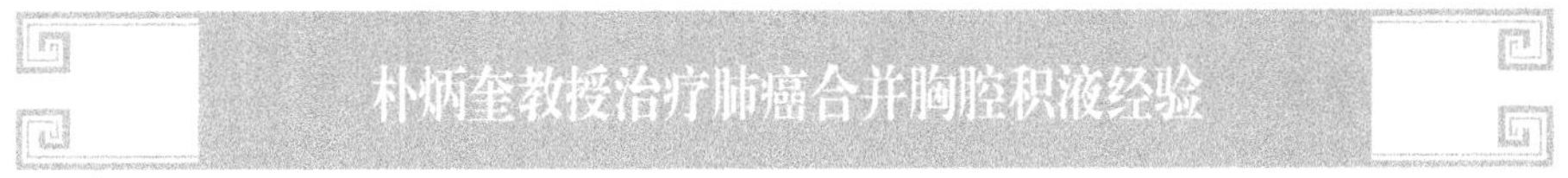

朴炳奎教授治疗肺癌合并胸腔积液经验

专家介绍：朴炳奎是第二届首都国医名师，第三届全国名中医，从事中医临床和教学工作已逾 50 载，熟谙中医医理药性，擅长肿瘤的综合防治，对于肺癌的辨证施治，积累了丰富的临床经验。

朴教授在肺癌的诊疗过程中，强调正虚为本，邪聚为标，强调综合治疗，辨证与辨病相结合，合理辨证分型，灵活辨证施治，固护后天之本。遣方用药时，朴教授主张轻缓平和之味，忌攻伐重剂，取“治上焦如羽，非轻上举”之意。朴教授临床用药平均剂量以 10 ~ 15 g 者居多，每个处方的药味不超过 18 味，也体现出“制小方，和而缓”的特点。可谓：“天下无神奇之法，只有平淡之法，平淡之极乃为神奇。”

朴教授结合自己多年临床经验创制益气清化颗粒（原名肺瘤平膏）和肺瘤平Ⅱ号。益气清化颗粒由黄芪、党参、沙参、杏仁、桔梗、败酱草、白花蛇舌草等组成，经全国十多所大型医院肿瘤科的协作观察证明其对中晚期肺癌患者具有改善症状、增强体质、减轻化疗引起的毒副作用，提高生存质量、稳定瘤灶、延长生存期等作用，是国家“七五”攻关项目的成果，荣获国家中医药管理局科技成果奖。肺瘤平Ⅱ号用于肺癌的术后，防止肺癌术后的复发和转移，主要以活血化瘀、益气清热法则组方，主要药物有黄芪、西洋参、冬虫夏草、桃仁、红花、重楼、白花蛇舌草等组成，在临床上已取得了良好的疗效。此外，朴教授针对肺癌并发胸腔积液亦有独到的见解。

一、病因病机

肺癌胸腔积液可归属于中医“悬饮”范畴，以胸闷、气短，甚则难以平卧为主要临床表现，预后不良。朴炳奎教授认为肺癌并发胸腔积液的病机为正气虚为本、水饮实为标，虚为整体性，实为局部性。病变发生主要责之于肺，并与脾、肾及三焦密切相关。正气不足，五脏六腑功能失调，导致气、血、津液运行不利，或情志异常，气机运行不通畅，痰浊停聚，另有邪气入里，滞留不去，阻塞于胸中，而肺失宣肃，气机失常，气机窒塞、血行瘀滞，使脉络不通，津液运行失常，聚而为痰，痰瘀交结，日久化毒内蕴，久之发为癌瘤。癌瘤阻塞，气机不利，肺失宣肃，脾肾阳虚，三焦气化失司，水液停蓄于胸膈之中，发为悬饮。

二、治疗原则

朴炳奎教授认为本病的发生多属肺癌晚期，许多患者经手术及放疗、化疗，更易见正气亏虚。中医治疗以扶正培本为主，补肺之气阴，并予以泻肺逐水解毒，兼顾脾肾，顾护后天之本。

扶正培本的治疗，常运用沙参麦门冬汤、四君子汤、百合地黄汤等方剂加减，中药用霍山石斛、北沙参、太子参、麦门冬、百合、天花粉、白术、生地黄等。

泄肺逐水选用葶苈大枣泻肺汤，由葶苈和红枣组成。葶苈首次见于《神农本草经》，味辛、苦、寒，可治癥瘕积聚、饮食寒热、逐邪破坚、利水道；《药性论》中记载葶苈可通利小便、止上气咳喘；《本草纲目》中记载肺中停留水气非此不能除。经科学实验已证实，葶苈可以利尿消肿，降低心率，增强心肌细胞收缩功能，提高心排血量，使血流动力学得以改善，减轻肺水肿，去除停于组织间隙的过多液体，促进胸腔积液的吸收。对胸腔积液、渗出性胸膜炎、肺心病均有显著疗效。红枣补益气血，能缓药性，可缓和峻猛之品伤及脾胃，其中的大枣多糖可以增强机体的免疫活性，且有抗肿瘤活性；并适当运用解毒抗癌药物，选取白花蛇舌草、土茯苓、半枝莲、七叶一枝花、白英、龙葵果等。考虑患者口服中药疗程较长，为顾护后天脾胃，减轻方中清热解毒药物的不良反应，给予陈皮、焦三仙等健运脾胃药物。

【病案举例】

患者，男性，58 岁，因右肺腺癌伴大量胸腔积液住院给予克唑替尼口服。因患者拒绝使用穿刺抽液、利尿剂等方法，故至朴老处要求中医药治疗。首诊时见：咳嗽，略感胸闷，舌稍暗、苔薄黄，脉弦滑。治疗以益气养阴、泻肺利水为主，佐以清热解毒。方剂：葶苈子 15 g，大枣 10 g，龙葵 20 g，金荞麦 20 g，土茯苓 20 g，椒目 10 g，沙参 10 g，桔梗 9 g，生地 12 g，薏苡仁 20 g，黄芪 30 g，当归 10 g，白术 15 g，陈皮 10 g，焦麦芽 10 g，焦山楂 10 g，焦神曲 10 g，太子参 15 g，益智仁 20 g，肉桂 5 g，甘草 6 g。共 28 剂，水煎，每日 1 剂，早晚温服。

2015 年 11 月 7 日复诊，患者咳嗽明显减轻，胸闷缓解，伴有睡眠欠佳。复查 CT：右侧胸腔积液较之前明显减少。在前方剂的基础上去掉龙葵、椒目、金荞麦，另加僵蚕 15 g、莪术 9 g、酸枣仁 20 g、远志 10 g，再服 1 个月后，患者自感无明显不适，复查 CT：少量胸腔积液。后复诊 2 次，调整方剂口服 2 个月。

2016 年 4 月复查胸部 CT：右侧少量胸腔积液，较之前明显吸收。其后每半年复查 1 次胸部 CT，均提示少量胸腔积液。之后一直于朴炳奎教授门诊随诊维持治疗。患者发病至今 3 年余，期间坚持工作，直至退休，现一般情况良好。

按：肺癌并发胸腔积液属于“悬饮”范畴，朴教授常辨为悬饮之饮停胸胁证，多提示病史较长，病属晚期，治以泻肺逐饮，投以葶苈大枣泻肺汤加椒目、龙葵攻逐水饮。其中椒目—龙葵是朴教授常用的对药之一，具有消饮逐水之功，椒目苦寒，归肺、肾、膀胱经，可攻逐水饮，顺气降逆；龙葵性味苦寒，具有清热解毒、活血消肿的作用，《本草纲目》记载龙葵能“消热散血”，《救荒本草》载其“敷贴肿毒金疮，拔毒”，两药均善化痰饮，合用相辅相成，功专消饮通痹、逐饮宽胸。方中黄芪、土茯苓一补一攻，可扶正不留邪，祛邪不伤正；生地、当归滋阴养血生津，沙参、桔梗相合养阴清肺、祛痰利气，太子参、炒白术、陈皮、薏苡仁补气健脾，属“虚则补其母”，培补后天之本，寓含“培土生金”之意。焦麦芽、焦神曲、焦山楂三药相合，反映朴教授治疗肺癌注重脾胃中焦、顾护胃气的学术思想。益智仁、肉桂益肾温阳，扶助先天之本，意取“上病下治”“金水相生”。全方攻补兼施，标本兼治，方证相合，效如桴鼓。

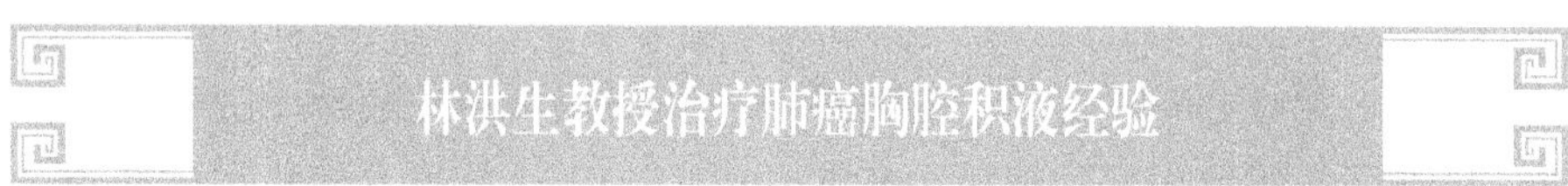

林洪生教授治疗肺癌胸腔积液经验

专家介绍：林洪生是中国中医科学院广安门医院肿瘤科主任医师，教授，博士生导师。从医50余年，擅长中西医结合治疗肺癌、乳腺癌、淋巴瘤、脑瘤、肾癌等疾病，尤其在治疗肺癌时首重病机，强调三因制宜，在继承段凤舞、余桂清、朴炳奎等名老中医“扶正培本”学术思想的同时，结合自己的临床实践，提出“固本清源”的学术思想，并提出中西医结合分阶段规范化治疗肿瘤的原则体系，将中医药与手术、放疗、化疗相结合，形成分阶段规范化综合治疗。

胸腔积液是肺癌晚期常见的并发症，预后不良。中西医结合治疗逐渐成为治疗肺癌并发恶性胸腔积液的主要手段，在改善患者生存质量的同时，可有效延长胸腔积液复发时间。目前，西医治疗手段主要包括全身化疗、放疗、胸腔穿刺术、胸腔置管引流术、胸腔灌注药物、胸膜固定术等，虽可有效缓解临床症状，但多易耗伤正气，使患者正气愈虚，一旦再次伤于水湿，则更易停蓄为病。胸腔积液可归属于中医“悬饮”范畴，林教授治疗本病时多强调中西医结合，辨证与辨病相结合，权衡患者正邪强弱及整体状态，分阶段规范化治疗，取得了较好的临床效果。

一、扶正培本，固本清源

肺癌胸腔积液多因秽毒之气滞于体内，损伤正气，脏腑功能失调，致气血津液运行不利，导致痰浊瘀毒聚结，邪留胸胁，阻滞三焦，水饮积结。林教授认为本病总属阳虚阴盛，输化失调，水液内停所致，总属本虚标实，阳虚为本，水饮壅盛为标。

林教授根据肺癌胸腔积液正虚邪实的病因病机，在临床实践中善于运用扶正抗癌的治疗大法，并在“扶正固本”思想的基础上，进一步提出了“固本清源”的治疗新理念，临床疗效显著。固本清源是通过扶正与祛邪而实现，但又不等同简单的“补法”加祛邪。“固本”的本质在于固护人体正气，调节机体阴阳平衡，以增强机体抗病能力为根本目的，因此，“补之”“调之”“和之”“益之”等都属“固本”范畴。总之，“固本清源”是指中医药对肿瘤的治疗既要固护机体“正气”，提高患者的防病抗病能力；又要祛除肿瘤发生、发展的致病因素，从源头上控制形成肿瘤的“邪毒”。此即所谓“固其根本，清其源流”。固本与清源并重，扶正与祛邪兼施，以收阴平阳秘之效。

二、分阶段规范化治疗

林教授认为中医药是肿瘤综合治疗的重要手段，治疗应该是“有序治疗”与“整体治疗”，即根据患者病情进展，采取分阶段规范化治疗的策略。针对肺癌胸腔积液林教授认为：①放化疗期间宜补气养血、养阴生津、健脾和胃为主；②肿瘤缓解期或稳定期宜益气、解毒、活血为主结合辨证论治，以提高免疫功能，抑制肿瘤发展；③不适宜手术、放化疗及晚期肿瘤患者宜益气养血、解毒散结为主结合辨证论治，以抑制肿瘤生长，提高生存质量，延长生存时间。

三、辨证论治

（一）饮停胸胁证

症见咳唾引痛，呼吸困难，咳逆气喘，息促不能平卧，甚则可见偏侧胸廓隆起，乏力、纳差、寐差。舌苔薄白腻，脉沉弦或弦滑。林教授认为本证型适用于发病初期未行放化疗、胸腔积液量较多者，一般选用葶苈大枣泻肺汤合椒目瓜蒌汤随症加减，起到泻肺行水、下气平喘之效。

（二）气阴两虚证

症见胸腔积液伴呛咳时作，咳吐少量黏痰，口干咽燥，伴胸胁闷痛，乏力，气短神疲，舌质偏红，苔少，脉细。林教授认为本证型因病久耗伤精气致气阴两虚，以益气养阴为大法，在滋阴清热同时加以益气健脾之药，以求阴中求阳，阳中求阴。一般选用玉屏风散合沙参麦冬汤加减。

（三）阴虚内热证

症见咳嗽频发，胸闷气短，口干咽燥，或午后潮热，颧红，心烦，手足心热，盗汗，乏力，神疲，舌红少苔，脉细数。林教授认为本证型适用于癌疾日久化热，或因放疗等因素致燥热内生，且伴有癌性胸腔积液者，一般选用百合固金汤加减。

【病案举例】

患者，女性，79 岁，右肺上叶低分化腺癌合并胸腔积液。培美曲塞化疗 5 个周期后，2011 年 8 月 15 日就诊于林教授门诊，右上肺肿物 3.1 cm × 2.1 cm，症见胸闷，憋气，右肋部疼痛，咳嗽，乏力，舌淡红苔白，脉沉细。实验室检查：白细胞 $2.0 \times 10^9/L$。辨证分型：饮停胸胁。治法：泻肺逐饮，益气健脾。处方：党参 12 g，炒白术 10 g，防风 12 g，鸡血藤 20 g，猪苓 20 g，茯苓 20 g，泽泻 15 g，红景天 12 g，佛手 10 g。配合口服生血丸。

二诊：2011 年 11 月 28 日，培美曲塞化疗 8 个周期后，结束化疗。胸腔积液减少，肿物缩小至 2.9 cm × 1.5 cm，胸闷、憋气症状明显改善，右肋部疼痛消失，纳可，二便调，舌红苔白，脉沉细。辨证分型：气阴两虚。治法：益气养阴，活血解毒。处方：生黄芪 20 g，焦白术 10 g，防风 12 g，党参 10 g，天冬 12 g，麦冬 12 g，桑白皮 12 g，桔梗 10 g，猪苓 20 g，茯苓 20 g，车前子 10 g，鸡血藤 20 g，八月札 15 g，白英 15 g，龙葵 15 g。

配合口服健脾益肾颗粒。4 个月后复查胸 CT 示胸腔积液少量，之后一直于林教授门诊口服汤药维持治疗，未行放化疗。

按：患者为老年女性，素体虚弱，加之多次化疗耗伤正气，导致正气愈虚，肺脾不足。癌毒伤肺，肺失宣降，通调失职，津液失于布散，聚而为饮；肺病及脾，加之素体虚弱，脾阳易伤，运化失司，水谷精微不归正化，聚而为痰。林教授以党参、白术、防风健脾益气、补肺固表，补益肺脾之气而不留邪，祛除外邪而不伤正，以鸡血藤、红景天养血活血，养血不留瘀，活血不伤正，配以佛手调肝理气，畅达胸中气机，以茯苓、猪苓、泽泻等淡渗利湿之品缓泻水饮，以防耗损正气。全方益气养血，培土生金以扶其正，淡渗利湿以泻其邪，配合生血丸补肾健脾，填精养血，药证相合，故患者胸腔积液减少，胸闷、憋气症状明显改善，右肋部疼痛消失。二诊时，患者表现为气阴两虚证，林教授在原方基础上加天冬、麦冬与黄芪、白术、防风同用，可起益气滋阴之效，患者经之前调理，正气逐渐恢复，可耐受攻伐，故以八月札、白英、龙葵清热解毒利湿，消肿散结，配合健脾益肾颗粒，诸药合用，固本与清源并重，扶正与祛邪兼施，效如桴鼓。

解建国教授治疗肺癌恶性胸腔积液经验

专家介绍：解建国师从国医大师张学文教授，是国家名中医，享受国务院政府特殊津贴，主任医师，博士研究生导师，已从事中医临床工作近40年，在肺癌诊治方面形成了独特的辨治体系。解教授治疗晚期肺癌以扶正排毒、抑瘤抗癌、带瘤生存理论为指导，创立了解氏肺癌方，临床疗效显著。

解建国教授治疗肺癌尤其是晚期肺癌患者以扶正排毒、抑瘤抗癌、带瘤生存理论为指导，以重振正气、调整内环境、从痰瘀毒论治为治法，扶正重在培土生金、以通为补、八法并用，抗癌重在软坚散结、消食化积、抗癌缩瘤，并创立了解氏肺癌方。经临床研究证实，解氏肺癌 1 号方、解氏肺癌 3 号方可增强免疫功能，改善临床症状，抑制肿瘤发展，降低肿瘤相关标志物表达水平；解氏肺癌 2 号方可提高肺癌恶性胸腔积液患者治疗效果，改善生存质量。

肺癌胸腔积液可归属于中医“悬饮”范畴。解教授认为肺癌的发生与正气内虚、痰湿聚肺、七情失常、烟毒内蕴、邪毒侵袭诸病理因素有关，其病机为人体正气亏乏，脏腑气血阴阳失调，邪毒侵袭，致肺失治节，宣降失司，气机不利，气津不布，血行不畅，痰瘀毒搏结，日久形成积块。病邪既成，癌毒内耗，正气大伤，肺、脾、肾三脏亏虚，致肺失通调水道、脾失运化、肾失气化，水津不布，故恶性胸腔积液的病机为肺癌晚期日久失治，正气大耗，肺、脾、肾三脏亏虚、肝失疏泄及肺癌积块导致气机不畅，三焦不利，水道闭塞，饮停胸胁。因此，解教授治疗肺癌胸腔积液以扶正补虚、利水渗湿、调气行水为治疗大法，同时兼顾运化脾胃，使气血生化有源，取得了较好的临床效果。

一、补虚培元，激发正气

解教授认为，肿瘤是一种全身性疾病，而不仅仅是局部的病变。正气不足是肿瘤形成和发展的根本条件，正气虚是肿瘤发生的病理基础。正如《素问·刺法论》言："正气存内，邪不可干。"恶性胸腔积液是肺癌晚期常见的并发症，癌症日久，正气大伤，肺、脾、肾三脏亏虚，三焦气化失职，水停为饮。故解教授在治疗肺癌胸腔积液时必以补虚培元、激发正气为第一要法，临床常用西洋参、炙黄芪、炒白术、炒山药、茯苓等补虚培元，激发正气，以人为本，调动一身正气抵御癌毒，使癌毒停于原位，并复肺、脾、肾三脏之通调水道、运化水液、蒸腾气化之职，从根本上杜绝胸腔积液的产生。

二、调畅气机，气行水行

解教授认为，肺癌恶性胸腔积液的形成不仅与肺、脾、肾关系密切，而且与肝的关系密不可分，肺癌患者往往伴有情志不舒，因此，气机不畅是肺癌胸腔积液形成的重要环节。正如《济生方·痰饮论治》中记载："人之气道贵乎顺，顺则津液流通，决无痰饮之患。调摄失宜，气道闭塞，水饮停于胸膈。"故解教授常选用木香、陈皮、郁金等调理气机之品，对肝气不舒、胸腔积液停聚之胁痛，常用白芍、甘草、香橼、佛手、丝瓜络等治之。

三、利水渗湿，化痰祛邪

肺癌胸腔积液总属本虚标实，阳虚为本，水饮壅盛为标，解教授在治标之时采用利水渗湿、缓泻饮邪之法，常选用车前子、茯苓、猪苓、泽泻等淡渗利湿之品，并不急功近利，而图缓泻饮邪。究其原因，盖肺癌晚期，元气折损大半，若用甘遂、大戟、芫花等泻下逐水药，虽得快利，但仅存之正气亦随之泻下，即所谓"留一分正气，留一分生机"。止咳化痰、祛邪利肺也是必用之法，常用炙麻黄、款冬花、紫菀、紫苏子、浙贝母、白芥子等宣肺

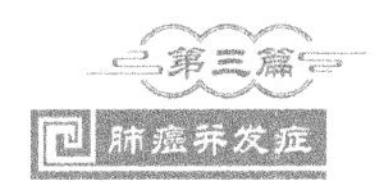

化痰之品。

四、消食和胃，健运中州

解教授认为，不应忽视脾胃在本病治疗中的重要作用，因脾胃为后天之本，气血生化之源，脾气健运，则气血生化有源，脏腑经络、四肢百骸及筋肉皮毛等组织，得到充分的濡养，而发挥正常的生理功能。同时只有通过脾胃的受纳吸收运化，药物才能发挥疗效，因此，治疗本病不忘培补后天之本，在补益脾胃同时配伍消导之品，如炒麦芽、炒鸡内金、焦神曲、焦山楂、炒莱菔子、槟榔等，以助脾之运化。

五、慎用狭义抗癌中药，全息理解广义抗癌中药

解教授指出，所谓狭义抗癌中药有石见穿、石打穿、石上柏、重楼、半边莲、莪术、山慈姑、冰球子、天南星、猫人参、葶苈子、龙葵等，据现代药理研究皆有一定的抗癌作用，但多为剧毒之品。这类药多苦寒大毒，峻猛伤正，属“以毒攻毒”之品，肺癌晚期胸腔积液患者正气大亏，故此类药物均应慎重应用，避免戕害正气。解教授认为，益气、涤痰、散结、消导等治疗方法均为临床最有效的抗癌缩瘤大法，其常用的药物如西洋参、炙黄芪、生牡蛎、白芥子、浙贝母、玄参、炒鸡内金等，此类中药属广义抗癌中药，长期临床实践及动物实验均证明，效果可靠，临床疗效显著。

【病案举例】

患者，男性，72 岁。2009 年 9 月 26 日初诊。患者咳嗽、咳痰伴胸闷 2 个月。于 2009 年 8 月 11 日在大连市某医院行肺部 CT 检查，结果提示：右肺上叶周围型肺癌伴右侧大量胸腔积液，并右肺中下叶局限膨胀不全、左肺上叶尖后段纤维硬结灶。一个半月来抽胸腔积液 2 次共约 2000 mL，并行放化疗半个月，患者痛不欲生、生不如死，面白软瘫、病情急剧加重，曾寻求中医治疗，前医也曾以大毒之品抗癌利水治疗，病情未减，胸腔积液日增，病情进一步加重，故特请解教授来诊，症见：咳嗽剧烈，咳痰不利，痰质黏稠，痰黄白相兼，胸闷气短、呼吸急促、不能平卧，兼见面色白，神疲乏力，自汗，口唇紫黯，纳差，大便困难，借助果导片方能 3 ~4 日一行，舌质瘀黯、苔黄厚腻，脉弦滑。诊断：晚期周围型肺癌伴大量胸腔积液，中医辨证属正气虚损、毒瘀肺脉之恶性悬饮。治以益肺扶正、排毒抗癌，处方：

炙黄芪 80 g，炒党参 15 g，炙款冬花 15 g，紫苏叶 15 g，木香 15 g，炒白术 30 g，焦麦芽 30 g，焦神曲 30 g，瓜蒌仁 30 g，茯苓 30 g，海浮石 30 g，白芥子 10 g，紫苏子 10 g，陈皮 10 g，炒鸡内金 10 g，丝瓜络 10 g，芒硝 3 g，槟榔 20 g。14 剂。

二诊：2009 年 10 月 10 日复诊，诉乏力较前改善，咳嗽稍减，但仍时有咳痰不畅，食欲未见明显改善，大便仍排出困难，原方去紫苏叶，将炙款冬花增至 50 g、芒硝 5 g、槟榔 30 g、丝瓜络 15 g，加炙麻黄 10 g、枳壳 15 g，继服 7 剂。

三诊：2009 年 10 月 17 日再诊，患者诉身体较前明显轻松，咳嗽、胸闷明显减轻，咳痰量少易咳，走路较前明显有劲，大便现 2 ~ 3 日一行，已不需果导片，排出较前通畅，口唇亦较前红润有光泽，但食欲改善仍不显著，舌苔中根稍腻，将上方将枳壳增至 20 g，炙款冬花、乌药各 15 g。

四诊：2009 年 11 月 7 日食欲已渐改善，但大便仍 4 日一行，病情相对较稳定，患者精神尚佳，将乌药调至 30 g。

五诊：诉近来胸闷基本未犯，时咳，食纳少，大便改善不明显，但身体已无感觉明显不适之处，去炙麻黄，加白果 15 g，改芒硝为 7 g，枳壳 30 g。

六诊：总体感觉身体舒畅，大便有时偏干，于 2009 年 11 月 22 日复查 CT 提示：右肺上叶周围型肺癌，并右肺中下叶局限性膨胀不全、左肺上叶尖后段纤维硬结灶等缩小，与 2009 年 8 月 11 日 CT 比较，积液消失。前方去焦神曲、焦麦芽、黄连，改芒硝为 7 g，加焦三仙（焦神曲、焦麦芽、焦山楂）各 15 g、郁李仁 20 g，继续巩固治疗。

按：恶性胸腔积液为肺癌晚期常见的并发症，以呼吸困难、胸胁疼痛、难以平卧等为主要临床表现，预后不良。西医治疗以胸腔穿刺引流，或辅以胸腔注射药物，但存在感染、电解质流失及其他不良反应。在缓解胸腔积液的同时，机体正气愈伤，属“以毒攻毒”之法，虽可一时缓解，但往往使胸腔积液产生更快、更多，影响患者的生存质量。

此例患者就诊时已咳嗽、咳痰 2 月余，行 2 次胸腔穿刺术及放化疗治疗半个月，初诊之时，表现为肺脾两虚，痰瘀内阻证，其中肺脾两虚为本，痰瘀内留为标。解教授则以炙黄芪、党参补虚培元，调整肺、脾、肾三脏功能，恢复水液正常代谢，以款冬花、紫苏子、瓜蒌仁、白芥子、海浮石等止咳化痰，茯苓、白术利水渗湿，缓泄水饮，兼有健脾之功，以防伤正，焦麦芽、焦神曲、鸡内金健脾开胃、消食化积，使脾气健运，气血生化有源，陈皮、木香疏肝理气，调畅气机，气行则水行。患者大便困难，盖因肺与大肠相表里，肺气不降往往腑气不通，大肠气滞，则浊气迫肺，肺气亦不能清肃，以芒硝釜底抽薪，上病下取。解教授认为，该患者年过七旬，年老体弱，正气不足，不易抗衡外邪，遂治疗应以扶正为主，佐以健脾化痰之药，脾健则气血生化有源，痰湿之邪得以祛化，病情得以好转，患者生存质量改善。半年后随访，患者生活自理，体重增加 4 kg，每天徒步 3 ~ 4 公里，2013 年随访仍健在。

贾英杰教授从三焦论治肺癌并发恶性胸腔积液经验

专家介绍：贾英杰教授为天津中医药大学第一附属医院肿瘤科主任，担任中国抗癌协会肿瘤传统医学专业委员会主任委员，为全国第六批名老中医药专家学术经验继承工作指导老师，博士研究生导师。贾教授从事中西医防治肿瘤工作30余年，积累了丰富的治癌经验，并形成了特有的学术思想，以“正气内虚、毒瘀并存”为恶性肿瘤的基本病理变化，以“解毒祛瘀、扶正抗癌”为恶性肿瘤治疗的基本思路，以提高疗效、改善临床症状和体征、稳定病灶及延长生存期为基本治疗目的。

贾英杰教授在肺癌诊疗过程中，推崇温病学，遥承吴塘，善用三焦辨证论治，屡获良效。贾老在查阅大量古文献、总结前人经验基础上，结合数十年临床实践经验，创新性提出“正气内虚，毒瘀并存”为肺癌的基本病机，以“扶正抗癌，解毒祛瘀”为肺癌的基本治则。在治疗中善抓辨治节点，动态辨治，主张采用多途径、多手段、多方法的中医药“立体疗法”模式，并从气论治恶性肿瘤，尤重气旺磨积，益气不忘行气，善用三焦疏利之法，以调代补治疗肺癌，并创立了院内制剂“消岩汤”。大量实验研究证实消岩汤针对肺癌治疗，确有疗效，可改善肺癌放疗、化疗毒副反应，改善患者生存质量。

恶性胸腔积液由恶性肿瘤累及胸膜，或胸膜原发肿瘤所致，为中晚期肿瘤患者常见的并发症之一，肺癌是其产生的首要原因，占 24% ~ 42% 。大量胸腔积液可导致患者出现胸痛、呼吸困难等症状，严重者可危及患者生命。

目前，西医针对肺癌并发恶性胸腔积液的治疗手段包括全身化疗、放疗、热疗、胸腔穿刺术、胸腔内置管引流术、胸膜固定术、胸腔内注药及胸膜剥离切除术等。但单纯西医治疗，疗效往往不尽如人意。中医药治疗恶性胸腔积液疗效日益突显，配合西医治疗可起减毒增效之功，能够延长恶性胸腔积液复发时间并改善患者生存质量。

恶性胸腔积液可归属为中医的“悬饮”范畴，其发病原因，可由于秽毒之气滞于体内，损伤正气，脏腑功能失调，致气血津液运行不利，导致痰浊瘀毒聚结，邪留胸胁，阻滞三焦，水饮积结，发为胸腔积液。其病位、病证均符合“悬饮”，但又与普通外邪入侵、阻于三焦所致饮停胸胁的“悬饮”有所不同，故可称为“恶性悬饮”。贾老认为肺癌主要是正气虚损，阴阳失调，六淫之邪乘虚而入，邪滞于肺，导致肺脏功能失调，肺气郁阻，宣降失司，气机不利，血行受阻，津液失于输布，津聚为痰，痰凝气滞，瘀阻络脉，痰气瘀毒胶结于肺，日久形成积块，发于肺而为肺癌，乃正虚而致病，因虚而致实，是一种全身属虚、局部属实的疾病，故总结出本病的中医病机为“正气内虚，毒瘀并存”，“虚”“毒”“瘀”始终贯穿于肺癌发生、发展过程中，三者相互交织、相互影响，互为因果。而癌毒内蕴日久，损伤正气，正气亏虚，脏腑功能失调，肺失宣降，脾失运化，肾失开阖，导致气血津液运化不利，三焦水道失调，水饮结聚，停于胸胁，发为恶性胸腔积液，其病机关键为正气亏虚，气机不畅，三焦失司。贾教授以“三焦分治，化气利水”为基本原则，具体来言，即宣降肺气以助三焦畅运，顾护中州以调三焦枢机，疏利下焦以助三焦气化，以解毒祛瘀、宽胸化痰、健脾利水为治法，方用三子养亲汤，随症加减，疗效颇佳。

一、邪郁上焦，宽胸涤痰以助三焦畅运

肺为水上之源，主通调水道，水道通调与否取决于肺的宣发肃降功能。肺癌患者痰凝气滞，瘀阻肺络，治当宽胸涤痰，调畅气机。宽胸重在宣降肺气，贾教授常选用杏仁、瓜蒌、薤白等，升降并用、清温共调，畅达上焦之气；涤痰则选用清热散结类中药，如苏子、浙贝母、胆南星、山慈姑、夏枯草、猫爪草等；体质虚弱者，酌加扶正抗癌药，如生黄芪、太子参等；阴液耗伤者，加用麦冬、天冬、芦根、生地黄等甘寒生津之品。

二、中焦防变，顾护中州以调三焦枢机

脾居中焦，为气机升降的枢纽，在人体水液代谢中起着重要的作用。肺癌患者多正气亏虚，脾气受损，若进一步失于调养，致脾阳虚，则上不能输精以养肺，水谷精微不归正化，反为痰饮而干肺，下不能助肾以制水，水寒之气反伤肾阳，由此必致水液停聚中焦，流溢各处，波及五脏。贾教授调守中州枢机，重在健脾和胃；认为健脾必先运脾，运脾必先调气，多以调代补。调气之品亦有侧重，在上者以降肺气为主，用杏仁、桔梗、枳壳、苏子、桑白皮等；在中者以行胃气为主，用莱菔子、木香、砂仁等；在下者以宽腑气为主，用厚朴、沉香、槟榔、乌药等。临证有单用亦有合用，总在调三焦气机，以畅达周身之气。运脾意在轻清，以和为期，虽有虚象亦不宜峻补滋腻，虽有邪毒但不猛下伤中。贾教授强调对于中气虚弱的患者，不宜过早使用熟地黄、阿胶等滋腻咸寒之品，恐邪恋不解，故用生地黄而非熟地黄。对于邪毒直中脾胃者，用白花蛇舌草该清则清。腹为诸阴之聚，脾气虚大便溏者，阳气内陷于阴，贾教授使用生黄芪 30 ~ 90 g，补气升阳，以和脾胃。总之，贾教授认为善治虚者，惟在调理气机，健运中焦，则气血生化有源，不补之中亦有真补存焉。

三、迁及下焦，分消三焦以助周身气化

肺癌患者伴有三焦气化失司者，水液代谢失常，不能输布周身津液，形成痰饮，停聚上焦则致胸腔积液；三焦水停，气道内阻，气机不利，则进一步加重水饮停聚，其中最主要的是胸腔积液形成。贾教授认为胸腔积液的形成涉及三焦，与肺、脾、肾三脏关系密切：肺的宣降失常、脾的输布失调、肾的气化失司，均为胸腔积液形成和加重的基础。贾教授善用三焦分消法导湿浊下行，在上者以冬瓜子、桑白皮、葶苈子泻肺逐水；在中者用苍术、茯苓、生薏苡仁、佩兰、藿香健脾祛湿，培土制水；在下者用泽泻、滑石、甘草、车前子、瞿麦等利水渗湿，所谓祛湿不利小便非其治也。酌加黄芪、补骨脂、白豆蔻等温药和之以促气化。再有因下焦腑实、大便秘结、传导失司而阻碍三焦气化者，贾教授据证选用润下行舟、扶正促下、攻下邪实等法并配合枳壳、莱菔子理气促排，每获良效。

【病案举例】

患者，男性，77岁。2015年3月3日初诊。2015年2月因发热、咳嗽、胸闷就诊于当地医院查胸部CT示：①右肺上叶软组织影，代谢异常增高，考虑恶性病变伴右肺门及纵隔多发淋巴结转移可能性大；②少量胸腔积液。穿刺取病理示：低分化腺癌。胸腔积液涂片示：变性间皮细胞及淋巴细胞，另见少量异性细胞。免疫组化：CK（+），CK5/6（部分+），P63（+），TTF-1（-），NapsinA（-），P40（-），Ki-67（30% +），Calertinin（-）。肺部肿瘤标志物示：TPSA 214.87 U/L；Cyfra21-1 7.05 μg/L。考虑年龄及体质因素，未行手术及放、化疗。近1周患者咳嗽、胸闷喘憋加重，为求进一步中西医结合治疗来院就诊，查胸部B超示：右侧胸腔内可见中等量游离液体，约500 mL，水深约5 cm。刻诊：患者神志清，精神弱，咳嗽，咳大量白痰，胸闷喘憋，活动后加重，周身乏力，纳少，寐欠安，大便不爽，小便不畅，舌淡苔白腻，脉沉弱。中医诊断为悬饮病；证属肺脾气虚，治以补益肺脾，化气利水。方药：生黄芪60 g，郁金10 g，片姜黄10 g，抽葫芦30 g，猫爪草30 g，白花蛇舌草30 g，蛇六谷15 g，瓜蒌30 g，炒冬瓜子30 g，生桑白皮15 g，百部20 g，炒莱菔子15 g，炒紫苏子20 g，葶苈子15 g，车前草15 g，桂枝10 g。7剂水煎服，每日1剂。

二诊（2015年3月10日）：诉咳嗽、胸闷喘憋较前减轻，痰量减少，乏力较前减轻，纳稍增，舌淡苔白微腻，脉沉，较前有力。效不更方，去炒冬瓜子，生桑白皮，继予7剂，水煎服，每日1剂。

三诊（2015年3月17日）：诉咳嗽、胸闷喘憋较前明显减轻，痰量减少，乏力减轻，纳增，寐尚安，小便量增，大便尚调，舌淡苔白，脉沉，较前有力。上方去百部、桂枝，继予7剂，水煎服，每日1剂。

四诊（2015年3月24日）：诉偶咳嗽，咳少量白痰，活动后微有喘憋，纳尚可，寐尚安，二便调，舌淡苔薄白，脉沉较前有力。复查胸部B超示：右侧胸腔内可见少量游离液体，约100 mL，水深约2 cm。后继以中医药辨证论治调理。半年后随访，患者已不觉胸闷，劳累后偶喘憋。

按：癌毒蕴结日久，迁延不愈，正气内虚，加之患者年老体弱，肺脾气虚，气机不畅，三焦失司，水液代谢障碍，饮停胸胁而发为恶性胸腔积液。癌毒蕴结日久，正气亏虚，脾失于运化，湿邪内生，饮停胸胁，肺失宣降，可见喘憋，咳嗽，咳痰；肺脾气虚，久病及肾，可见乏力，纳差，小便不畅；湿邪蕴结可见大便不爽；舌脉均为肺脾气虚，饮停于内之象。根据恶性胸腔积液的病因病机，贾师提出“三焦分治、化气利水”的治法，以“三子养亲汤”加减，药用：生黄芪为君补益肺脾，通调三焦，恢复三焦正常生理功能；紫苏子、莱菔子、车前草为臣；葶苈子为佐；上焦以紫苏子清利上下诸气，定喘痰，葶苈子泻肺平喘，二药相合共奏宣肺化痰之功，使肺之宣发肃降功能恢复正常；中焦以莱菔子降气化痰，调畅中焦气机；下焦以车前草利尿，合葶苈子加强利尿作用，使下焦气机条达。诸药合用，共奏三焦分治、化气利水之功，临床常获桴鼓之效。

奚肇庆教授治疗肺癌恶性胸腔积液经验

专家介绍：奚肇庆师从周仲瑛、徐景藩、李石青等著名老中医，从医30余年，其学术观点源于四大经典，又融会各家精华，长期致力于肺系疾病的临床研究，在治疗肺癌方面亦颇有造诣。

奚教授认为肺癌多虚实夹杂，尤以气阴两虚为多，治疗上应审证求因、固本求源，以健脾益气、培土生金为主要治法，并指出肺气的充盛有赖胸阳的温煦和鼓动，故临证重视通阳泄浊。奚教授还结合现代药理研究，注重辨证与辨病相结合，选用具有抗肿瘤、提高免疫、改善贫血、升血白细胞等功效之中药，除此以外，奚教授在处方遣药时善用散结药，喜用虫类药，取得了良好的临床疗效。

肺癌胸腔积液可归属于中医“悬饮”范畴，以胸胁疼痛、呼吸急促、难以平卧等为主要临床表现。奚教授认为肺癌胸腔积液为邪毒痰瘀结聚于肺，肺失宣肃，水停为饮所导致，治疗上以“温药和之”为根本大法，或结合峻下逐水法以治其标，同时在治疗过程中注意顾护正气，调和气血，扶正祛邪，标本兼治。

一、攻逐泻肺法

肺癌胸腔积液为邪毒痰瘀结聚于肺，肺失宣肃，水停为饮所致，顽固难消，非重药峻剂难以取效，只要辨证准确，遵循个体化原则，掌握好药物的用法用量，同时注意中病即止，时时顾护胃气，可达到胸腔积液消退、正气不损的临床疗效。故奚教授治疗肺癌胸腔积液仿十枣汤之意，如《金匮要略》记载："病悬饮者，十枣汤主之。"常取芫花泻下逐水，配合椒目、泽漆之属，因其药性迅猛，采用醋制芫花，少量，加用大枣或适当延长煎煮时间以缓和药性，并嘱患者若大便超过 5 次即停用芫花。奚教授认为凡肺气壅实、饮留胸胁、痰涎壅盛之咳喘痰多、气急喘促、胸胁胀满、倚息不得卧者非泻不能治，泻即泻肺之重痰与水饮。除芫花以外，常用葶苈子、桑白皮、白芥子、冬瓜子、桃仁等，方如葶苈大枣泻肺汤、大陷胸丸，甚至加大黄以泻肺通腑，泻肺中痰饮。另外，选用半枝莲、白花蛇舌草、山慈姑等清热解毒之品，或蜂房、炮山甲等消肿通络止痛，直接针对胸腔积液根源，使邪毒去，癌毒清，水液输布恢复常态，胸腔积液吸收或减少，邪去正安。

二、温和法

饮为阴邪，遇寒则凝，得温则行，故奚教授宗仲景"病痰饮者，当以温药和之"的原则，通过温阳以化气，则饮易化且水易行，饮随水散。而且，奚教授认为，"肺为贮痰之器"，肺为娇脏，不耐寒热，喜润而恶燥，肺癌胸腔积液除了有饮邪，还有痰浊、瘀血和邪毒内阻，可兼有气阴两虚、痰热内蕴之象，因此治疗上当遵循"治上焦如雾"的原则，忌过于温热刚燥，重在"和"法。多予自行研制的复方薤白胶囊（薤白、瓜蒌、姜半夏、黄连），寓通于清，寓开于泄，加防己、黄芪或苓桂术甘汤等，达到辛开苦降、通阳泄浊、豁痰利气、化饮利水的功效。

三、扶正法

"饮入于胃，游溢精气，上输于脾，脾气散精，上归于肺，通调水道，下输膀胱，水精四布，五经并行"，言明机体内水液输布、排泄与肺、脾、肾三脏密切相关。此三脏之中，脾运失司，首当其冲。因脾所居为升降之枢，太阴脾土阳气易伤，加之肺癌患者素体虚弱，以及放疗、化疗等治疗手段易伤脾胃，脾阳受损，运化失司，则上不能输精以养肺，水谷精微不归正化，反为痰饮而干肺，下不能助肾以制水，水寒之气反伤肾阳，由此必致水液停聚中焦，流溢各处，波及五脏，因此，奚教授认为扶正法应当贯穿于治疗始终。奚教授常用太子参、黄芪、白术、山药、薏苡仁、陈皮、砂仁、炒谷、麦芽、神曲、炙鸡内金等健运脾胃，使患者纳食馨香；肺与大肠相表

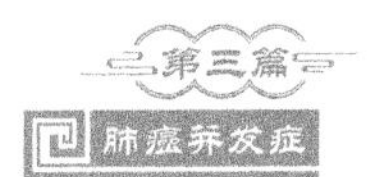

里，选用杏仁、桃仁、当归、瓜蒌仁等既可润肠通便，又可宣肺理气，使得肠腑通、肺气肃、气机顺达、邪有出路；气血亏虚者常用西洋参、黄芪、当归、阿胶或加服八珍颗粒以补气生血；肺肾两虚者，常用生脉饮、生熟地、山茱萸肉、黄精、补骨脂等；阳气不足者，可适当加用附片、干姜、细辛等。但奚教授强调扶正补虚时不要追求短期见效而使用大量温热或滋腻药物，应根据患者素体和阴阳偏盛偏衰，谨守病机，损其有余，补其不足，调和阴阳，以平为期。另外，肺癌胸腔积液患者内蓄之饮邪湿毒易阻遏气机，血行不畅而出现血瘀内阻，同时“血不利则为水”，两者相互影响，互为因果。奚教授常选用泽兰、益母草活血利水，或加用丹参、当归、桃仁一两味以活血通络，不主张用大剂量攻瘀破血之品，以防促进肿瘤生长与转移。奚教授充分吸收借鉴“孟河医派”的学术思想和临证经验，用药轻清简约，量少味轻，忌用大温大燥，遣药用量以脾胃能接受为度，主张脾宜升健，胃宜通降，宜补中寓泻，兼顾泻肺豁痰，以固本清源，临床取得良好的疗效。

【病案举例】

患者，女性，62岁。2013年2月17日初诊。主诉：右上肺腺癌术后24天。患者体检时发现右上肺、右肺门肿块，2013年1月23日在“江苏省某医院”行手术切除，后病理示肺腺癌。刻下：精神欠佳，胸闷气短，胸痛，盗汗，神疲乏力，动则气喘，纳便尚调，口干，舌质淡暗，苔淡黄腻，脉细弦滑。奚教授辨证为：肺肾两虚，痰瘀交结。拟方：西洋参4 g，葶苈子10 g，黄芪12 g，当归10 g，炙桑皮10 g，猪、茯苓各12 g，紫菀10 g，薏苡仁12 g，川贝3 g，黄芩10 g，紫丹参12 g，白花蛇舌草15 g，山慈姑10 g，桃、杏仁各8 g，甘草4 g。

14剂，水煎服，每日1剂。另：复方薤白胶囊0.35 g×4瓶，2.10 g/次，口服，每天3次；还少胶囊0.42 g×4瓶，2.10 g/次，口服，每天3次。

二诊：2013年3月4日，患者复查胸部示：右肺癌术后改变，右肺少许渗出，右上肺纤维化，右胸腔少量积液。因路途遥远，患者容易晕车，故来人索方，其子诉患者气喘有缓，咳痰量少，咳嗽不著，盗汗有缓，唯头晕，右胁肋疼痛，照片示舌质淡紫红，苔淡黄腻中裂。前方服用有效，且未见患者本人，故奚师仍以原方继服，前方去桃、杏仁，加熟地12 g、白术10 g、白芍10 g、枳实10 g，14剂，水煎服，每日1剂。同时复方薤白胶囊、还少胶囊继续服用。并嘱患者不适随诊。

三诊：2013 年 3 月 22 日，患者精神转振，体重增加，纳食尚可，头晕、动则气喘有缓未愈，唯仍胸胁后背疼痛，咳痰量少，口干不著，夜寐一般，舌质淡紫红，苔少，根黄垢腻，脉细滑。胸腔积液超声探查示：右侧胸腔中等量积液。故予以调整用药：西洋参 4 g，葶苈子 10 g，黄芪 12 g，当归 10 g，炙桑皮 10 g，猪、茯苓各 12 g，蛤蚧 0.25 对，薏苡仁 12 g，川贝 5 g，黄芩 10 g，紫丹参 12 g，白花蛇舌草 15 g，山慈姑 10 g，桃仁 8 g，芫花 6 g，甘草 4 g。7 剂，水煎服，每日 1 剂。

另：复方薤白胶囊 0.35 g×2 瓶，2.10 g/次，口服，每天 3 次；还少胶囊 0.42 g×2 瓶，2.10 g/次，口服，每天 3 次。

因芫花药性较猛，且与甘草同用，属“十八反”禁忌，故嘱患者视情况使用芫花，不适时随访。

四诊：2013 年 4 月 1 日，患者服上含芫花中药剂后，腹痛如绞，大便稀溏，故其后未再加用芫花，但 3 月 23 日至某医院复查胸腔超示：右侧胸腔微量积液。而患者右胁疼痛亦显缓，照片示舌质紫黯。故此次奚教授予以减去芫花，加生牡蛎 15 g，14 剂，水煎服，每日 1 剂。继续服用复方薤白胶囊、还少胶囊。

五诊：2013 年 4 月 20 日，患者家属来告，患者胸腔积液未反复，胸痛不著，纳食尚可，无特殊不适。故治疗未作大调整，将 2013 年 4 月 1 日方中川贝减至 3 g 继续巩固疗效。

现患者病情稳定，按时至门诊复诊，服益气化痰、抗癌解毒中药 1 年来，病情未再反复，亦未见肺癌复发。

按：恶性胸腔积液是肺癌晚期常见的并发症，预后欠佳。目前，西医治疗肺癌胸腔积液以胸腔穿刺或闭式引流为主，或辅以胸腔内注药，可迅速缓解胸腔积液，但胸腔积液容易反复，患者多无法耐受多次穿刺或胸腔给药带来的不良反应。近年来，中医药治疗恶性胸腔积液疗效日益显著，配合西医治疗可起减毒增效之功，可延长恶性胸腔积液复发时间并改善患者生存质量。

此例患者为肺腺癌术后，出现胸腔积液，初诊之时表现为肺肾两虚，痰瘀交结证，其中肺肾两虚为本，痰瘀互结为标，奚教授则先以西洋参、黄芪、当归、蛤蚧、熟地、白术、白芍、还少胶囊补益肺肾治其本，以葶苈子、炙桑皮、猪苓、茯苓、薏苡仁泻肺平喘、利水渗湿治其标，故患者精神转振，气喘有缓，盗汗、口干亦除，纳食有增。但随着胸腔积液进展，标实逐渐成为主要矛盾。《金匮要略》记载“病悬饮者，十枣汤主之”，奚教授认为，有其证，可用其药，且患者正气逐渐恢复，可耐受峻猛之剂，故取十枣汤之芫花加强攻逐水饮之效，同时奚教授认为此时芫花、甘草配伍相反相成，可产生较强功效，以愈沉疴痼疾。在使用时，同时嘱患者视病情使用芫花，如遇不适、腹泻不止则停用。《金匮要略》亦提出“病痰饮者，当以温药服之”，故在治疗患者时，始终以复方薤白胶囊通阳化气。患者服2013年3月22日所开中药2剂后，虽腹痛、腹泻，但胸腔积液超声显示为微量积液，故中病停用芫花，此后未再反复。

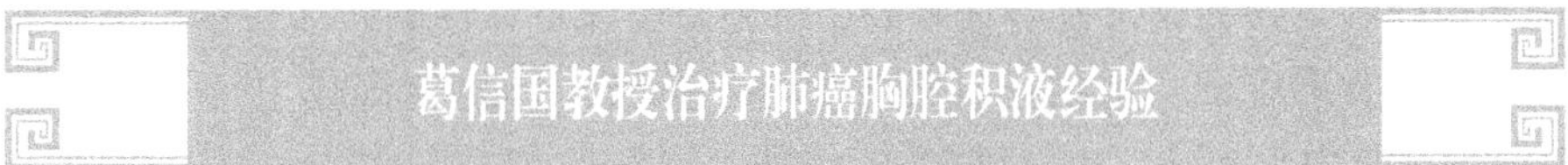

葛信国教授治疗肺癌胸腔积液经验

专家介绍：葛信国师从国医大师周仲瑛，从事临床40余年，积累了丰富的临床经验，在肺癌的诊疗方面颇有见地。其认为肺癌发病以正气亏虚为本，痰、瘀、郁、毒为标，因肺癌患者以气阴两虚型为多见，故治疗多以益气养阴、抗癌解毒为主，并始终遵循初、中、末3期分治原则，结合患者的具体情况，攻补兼施，实现癌症个体化治疗。此外，因“癌毒”胶着难解之性，葛教授善用虫类药以走窜入络，搜剔逐邪，并遵循“衰其大半而止”的原则，以防伤正。

葛教授在治疗肺癌并发恶性胸腔积液方面颇有心得，善用扶正逐饮法，并根据自己多年临床经验总结归纳出扶正逐饮方，处方如下：人参10 g，麦冬15 g，五味子10 g，陈皮10 g，白扁豆10 g，焦山楂10 g，炙鸡内金10 g，山慈姑15 g，浙贝母15 g，红豆杉15 g，石上柏20 g，石见穿20 g，蜈蚣3条，守宫6 g，猫人参30 g，葶苈子15 g。全方标本同治，扶正祛邪兼顾，使邪去而正安，临床疗效显著。

一、病因病机认识

肺癌并发恶性胸腔积液属中医“悬饮”范畴，多与肺、脾、肾、三焦功能失调、津液输布失常有关。葛教授认为本病是由于正气虚损，阴阳失调，肺卫功能低下，肺气阻遏，气滞血瘀，津聚痰凝，痰瘀互结日久所致，病位在胸胁，属肺、肾两虚证。但总体来说，饮停胸胁是本病核心。早期患者正气尚足，毒邪亢盛，正邪交争剧烈，治疗以扶正为主兼攻逐水饮。晚期患者以肺肾两虚为主，此时患者正气虚损，毒邪虽盛，但正邪斗争不激烈，治疗上以扶正为主兼以温化水饮。由于疾病从发生、发展到结局是一个动态的变化过程，患者在正气慢慢衰减过程中，会出现两种症状差异不明显的时候，治疗上要扶正祛邪兼施，不分主次。所以在临床具体治疗过程中，葛教授根据患者症状轻重主次的不同，因人而异，采取不同的治疗方法。

二、治疗经验

葛教授认为肺癌并发恶性胸腔积液患者早期以饮停胸胁证为主：晚期大多出现肺肾两虚证。药用：五味子 10 g，陈皮 10 g，白扁豆 10 g，焦山楂 10 g，炙鸡内金 10 g，山慈姑 15 g，浙贝母 15 g，红豆杉 15 g，石上柏 20 g，石见穿 20 g，蜈蚣 3 条，守宫 6 g，猫人参 30 g，葶苈子 15 g，全方标本同治，扶正祛邪兼顾，可益气祛邪而不伤正，使邪去而正安，临床疗效显著。

1. 攻逐水饮

肺癌胸腔积液患者早期痰饮壅盛，胸闷、咳喘症状较著，但此时患者正气尚足，可耐受攻伐，故葛教授多用葶苈大枣泻肺汤以泻肺行水，下气平喘，临床疗效确切。《金匮要略》云："支饮不得息，咳逆上气，喘鸣迫塞，喘不得卧，葶苈大枣泻肺汤主之。"喘咳不能卧，短气不足以息，皆水饮在肺之急证，故以葶苈大枣汤直泻肺水以治其标，缓其所苦。方中葶苈子苦寒以泻肺气，开结利水，使肺气通调，痰水俱下，则喘可平，饮可消。但又恐其性猛力峻，故佐以大枣之甘温安中而缓和药力，使祛邪而不伤正。此外，猫人参性寒味苦，归肺、胃经，具有清热解毒、祛风除湿的功效，葛教授喜用葶苈子配伍猫人参攻逐水饮治疗肺癌胸腔积液，疗效确切。

2. 扶助正气

葛教授认为肺癌发病以正虚为本，正如《黄帝内经》云："正气存内，邪不可干""邪之所凑，其气必虚"，故在遣方用药时始终将扶助正气贯穿于癌性胸腔积液治疗过程中，其自拟的扶正逐饮方更是如此。扶正逐饮方以人参、麦冬、五味子为君药，益气养阴，宗生脉饮之义。方中人参大补元气，并能止渴生津，麦冬甘寒养阴，清热生津，且润肺止咳，人参、麦冬相配，益气养阴之效益著。五味子酸收，配人参则补固正气，合麦冬则收敛阴津。三药相合，一补一润一敛，共成益气养阴、生津止渴、敛阴止汗之功。此外，方中还以陈皮、白扁豆、焦山楂、炙鸡内金为使药，消食健脾，以和胃气，培补后天之本，体现培土生金之意。方中除培元固本外，还配伍山慈姑、红豆杉、浙贝母、石见穿、石上柏、守宫、蜈蚣等抗肿瘤药物以清热解毒，抑瘤抗癌。

3. 随症加减

咳嗽、痰白、易咯者加桑白皮、枇杷叶。咳嗽、痰黏、难咳者加炒黄芩、桔梗、天竺黄。低热加地骨皮、银柴胡。胸胁疼痛者加延胡索、川楝子。口干者加玉竹、石斛、天花粉。纳食欠佳者加炒麦芽、沉香曲。下肢水肿者加车前草、泽泻。腹胀者加厚朴、枳壳。夜寐欠佳者加合欢皮、夜交藤、酸枣仁、黑豆衣。腰痛者加杜仲、桑寄生、断续。神疲乏力者加炙黄芪、仙鹤草、绞股蓝。皮肤瘙痒者加地锦草、地肤子、白鲜皮、牡丹皮。大便干结难解者加生白术、肉苁蓉。低烧者加广藿香、佩兰、银柴胡。血小板偏低者加女贞子、油松节。白细胞偏低者加生地榆。

【病案举例】

案一：患者，男性，66 岁。初诊日期：2016 年 9 月 12 日。主诉：胸闷气喘 1 月余。现病史：2016 年 8 月患者无明显诱因出现胸闷气短，动则尤甚，无明显咳嗽、咳痰，无恶寒发热，无心悸胸痛咯血，无双下肢水肿等症。患者 2016 年 9 月 12 日胸部 CT：左肺见大量胸腔积液，肺组织压缩至肺门处，左上肺见结节影，大小约 1.9 cm × 1.8 cm，边缘不光整，增强后可见强化。考虑左肺上叶恶性肿瘤，左侧大量胸腔积液，右肺多发转移。初诊见：患者消瘦，无咳嗽、咳痰，胸闷气短，胃纳欠佳，夜寐一般，不欲饮水，二便尚调，无腰背疼痛，无头昏脑胀。舌淡红，苔白，脉细。辨证：肺脾两虚，痰饮内停。治法：益气健脾，攻逐水饮。处方：人参 10 g，麦冬 15 g，五味子 10 g，陈皮 10 g，白扁豆 10 g，焦山楂 10 g，炙鸡内金 10 g，山慈姑 15 g，浙贝母 15 g，红豆杉 15 g，半枝莲 15 g，白花蛇舌草 30 g，猫人参 30 g，葶苈子 15 g，炙黄芪 30 g。10 剂，每日 1 剂，水煎服。

患者服药 2 个月后复查胸部 CT，左侧胸腔积液较前明显减少。

案 2：患者，男性，53 岁。初诊日期：2016 年 11 月 10 日。主诉：胸痛伴胸闷气喘 2 月余。现病史：2016 年 9 月患者无明显诱因出现胸痛，轻咳，少痰。2016 年 9 月 7 日胸部 CT：左肺上叶占位伴胸腔积液，肿块大小约

7 cm。初诊见：患者轻嗽，少痰，左侧胸胁疼痛，气急，动则尤甚，纳寐尚可，二便尚调，无腰背疼痛。舌淡暗，少苔，脉细弦。辨证：饮停胸胁。治法：攻逐水饮。处方：人参 10 g，麦冬 20 g，山慈姑 15 g，浙贝母 20 g，红豆杉 15 g，石上柏 20 g，石见穿 2 g，守宫 6 g，蜈蚣 3 g，枸杞 10 g，陈皮 10 g，炙鸡内金 10 g，焦山楂 10 g，六神曲 10 g，猫人参 30 g，葶苈子 15 g。10 剂，每日 1 剂，水煎服。

患者服药 2 个月后复查胸部 CT，胸腔积液消失。

按：恶性胸腔积液是肺癌晚期患者常见的并发症，以呼吸气促困难、胸闷、胸痛，甚则不能平卧为主要表现，严重影响患者的生活质量。目前，西医治疗肺癌合并恶性胸腔积液患者手段包括全身化疗、胸腔闭式引流、胸膜固定术等，但多属祛邪治标之法，易耗伤人体正气，使机体正气愈虚。

葛教授师承国医大师周仲瑛，补虚扶正是周老治疗恶性肿瘤的一大法则，正气亏虚，卫外不固，癌毒易于形成，致使机体正气亏耗，无力制约肿瘤的生长，且正气亏虚，卫外不固，一旦再次伤于水湿，则更易停蓄为病，从而形成恶性循环。因此，扶正是根本，可以达到延长生存时间、改善生活质量的目的。葛教授自拟扶正逐水方，方中结合现代药理研究成果使用抗肿瘤药物以清热解毒、抑瘤抗癌；其次注意顾护胃气，留得一分胃气，便存得一分生机；最后辨清疾病轻重缓急，“急则治标，缓则治本”，即正气未亏以攻逐水饮为主，病久正虚，以扶助正气为主。全方以扶正为本，逐饮为标，标本兼治，方证相合，可祛邪而不伤正，使邪去而正安，屡获良效。

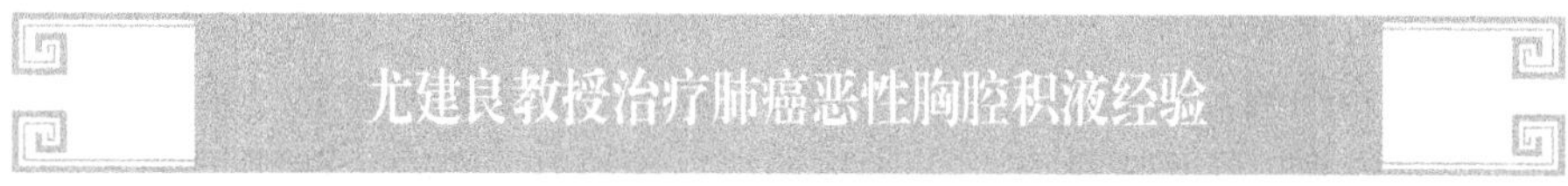

尤建良教授治疗肺癌恶性胸腔积液经验

专家介绍：尤建良是无锡市中医医院肿瘤科主任，南京中医药大学教授，硕士研究生导师，在治恶性肿瘤的临床工作中积累了丰富的经验，尤其擅长肺癌、乳腺癌、恶性淋巴瘤、白血病等，其运用“隧道抑癌疗法”控制癌症的生长、转移、复发，在临床实践中取得显著的疗效，其对肺癌恶性胸腔积液的诊治具有独到之处。

一、病因病机

恶性胸腔积液可归属于中医“悬饮”范畴，是肺癌晚期患者常见并发症之一，预后多不良。尤建良教授认为，癌性胸腔积液病机特点为本虚标实，其中本虚以肺、脾、肾三脏亏虚，气化失司为主，标实为水饮内停，痰气瘀毒内结。治疗当急则治其标，缓则治其本。尤教授根据辨证，从温药和之、祛邪抗癌、补虚扶正等方面入手，灵活选方，随症加减，以期缓解患者症状，改善生活质量，延长生存期。

二、治疗经验

1. “温药和之”以蠲饮

《金匮要略》云：“病痰饮者，当以温药和之。”饮为阴邪，遇寒则聚，得温则化，“如离照当空，则阴霾自散”。故尤教授治疗肺癌恶性胸腔积液遵循“温药和之”的原则，以温阳化饮贯穿饮证治疗的始终，以期水液代谢恢复，脏腑阴阳调和。临床遣方用药时多伍以肉桂、桂枝、附子等温化散结、化气利水以蠲饮。尤以脉象沉伏不显者，加附子以振奋脾肾阳气，增强逐水力度，用量在 12 ~ 20 g，以患者舌无麻感为度。然“肺为贮痰之器”，且为娇脏，不耐寒热，喜润而恶燥，故肺癌恶性胸腔积液患者除痰饮为患外，常兼夹痰气瘀毒，日久化热，易形成寒热虚实错杂之证。故不可拘泥于仲景之说而纯用温药，治当寒温并用，伍以瓜蒌、黄连以寓通于清、寓开于泄；并重在“和”法，佐以药性平和之品行消开导，以免一味壅补而助邪，过用刚燥而伐正，如辅以木香、砂仁、陈皮以行气，茯苓、薏苡仁以健脾利水，枸杞子以补肾，谷、麦芽以护胃。

2. “祛邪抗癌”以治因

（1）痰（饮）：肺癌恶性胸腔积液患者早期痰饮壅盛，常症见咳喘痰多，气急喘促，胸胁胀满，倚息不得卧，此时非泻不能治也，且患者尚能耐受攻伐，故尤教授主张泻肺之重痰与水饮，方选小陷胸汤（或苇茎汤）合或葶苈大枣泻肺汤加减。

（2）气：尤主任在临证时注意调肝行气之法。正如《证治要诀·停饮伏痰》言：“故善治痰者，不治痰而治气，气顺则一身之津液，亦随气而顺已。”常用八月札、郁金、绿萼梅、枳壳等以行气消水。若患者因胸膜增厚而出现以胸痛为主的症状时，可在胸腔积液控制后，加用郁金、延胡索、旋覆花、茜草根、丹参、川楝子等以行气化瘀、通络止痛。

（3）瘀：肺癌恶性胸腔积液患者内蓄之饮邪湿毒易阻遏气机，血行不畅而瘀阻。常症见胸胁刺痛，胸闷不舒，呼吸不畅，或有闷咳，面色晦暗，唇舌紫斑，脉涩，治宜祛瘀化饮。尤主任在用药上，鲜少选用三棱、莪术等破血之品，盖因此证多为晚期患者，正气衰弱而不耐攻伐，然破血攻瘀之品多有破气损正之弊，若用之，亦当参以大量养正之品方可。尤主任多选用泽泻、泽兰以逐瘀利水，或加用益母草、丹参、当归、桃仁一两味以活血通络，配合赤芍、白芍、郁金等平和之药，活血不伤正，养血不留瘀，血脉通利而积液渐消。如患者胸痛明显，则常用延胡索、徐长卿、制乳香、制没药等活血止痛。

（4）毒：肺癌为恶性胸腔积液之根源，乃以邪毒为患，故攻邪祛毒当贯穿治疗之始终。尤主任重视现代医学研究成果，擅于运用药理研究表明有抗癌作用的药物，如白花蛇舌草、半枝莲、半边莲、野荞麦根、石上柏、七叶一枝花、鱼腥草、龙葵、猫爪草、八月札、漏芦、天葵子等清热解毒，山慈姑、露蜂房、僵蚕、炮山甲等软坚散结、攻毒消肿，使邪毒去、癌毒清、病因除、隧道通，水液输布恢复常态，胸腔积液吸收或减少，邪去正安。

3. “补虚扶正”以治本

肺癌恶性胸腔积液虽以局部实证为主要表现，但它是因虚而实，局部为实，整体为虚，本虚标实之证。《素问》云：“正气存内，邪不可干；邪之所凑，其气必虚。”尤主任认为，临证时切不可单单着眼于局部之“实”，而忽视整体的“虚”。故常用黄芪、党参、白术、茯苓、薏苡仁、山药、熟地、天冬、麦冬、沙参、山茱萸、仙灵脾、补骨脂等补虚培元，调整脏腑，以杜绝水饮生成之源。如气血亏虚者，常用西洋参、黄芪、当归、阿胶或加服八珍颗粒以补气生血；肺脾气虚者，多采用防己黄芪汤加减，防己通利作用较强，配合黄芪与白术，既可利水消肿，又可补益脾肺之气以恢复正常的水液代谢；肺肾两虚者，常用生脉饮、生熟地、山茱萸、黄精、补骨脂等；阳气不足者，可适当加用附片、干姜、细辛等。此外，尤主任宗《脾胃论》中“内伤脾胃，百病由生”之旨，强调脾胃为后天之本，临证之时多用参苓白术散、平胃散等加减。同时，肺与大肠相表里，肺受邪毒，肃降失司，易出现大便秘结，尤主任常用甘缓润下药物，如麻仁、瓜蒌仁、当归、桃仁、肉苁蓉、柏子仁、杏仁等，再加少量行气药，如枳壳、厚朴、枳实等；数天不大便者，加用少量制大黄，使腑气通畅。

4. “标本缓急”分治之

肺癌恶性胸腔积液属本虚标实之证，在治疗过程中尤主任遵循“急则治标，缓则治本”的原则。当胸腔积液量大，患者喘憋症状严重时，当救急祛邪为要，可配合胸腔穿刺引流术及药物胸腔灌注以控制胸腔积液，也可根据患者体质，酌情选用十枣汤、控涎丹等峻剂攻下逐饮。待水饮渐去，病情稳定，则可根据辨证论治原则，从本论治或标本兼治，扶正祛邪并用。

【病案举例】

患者，女性，66 岁。2013 年 8 月 21 日初诊。主诉：反复胸闷、气急 2 年。病史：患者 2 年前无明显诱因出现胸闷、气急，咳嗽、咳痰，无痰血，偶感胸骨后隐痛，CT 检查提示右上肺近纵隔处占位，两肺转移，纵隔淋巴结转移，脑转移，右侧胸腔积液；支气管镜活检病理示腺癌；骨扫描示第 1、第 3、第 10 胸椎，第 4 腰椎，左侧耻骨联合转移。先后行放、化疗、分子靶向治疗、生物治疗及胸腔穿刺引流术等。就诊时：患者胸闷气急，咳嗽少痰，痰色白质黏，不易咳出，乏力纳差，胃脘痞胀，无头痛、呕吐，腰背部疼痛不显，夜寐欠安，大便尚调，小便量偏少，双下肢中度水肿。舌淡红，苔白腻，脉细滑。既往有高血压病、房性期前收缩病史。B 超示：右胸腔见无回声区，透声欠佳，最大范围约 122 mm × 78 mm，左胸腔见无回声区，透声欠佳，最大范围约 95 mm × 61 mm。辨证：肺脾两虚，痰饮内停，湿毒内蕴。治法：益气健脾，利水化饮，肃肺解毒。处方：黄芪 30 g，党参 15 g，炒白术 15 g，茯苓 30 g，生薏苡仁 30 g，姜半夏 5 g，陈皮 5 g，桔梗 5 g，杏仁 10 g，枇杷叶 10 g，莱菔子 10 g，桑皮 10 g，象贝母 10 g，瓜蒌皮 10 g，仙灵脾 15 g，葶苈子 30 g，泽泻 15 g，车前子 15 g，石见穿 30 g，白花蛇舌草 30 g，甘草 3 g，大枣 6 枚。每日 1 剂，水煎服，早晚分服。

2013 年 8 月 28 日二诊：胸闷、气急较前减轻，咳嗽，痰中带血，吸气时胸胁部疼痛，胃纳改善，小便量可，双下肢水肿减轻。B 超示：右胸腔见无回声区，透声欠佳，最大范围约 98 mm × 57 mm，左胸腔见无回声区，透声欠佳，最大范围约 67 mm × 39 mm，提示胸腔积液较前减少。继以上方加仙鹤草 30 g、茜草根 30 g 以凉血止血，加延胡索 10 g、川楝子 10 g 以疏肝理气，如法续服。

2013 年 9 月 11 日三诊：咳嗽间作，咯痰不多，痰血已止，胸胁部疼痛不显，胃纳亦增，夜寐改善，午后双下肢轻度水肿，夜半口干，偶感头晕，舌质偏红，苔薄少有裂纹，脉细滑。在原方基础上，加黄精 10 g、玄参 10 g、麦冬 10 g 以养阴生津，加川芎 10 g 以活血行气，并巩固疗效。患者以前方为基础加减，如酌加石菖蒲以开窍醒神，杜仲、牛膝以补肝肾、强筋骨等。

服药 2 个月后，2013 年 11 月 13 日复诊：胸闷、气急缓解，偶有咳嗽，痰易咳出，劳累后双下肢稍肿，乏力减轻，胃纳可，二便调。复查提示肿瘤病灶稳定，胸腔积液较前明显吸收。此后治宗原法，随症加减。

按：患者侯某本已年老体弱，肺脾气虚，先后经放、化疗、分子靶向治疗、生物治疗及胸腔穿刺引流术等祛邪治标之法，正气愈虚，故就诊时症见：胸闷气急，咳嗽少痰，痰色白质黏，不易咳出，乏力纳差，胃脘痞胀，无头痛呕吐，腰背部疼痛不显，夜寐欠安，大便尚调，小便量偏少，双下肢中度水肿。舌淡红，苔白腻，脉细滑。中医辨证属肺脾两虚，痰饮内停，湿毒内蕴，治以益气健脾，利水化饮，肃肺解毒。尤教授以黄芪、党参相配补脾益肺，补虚扶正，使饮生无源。方中桔梗宣肺祛痰利咽，杏仁、枇杷叶、莱菔子降气化痰止咳平喘，一宣一降，协调恢复肺宣发肃降功能。辅以桑皮泻肺平喘、利水消肿，象贝母、瓜蒌皮清热化痰、宽胸散结。脾主运化水湿，喜燥恶湿，以炒白术、茯苓、薏苡仁健脾渗湿，化痰利水；辅以半夏、陈皮理气健脾、燥湿化痰。脾为后天之本，肾为先天之本，此外饮为阴邪，故在健脾同时，配伍仙灵脾补肾阳、祛风湿。葶苈子辛苦而寒，泻肺而下气，行水而消痰；泽泻、车前子清热解毒、利水渗湿；三药合用，泻肺利水。以石见穿、白花蛇舌草等清热解毒、化痰散结、抗肿瘤。甘草、大枣以缓和药性、调和诸药为主，兼顾补脾益气、清热解毒、祛痰止咳。全方用药，扶正祛邪，标本兼治；甘温健脾温肾以化饮，辛开苦降泄肺以利水。药证相合，故该晚期肺癌患者服药后恶性胸腔积液得以控制。

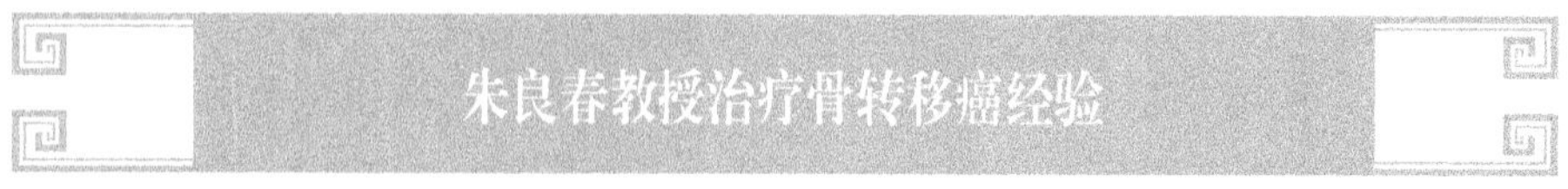

朱良春教授治疗骨转移癌经验

专家介绍：已故首届国医大师朱良春，主任医师，教授，博士生导师，历任南通市中医院院长。从事临床工作 70 余年，擅长用虫类药治疗疑难杂症，被称为“风湿病泰斗”“虫类药学家”“五毒医生”“南朱北焦”等美誉；是继明代李时珍《本草纲目》后，最系统及详细地把临床应用虫类药成册的第一人。先后研制了“益肾蠲痹丸”“复肝丸”等经验方，疗效显著。

骨转移瘤是晚期肺癌的常见并发症，发生率为30%～40%，多由肿瘤细胞血行播散而来，脊柱、骨盆和长骨干骺端是好发部位，下肢多于上肢，并常为多发，极少为单发，能够导致疼痛、病理性骨折、高钙血症、脊髓压迫等一系列骨相关事件。首届国医大师朱良春作为我国著名临床中医学家，善治肿瘤等各类疑难杂症，对于肺癌骨转移的治疗临床确有疗效，其对骨转移病机、治法、用药的认识散见于《朱良春医集》等论著及期刊论文之中，尚未进行系统归纳与总结，现将朱老治疗骨转移的临证经验总结如下。

1. 扶正与祛邪并举治疗骨转移

朱老认为肺癌的发生不外乎内因和外因共同作用的结果，人体先天不足、肾精亏虚为根本，又因吸烟、空气污染等不良因素长期刺激造成肺癌的发生。在辨证论治方面强调扶正与祛邪并重的思想。肿瘤早期应当以祛邪为主，佐以扶正；中期则攻补兼施；晚期则以扶正为主，佐以祛邪。由于我国肺癌患者确诊时多为中晚期，故需攻邪不伤正，时刻注意阴阳气血之调节，尤应侧重补脾益肾，方可缓解症情，延长生存期。肺癌为“内有有形之积”，故而出现咳嗽、出血、发热等症状，临床当以清泻热毒、涤痰散结、化瘀软坚为治法，达到祛除有形之实邪，控制和延缓肿瘤生长的进程；在攻邪的同时，根据患者阴阳气血的偏虚，予以调补，改善机体的一般状态，临床以滋养阴血、温补阳气、补脾建中为具体治法。扶正与祛邪二者相辅相成、协同而统一，扶正改善机体状态，为攻伐癌邪提供条件；而祛邪即可抑制有形之实邪，又可保护人体正气。基于扶正与祛邪的思想，朱老提出扶正消癥法治疗肺癌，并拟定“扶正消癥方”（组方：黄芪、仙鹤草、莪术、守宫、僵蚕、龙葵、白花蛇舌草、白毛藤、半枝莲、甘草）治疗恶性肿瘤并取得良好疗效。而在骨转移方面，朱老亦紧抓“正虚”“邪实”两端。所谓“久病及肾”“久病多虚”，虚则骨髓筋脉失去濡养，以肾精亏虚为根本；在邪实方面，朱老认为“在脏在骨者多阴毒”“久病必瘀”“久痛入络”“顽疾必兼痰和瘀”等，故癌邪侵犯骨及骨髓，产生痰、瘀等病理产物，留滞筋骨肌肉之间、胶着难去，脉络瘀滞不通，加之正虚不荣，发生以疼痛为主要表现的骨转移。朱老针对肾虚与痰瘀夹杂的病理状态，认为须标本兼治，化痰、散结、温阳、通络四法合用，拟定“仙龙定痛饮”（组方：制南星、补骨脂、骨碎补、仙灵脾、全蝎、地龙）治疗 32 例骨转移疼痛患者，结果发现治疗骨转移疼痛疗效显著，减少止痛药的临床使用剂量，减少阿片类药物不良反应的发生，明显提高了患者的生存质量。

2. 强调骨转移辨证与辨病的结合

朱老在 20 世纪 60 年代便首次提出“辨证与辨病结合”的原则，强调辨证是根本，辨病是参考。朱老指出中医的“辨证论治”是针对机体各个部分及整体的主要功能状态与病理活动，从阴阳消长、五行生克制化的规律中，运用四诊八纲的方法归纳分析，提出综合治疗的措施；而西医更加强调辨病，即通过现代医学手段寻找疾病的根源，两者各有其优缺点，比如中医单纯辨证易出现误诊、漏诊等情况导致病情的耽误，西医的辨病则有限于医学水平，会忽悠部分治疗手段的有效性，故朱老认为辨证与辨病结合是重要的，但其应有偏重，当以辨证为根本，辨病为参考，中医的诊断实际上主要还是辨证诊断，即“定病位、定病性、定病因、定病势”，为临床用药提供依据。从骨转移的治疗过程中同样验证了该点，在以下 3 个方面探索骨转移治疗中辨证与辨病结合的重要性。

（1）有利于骨转移的早期预防，即“上工治未病”：在肺癌、乳腺癌等尚未发生骨转移的阶段，由于先天禀赋不足、癌邪损五脏之精及消耗人体气血等原因相互影响使人体肾精亏虚、骨髓不充与骨质不坚，出现腰背部疼痛、无力，这是发生骨转移的前期表现，通过早期的辨证，可运用补骨脂、骨碎补等温补肾阳之品延缓骨转移的发生，现代医学亦证明未发生骨转移时，肿瘤原发灶与骨微环境存在相互调控的关系，骨中骨钙素阳性的成骨细胞能够促进肿瘤原发灶的生长，而该阶段尚无法进行骨转移的辨病。

（2）避免疾病早期的误诊、漏诊：在临床上，部分年轻肿瘤患者以全身游走性疼痛为首发症状，而无其他肿瘤相关症状，难以和痹症等进行区分，在这种情况下单纯辨证会有误诊的风险，导致病情耽误，故须做到辨证与辨病的结合。

（3）指导临床用药：在辨证论治的基础，朱老常加用辨病的方式调整临床用药，肺癌骨转移患者病变部位在肺和肾脏，常用金荞麦、鱼腥草、守宫、蜂房、干蟾皮、穿山龙、补骨脂、仙灵脾等；乳腺癌骨转移患者，多兼有肝郁不舒的表现并以血为本，临床多用元参、生牡蛎、夏枯草、紫背天葵、僵蚕、绿萼梅之品，骨转移疼痛剧烈者，常加用或加大剂量制南星、补骨脂、骨碎补等止痛效果好的药物。

3. 重视“肾”在骨转移中的作用

朱老在恶性肿瘤的治疗过程中重视补肾的重要性，指出“久病多虚，久病多瘀，久痛入络，久必及肾”和“穷必及肾”的观点，反映在临床过程中晚期肿瘤患者必有肉消骨剔、腰膝酸软疼痛、无力等命门火衰的表现，更甚者因肾精亏、髓不充、骨不坚，癌邪侵袭而发生骨转移，产生痰、瘀等病理产物。朱老强调命门的真阳是人体一切功能活动的动力，命门真阳充实则五脏六腑的功能得以正常运转，倘若命门火衰、真阳不振，则会出现一派阳虚征象，而且影响肿瘤的整体病情进展。故《石室秘录》指出：“命门者，先天之火也，心得命门而神有主，始可应物；肝得命门而谋虑；胆得命门而决断；胃得命门而能受纳；脾得命门而能转输；肺得命门而治节；大肠得命门而传导；小肠得命门而布化；肾得命门而作强；三焦得命门而决渎；膀胱得命门而收藏；无不借命门之火以温养之。”朱老在临床中重视“阴阳互根”的思想，强调壮大命门之火的重要性，在祛邪的同时，常补肾阳、益肾阴、填精髓，提出培补肾阳的治法，调和阴阳，达到水火既济的状态，故在恶性肿瘤等慢性久病的治疗过程中培补肾阳法往往能起到比较显著的作用。朱老治疗肿瘤和骨转移时，肾阳不足者常选用仙灵脾、仙茅、蜂房、肉苁蓉、补骨脂、骨碎补等温肾壮阳之品；真阴不足者常须用生地黄、女贞子、旱莲草、枸杞子、制黄精等滋阴之品。此外，朱老善用“仙灵脾—仙茅”治疗肾阳不足的慢性久病患者，指出“仙灵脾—仙茅”在临床应用中无任何不良反应，凡肾阳不足者服用后精神爽振、食欲增加，而无附子、肉桂等温热药易引起燥亢现象，其中仙茅虽温，而无发扬之气，长于闭精、短于动火，一般用药 20 g 内未见任何毒副反应。

朱良春教授治疗骨转移善用止痛药和虫类药经验

专家介绍：已故首届国医大师朱良春，主任医师，教授，博士生导师，历任南通市中医院院长。从事临床工作 70 余年，擅长用虫类药治疗疑难杂症，被称为“风湿病泰斗”“虫类药学家”“五毒医生”“南朱北焦”等。是继明代李时珍《本草纲目》后，最系统及详细地把临床应用虫类药成册的第一人。先后研制了“益肾蠲痹丸”“复肝丸”等经验方，疗效显著。

1. 善用止痛药治疗骨转移

朱良春教授擅长运用虫类药治疗痹证及各类疑难杂症，指出疼痛是临床的主要症状之一。参照朱老治疗肿瘤及痹证经验，将骨转移和肺癌晚期痛症归纳为风痛、寒痛、热痛、湿痛、瘀痛、虚痛六种；将虫类药依据功效的不同总结为 13 类，这对临床用药具有指导意义，治疗骨转移“六痛”用药，现阐述如下。

风痛：其疼痛因“风者善行数变”的特点，故表现为游走性、痛无定处，人体躯干、肢体游走性疼痛可为肺癌伴骨转移患者的首发症状，祛风通络以止痛为其正治。在临床辨证过程中，轻者可加用独活或海风藤，重者可选用蕲蛇。《本草正义》指出：“独活为祛风通络之主药……故为风痹痿软诸大证，必不可少之药”，现代药理亦证实本品确有镇痛、抗感染、镇静、催眠之功效，用量在 20 ~ 30 g 为佳，但阴虚血燥者慎用，或加当归、生地等养阴生津之品；海风藤善解游走性疼痛，用量在 30 ~ 45 g；而在蕲蛇方面，《玉楸药解》指出“通关透节，泄湿祛风”，本品透骨搜风之力最强，乃“截风要药”，不仅善于祛风镇痛，而且对拘挛、抽搐、麻木等症有缓解改善作用。以散剂效佳，每次 2 g，每日 2 次，如入煎剂需用 10 g。

寒痛：因肾虚感寒邪，内阻经脉而致疼痛，腰背部疼痛、畏寒，受寒加剧，得温稍舒。因“寒性凝滞”，其疼痛较剧烈，治宜温经散寒。朱老指出川乌、草乌、附子、细辛乃辛温大热之品，善于温经散寒，宣通痹闭，而解寒凝。川乌、草乌、附子均含乌头碱，有大毒，一般多制用，每日 15 ~ 30 g；生者应酌减其量，并先煎 1 小时，以减其毒。细辛可用 8 ~ 15 g，有人曾报道用 60 ~ 120 g，未见毒副作用，可能与地域、气候、体质有关，仍宜慎重为是。

湿痛：在骨转移患者中，湿痛相对于其他性质疼痛较少见，表现为痛处有重着之感，肌肤麻木。治当健脾化湿，参用温阳之品。湿去络通，其痛自已。用药生白术、苍术、熟苡仁、制附子等，具有佳效；或用钻地风、千年健各 30 g，善祛风渗湿，疏通经脉，以止疼痛。

热痛：多见体质壮实患者，因癌邪郁已久而化热，表现为局部肿痛、皮温高，得凉稍舒，伴见发热、口干、苔黄、脉数等一派热象，常用白虎加桂枝汤随症加减，热甚者加寒水石、黄芩和龙胆草，痛甚者加延胡索、六轴子。六轴子尤善定痛，有剧毒，善于祛风止痛、散瘀消肿，临床用药宜谨慎，成人煎剂每日 1.5～3 g；方中应用寒水石，可加速疗效，入肾走血，具有清热降火、消肿的功效。常规用药收效不著时，加用羚羊角粉 0.6 g，可以奏效，或用山羊角或水牛角 30 g 代替。局部红肿热痛，如仍不解者，可服用"犀黄丸"。同时外用"芙黄散"（生大黄、芙蓉叶等分研细末）以冷茶汁调如糊状外敷患处，或用透骨草外敷亦佳，可以加速消肿止痛，缩短疗程。

瘀痛：骨转移疼痛者多痛有定处，肢体功能障碍，缠绵不愈，多因癌邪瘀滞于骨，气血胶结凝滞，即叶天士所云"络瘀则痛"。朱老指出瘀痛常规用药恒难奏效，必须采取透骨搜络、涤痰化瘀之品，始可搜剔深入经隧骨骱之痰瘀，以蠲肿痛。首选药品，则以蜈蚣、全蝎、水蛭、僵蚕、天南星、白芥子之属为佳，其中虫类药之殊效已被广泛认知，唯天南星之功尚需说明。生天南星苦、辛，温，有毒，制则毒减，能燥湿化痰、祛风定惊、消肿散结，专走经络，善止骨痛，《神农本草经》指出其具有"治筋痿拘缓"的功效。在剂量上，朱老指出制天南星剂量增加至 30 g 时才显现出治疗骨痛的作用，加量至 50 g 左右时治疗兼夹痰瘀的骨骼关节疼痛的效果特别显著。

虚痛：骨转移疼痛可以虚证为主，兼夹痰凝、血瘀等病理产物，表现为腰背部隐痛、酸软、乏力、肢体痿软等肾虚或气血两虚的证候，或有畏寒、肢体不温、五心烦热、盗汗等症状，朱老强调辨证当分清阴阳，阳虚则以补骨脂、骨碎补、仙灵脾、鹿角片、鹿角胶、龟板胶等益肾壮督；阴虚则以六味地黄丸为底方，辅之以制南星、地龙、全蝎以化痰化瘀通络。

2. 善用虫类药治疗骨转移

朱老作为虫类药物学家，指出中药的虫类药指血肉有情之品，并非只指昆虫类药物，擅长利用虫类药治疗各类疑难杂症，同样虫类药在骨转移治疗中具有较大的用武之地。朱老根据虫类药的功效将其分类整理如下。①攻坚破积：虫类药具有攻坚破积或软坚散结的作用，如守宫、全蝎、蜈蚣，治疗肺癌；②活血祛瘀：虫类药飞灵走窜，具有搜剔络中瘀血的功效，如水蛭、地鳖虫、鼠妇，善于消瘀破结，活血而止痛。鼠妇，又名西瓜虫，味咸，性凉，具有破瘀消癥、解毒止痛之功效，朱老一般用 30～40 g 治疗肿瘤疼痛；③壮阳益肾：部分虫类药甘、咸，性温，或为血肉有情之品，能够温补肾阳、强健筋骨，在骨转移治疗中广泛应用，如蜂房、鹿茸、紫河车等。《名医别录》指出蜂房能"治恶疽、附骨痈，根在脏腑"，味甘、咸，性平，有温肺补肾、祛风止痛、攻毒消肿的功效，常治疗肺癌、骨转移、乳腺癌等，是朱老常用虫类药之一；④补益培本：诸虚之中，惟阴阳为甚，须用补益培本虫类药长期调养，如补益肾气之蛤蚧、紫河车，滋补肾阴之龟板；⑤搜风解毒：爬行虫类性善走窜，长于治风，具有搜风通络、解毒止痛之功效，如乌梢蛇、全蝎治疗风痹；⑥利水通淋：蟋蟀、蝼蛄治疗水肿；⑦化痰愈痴：穿山甲、地龙破瘀化痰，治疗老年性痴呆；⑧清热解毒：白僵蚕、熊胆治疗热毒壅盛之证；⑨消痈散肿：如守宫治淋巴结核等；⑩开窍慧脑：如麝香、牛黄等祛瘀化浊、开窍慧脑，治疗癫痫等；⑪行气和血：如乌龙丸中用九香虫行气和血止痛；⑫宣风泄热：如升降散中用僵蚕、蝉蜕治疗温热病；⑬收敛生肌：如《普济方》治诸疮，屡用五倍子；⑭息风定惊：如水牛角、牛黄等治疗急慢惊风、抽搐等。在 14 类功效中，具有攻坚破积、活血祛瘀、壮阳益肾、补益培本等功效的虫类药物常用于恶性肿瘤及骨转移的治疗，部分药物功效单一，但亦有多种功效同在的药物，如朱老认为全蝎、蜈蚣乃血肉有情之品，既可消坚破结、解毒化瘀，在攻伐的同时亦有提高机体免疫力、强壮身体的功效，能止草木之药难以治疗的顽痛，善治骨转移之疼痛。在运用虫类药治疗骨转移的同时，朱老常把虫类药与补益药配伍应用以抑其偏性，如攻坚破积类药与黄芪、党参补气之品合用，壮阳益肾之品与补骨脂、淫羊藿植物药合用。此外，应谨防患者对虫类药的过敏现象，朱老指出首次应用动物药时药性宜缓、药味宜少、剂量宜小，可添徐长卿防过敏。朱老拟定蛇蝎散治疗癌性疼痛，蛇蝎散由全蝎、金钱白花蛇、六轴子、炙蜈蚣、钩藤组成，具有镇痛解痉、消瘀化癥的功效。

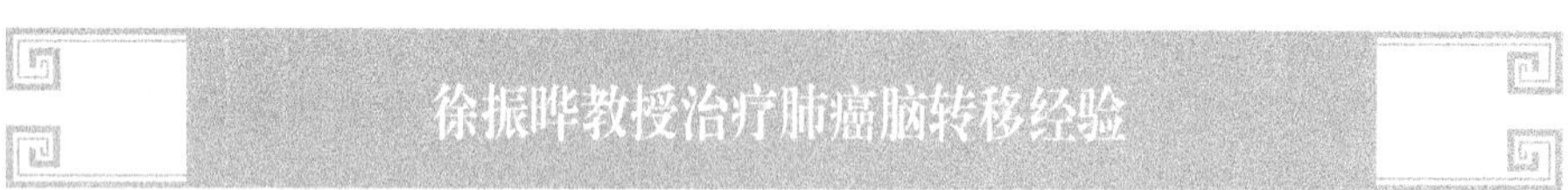

徐振晔教授治疗肺癌脑转移经验

专家介绍：徐振晔是世界中医药联合会中医肿瘤协会理事，国家中医药管理局中医肿瘤重点专科学术带头人，国家教育部重点学科中医内科（肿瘤）学术带头人，博士研究生导师，博士后流动站指导老师。其从事中医中药治疗恶性肿瘤临床与实验研究工作 30 年，有丰富的临床经验和较深的造诣，特别是运用中医扶正法，攻补兼施、阴阳平衡法治疗恶性肿瘤，取得了明显的临床疗效。

肺癌是最常见的恶性肿瘤之一，我国城市肺癌发病率已居常见恶性肿瘤首位。肺癌发生脑转移的概率高达25.4%~65.0%，颅内为肺癌最为常见的转移部位，而肺癌脑转移未经治疗造成颅内灶进行性发展者生存期仅为1~2个月。现代医学对肺癌脑转移的治疗进行了大量探索和总结，目前主要治疗手段有手术、化疗、放疗、对症治疗等，但由于肺癌脑转移的病理机制尚未完全明确，且脑转移瘤患者多属于Ⅳ期，目前对肺癌脑转移尚未形成标准的诊疗规范。中医药辨证施治能提高肺癌脑转移的治疗率，减轻症状，延长生存期，且中药治疗毒副作用少，易为患者所接受，具有一定的优势。徐振晔教授应用补阳还五汤治疗肺癌脑转移，或单纯中药治疗，或配合西药治疗，取得了良好的效果，现将徐振晔教授治疗肺癌脑转移经验总结如下。

一、对肺癌脑转移的认识

肺癌脑转移的途径主要是经血液循环转移。癌细胞经肺静脉进入体循环，再经颈动脉或椎底动脉上行到脑组织后形成转移灶。肺癌脑转移发生率较高，这是因为在肺血管与椎静脉之间有吻合支，肺癌的癌细胞栓子进入静脉后可经体循环直接进入颅内，而其他部位癌肿的癌细胞栓子必须先经过肺毛细血管方可进入体循环到达脑部，所以肺癌最易发生脑转移。肺癌脑转移的症状及体征可呈多样化，其中最常见的可表现为酷似“中风”之神经系统症状，另外也可表现为颅内高压症状，出现剧烈头痛、呕吐等，或表现为癫病发作。

我国古代文献中无脑肿瘤或脑转移瘤的明确记载，但已散在地提到一些主要症状。如《灵枢·厥病篇》指出：“真头痛、头痛甚，脑尽痛，手足寒至节，死不治。”由于肺癌脑转移患者常出现头痛、呕吐、视力障碍、偏瘫等定位体征，故又属于中医学的头痛、呕吐、厥逆、中风、偏枯等范畴。

二、气虚血瘀是本病的主要病机

徐振晔教授认为，气虚血瘀是本病的主要病机。“元气既虚，不能达于血管，血管无气，必停留而瘀”，形成气虚为本、血瘀为标的病因病机变化。

1. 正气亏虚为其本

气是人体一切生命活动的物质基础，亦是濡养大脑的物质基础，其中尤以肺气最为重要。脑位于人体之首，全赖清气的升腾。自然界的清气通过肺的宣发上升至脑，维持大脑本身的营养和支配全身活动的需要。若肺脏受损，功能障碍，清气不能升华充脑，可出现脑气不足之证候。《灵枢·口问》云："上气不足，脑为之不满，耳为之苦鸣，目为之眩。"另外，中医学认为脑为元神之府，头为五阳之会，五脏精华之血、六腑清阳之气和十二经脉之精气皆会于此。所以脑部患肿瘤很易损伤正气，同样会出现脑气不足之象。

2. 瘀血内停为其标

气为血之帅，气有推动血液运行的功能。如果气虚无力推动血液运行，则营脉阻塞，瘀血内阻。瘀血阻滞经络，可出现皮肤青紫、舌紫黯、瘀斑、瘀点。瘀血积聚日久，可形成肿块硬结，痛点固定。瘀阻于肢体肌肤局部，经隧不通，可见肢体麻木疼痛，甚至瘫痪。瘀不去则新血难于流通而使脑失所养愈虚。血瘀日久，气血更虚。总之，"气有虚实，血有亏瘀"，气虚是形成血瘀的重要条件，血瘀是促进病情发展的重要原因。

三、谨守病机，组方用药

1. 益气活血，化瘀通络，补阳还五汤建殊功

由于肺癌脑转移之病位在脑，病因病理以虚、瘀为主，因此治疗的重点应在益气活血、化瘀通络。徐教授经常运用补阳还五汤治疗肺癌脑转移。补阳还五汤出自清代王清任的《医林改错》，由黄芪、当归尾、川芎、赤芍、桃仁、红花、地龙等组成，功能补气活血、化瘀通络，是将补气和活血化瘀结合运用的典范。方中重用黄芪取其大补肺气，使气旺以推动血液运行，化瘀而不伤正，并助诸药之力，通过补气以鼓舞血液运行，从而达到祛瘀通络之目的，是为治本，为主药；当归活血化瘀，有化瘀而不伤血之妙，为辅药；川芎助当归活血祛瘀，地龙活血通经，均为佐使药，在补气的基础上活血化瘀以通经络，是为治标。合而成方，标本兼顾，有使气旺血行，瘀去络通，诸症自可渐愈之效。观本方是从调理机体的气血出发，使气血畅行，扶正祛邪，从而可取得良好的临床效果。临证之时，徐教授在方中重用生黄芪60 g，甚至达90 g，以益气行血托毒。活血药除当归一味外，常喜欢用炙蜈蚣化瘀通络止痛，取代桃仁、赤芍、红花，主要用于间叶组织与神经组织肿瘤。蜈蚣有息风止痉、解毒散结、通络止痛的功能，传统用于急、慢惊风、中风、癫病、破伤风、疮疡肿毒、风湿痹痛。如《医林纂要·药性》指出："入肝祛风，入心散瘀，旁达经络，去毒杀虫。"炙蜈蚣性味辛温，虫类搜

剔，性善走窜，擅能通经络，与川芎、地龙、僵蚕等同用，可增强活血通络止痛之效。《医学衷中参西录》有云："蜈蚣走窜之力最速，内而脏腑，外而经络，凡气血凝聚之处皆能开之。"如此补气与活血并用，"能使周身之气通而不滞，血活而不瘀，气运血活，何患疾病不除?"在临床应用中能明显提高患者生存质量，改善临床症状。

2. 圆机活法，补气并用补肾

中医学认为肾主藏精，精生髓，精髓居于骨中，上充于脑以维持正常的生理活动，所以有"脑为髓海""诸髓者皆属于脑""肾主骨生髓通于脑"之说，这说明脑与肾的关系尤为密切。肾精充盈，髓海得养，脑的发育健全，则精力充沛、耳聪目明、思维敏捷、动作灵巧；若肾精亏少，脑髓不足，则可见头晕耳鸣、记忆力减退、思维迟钝、神情呆滞、步履不正等病变。故根据"补肾生精""补肾即补脑"等理论，在补气的同时十分注重运用补肾的方法。临床所见腰酸头晕、口干欲饮、舌质偏红苔少、脉细数者，多为肾阴亏虚，而在补阳还五汤的基础上加用生地黄、熟地黄、女贞子、天冬、麦冬等滋阴补肾、生津润燥之品；若见腰膝酸软、夜尿频、咳嗽喘促、怕冷泄泻、舌淡苔白、脉迟者，多为肾阳不足，则在该方的基础上加用补骨脂、淫羊藿、菟丝子等品以补肾壮阳。值得一提的是，徐教授补肾善于阴阳双补，临证所见年老体衰患者，病程日久，手术或多次放疗、化疗之后，动则气急，腰酸腿软，而偏阴偏阳症状不甚明显者，则辨证为肾精亏虚，选用黄精、山茱萸等以益肾填精、阴阳双补。

3. 强调辨证与辨病、扶正与攻邪相结合

在辨证论治的基础上，徐教授深入研究了抗癌中药的药理作用和肿瘤病理学，根据肺癌脑转移病因病理特点，结合多年的临床经验，对肺癌脑转移患者，徐教授常应用蛇六谷、天葵子、生南星、重楼等软坚散结解毒之中药进行辨病治疗。蛇六谷，又名魔芋，是一种多年生草本天南星科植物，性寒、味平，入药可消肿去毒，主治痈疮、肿毒、瘰病等症，民间常用于治疗毒蛇咬伤、无名肿痛、疔疮、颈淋巴结核、乳痈、烫伤等。天葵子，又名千年老鼠屎、天葵根、紫青天葵子，为植物毛莨科天葵的块根，功能败毒抗癌、消肿化结。《增订治疗汇要》记载："能软坚。"上述两味药消肿解毒、化痰软坚作用较强，近年来用于治疗脑肿瘤，常常取得良好疗效。生南星内服以祛风痰为主。《本草求真》指出："南星专走经络，故中风麻痹亦得以为之向导。"《珍珠囊》亦有南星"去上焦痰及眩晕"之说。重楼为百合科多年生植物七叶一枝花或金钱重楼及数种同属植物的根茎，《本草纲目》有云：“凡惊痫、疟疾、瘰疬、痈肿者宜之”。重楼作为辨病治疗的基本抗癌药物之一，广泛应用于各种肿瘤，多入复方中应用，可用于治疗肺癌、脑肿瘤等。

4. 合理使用活血化瘀药

活血化瘀是治疗肿瘤的重要法则之一。临床运用活血化瘀药治疗肿瘤，可提高疗效，减少癌细胞转移，如丹参、川芎、红花、赤芍等，均有明显抗癌作用。活血化瘀药可提高肿瘤局部的血运及血内含氧量，从而调整和提高肿瘤组织对放射线或化疗药物的敏感性。另外，活血化瘀药还有抗感染、镇痛之效。有学者报道，地龙、丹参是放疗增敏剂，同时还能预防放射性肺炎的发生。但是另有一些实验发现活血化瘀药可促进实验动物的肿瘤转移。施用破血之品对肿瘤虽有消坚止痛作用，但破血之药能使瘀毒在脉络中随波助澜，应用过久，易导致肿瘤扩散或转移，预后不良。所以活血化瘀药在肿瘤治疗上的应用一直有争议。徐师认为血瘀证存在，应该选用活血化瘀药，剂量与药物的选用应视瘀血证的轻重，同时要与有效的抗肿瘤中药相结合，或与有增强肿瘤患者细胞免疫功能的中药结合使用，能够获得良好的治疗效果。因此，在临床应用活血化瘀药治疗肺癌脑转移患者时，注意严格掌握其剂量。

【病案举例】

案一：患者，女性，68 岁。2001 年 4 月 26 日初诊。右肺腺癌，骨转移，脑转移。$T_2N_2M_1$ Ⅳ期。外院给予紫杉醇及卡铂化疗 6 个疗程，头颅放疗 1 个疗程。初诊时患者两肺弥漫性结节灶，行走困难，左手不能抬举，头背窜痛，耳鸣，脚软，口干，怕热，纳呆，大便可，舌红苔少，脉细数。证属肾阴亏虚，气虚血瘀。治拟益气养精，化瘀通络，解毒消肿。药用：生黄芪 60 g，当归 9 g，地龙 30 g，丹参 10 g，炙蜈蚣 5 g，天葵子 30 g，蛇六谷 30 g，重楼 15 g，石菖蒲 12 g，生地黄 15 g，女贞子 15 g，黄精 30 g，山茱萸 9 g，知母 15 g，枸杞子 24 g，钩藤（后下）12 g，白芷 15 g，山药 15 g，鸡内金 15 g。

每日 1 剂，水煎服。连服上方 14 剂后，左手症状已有好转，握力有所增加，大便偏干。于上方中加入枳实 9 g，继服 14 剂后，诸症明显好转，能扶墙走路。遂继服十剂化裁，病情稳定好转。2002 年 4 月 15 日复查 MRI

示：肺癌脑转移，右枕叶结节较前缩小。

按：该患者为老年女性，年老体衰，正气亏虚，气虚无力推动血液运行，以致血液瘀滞，发为肺癌。患者年高肾亏，加之肺癌日久，耗气伤阴，“五脏之伤，穷必及肾”，久则肾阴亏虚，相火旺盛，耳鸣、脚软、口干、怕热、舌红苔少、脉细数皆为阴虚火旺之象；肾为先天之本，主藏精生髓，肾阴亏虚，髓海不足，无以充盈于脑，“邪之所凑，其气必虚”，日久瘀阻脑络，发为脑转移，则表现为行走困难、左手不能抬举、头背窜痛等。该患者为肾阴亏虚、气虚血瘀之证，治宜益气养精，化瘀通络，解毒消肿。方中重用生黄芪为君药，一则补气固表，以改善患者气虚乏力之状；二则与当归相伍，取当归补血汤之义，有形之血生于无形之气，用黄芪大补脾肺之气，以资化源，使气旺血生。生地黄、女贞子、黄精、山茱萸、枸杞子、山药、知母滋阴益肾，养精填髓，以治其本。丹参活血化瘀止痛；地龙、炙蜈蚣、钩藤通络止痛，攻毒散结；天葵子、重楼、蛇六谷清热解毒，消肿散结；石菖蒲开窍豁痰；诸药合用，以治其标。患者纳呆，以鸡内金消食健胃。枳实辛开苦降，破气消积以治便干。诸药合用，共奏益气养精，化瘀通络，解毒消肿之功，诸症好转，病灶缩小。

案二：患者，女性，42 岁。1997 年 4 月 23 日初诊。患者在 1996 年 9 月 4 日于某专科医院行左上肺叶切除术，术后病理示：腺癌，$pT_2N_1M_0R$（+）。术后化疗 4 次。1997 年 4 月 9 日复查头颅 CT 时发现右顶叶 0.8 cm × 0.8 cm 的转移灶，4 月 18 日行 γ－刀治疗，术后放疗 1 个疗程。就诊时患者右侧头痛、头晕，恶心，左上肢功能明显受限，时有抽搐，畏寒怕冷，夜尿频，大便不实，舌淡暗苔白，脉细。证属肾阳不足，气虚夹瘀。治拟益气温阳，化瘀通络，软坚散结。药用：生黄芪 60 g，当归 9 g，地龙 30 g，川芎 15 g，丹参 30 g，生南星 15 g，夏枯草 15 g，生牡蛎 30 g，羚羊角粉 0.6 g，补骨脂 15 g，淫羊霍 15 g，菟丝子 30 g，桂枝 9 g，生薏苡仁 30 g，陈皮 9 g，姜半夏 9 g，蒺藜 30 g，鸡内金 12 g，白扁豆 20 g。

每日 1 剂，水煎服。1 周后复诊，左侧肢体功能略为好转，抽搐发作减少。于上方中加入炙蜈蚣 2 条，鸡血藤 30 g，丹参用量加大至 60 g，继服 1 个月后，左上肢功能基本恢复正常，头晕头痛偶作，未见抽搐发作。遂继服上药化裁，增加解毒消肿抗癌中药。基本方为：生黄芪 60 g，当归 9 g，地龙 24 g，天葵子 30 g，蛇六谷 30 g，重楼 15 g，石见穿 30 g，蜂房 9 g，干蟾皮 9 g，炙蜈蚣 5 g，淫羊藿 15 g，补骨脂 15 g，熟地黄 15 g，山茱萸 9 g，炙穿山甲 10 g，鳖甲 9 g，黄精 30 g。

1998 年 8 月复查头颅 CT 示：肺癌脑转移，右顶叶转移灶 γ－刀治疗后，病灶及其周围水肿与前相仿，未见新病灶。现患者仍运用中医药治疗，诸恙尽除，脸色红润，工作家务一如常人。

按：患者中年女性，肺癌脑转移，属肺癌晚期。肺癌日久，母病及子，由肺及肾，损及肾阳，失于温煦，故出现畏寒肢冷；肾阳虚，气化失司，肾气不固，故夜尿频；肾阳不足，火不暖土，脾失健运，故大便不实；阳虚不能温运气血上养清窍，故头晕恶心。肾虚髓海空虚，脑髓失充，正气不足，邪之可干，日久瘀阻脑络，发为脑转移，故患者右侧头痛，左上肢功能明显受限，时有抽搐。舌淡暗苔白，脉细皆为肾阳不足之象。辨证为肾阳不足，气虚夹瘀证。治宜益气温阳，化瘀通络，软坚散结。方中重用生黄芪为君药，一则补气固表，以改善患者气虚乏力之状；二则与当归相伍，取当归补血汤之义，有形之血生于无形之气，用黄芪大补脾肺之气，以资化源，使气旺血生。淫羊藿、补骨脂、菟丝子补肾壮阳。川芎、丹参活血化瘀；地龙通络，羚羊角粉、生南星息风止痉；夏枯草、生牡蛎散结消肿；半夏、陈皮理气化痰；生薏苡仁、鸡内金、白扁豆消食健脾祛湿。诸药合用，扶正祛邪，标本兼顾。复诊予炙蜈蚣通络止痛；鸡血藤、丹参增加活血化瘀之功。三诊患者诸症好转，故予天葵子、蛇六谷、重楼、石见穿、蜂房、干蟾皮清热解毒，消肿散结以抗肿瘤；予熟地黄、山茱萸、炙鳖甲、黄精滋补肾阴，使祛邪而不伤正，诸恙尽除。

花宝金教授治疗肺癌癌性发热经验

专家介绍：花宝金是中国中医科学院广安门医院副院长，中国中医科学院肿瘤研究所副所长，全国中医临床优秀人才，主任医师，教授，博士后，博士研究生导师，主要研究方向为中医药防治肿瘤的研究，在临床中总结了大量中医药治疗肺癌及其并发症的经验。

癌性发热属于中医内伤发热的范畴，是肿瘤发生、发展致人体正气虚损，阴阳失调，痰毒湿郁而发热。其诊断主要是根据临床症状结合检验得出。其临床主要症状有：低热，一般在 38 ℃左右，多午后体温上升，夜间可自行汗出热退，神疲，乏力，纳差，喜冷恶热，同时有原发肿瘤的各种症状；临床检验一般白细胞升高不明显，抗生素治疗效果欠佳。长期低热对患者身体消耗极大，患者体力下降，食欲减退，免疫力下降，更加速肿瘤增长，加速死亡。因此，有效控制癌性发热对患者生存很有意义，解热镇痛药多应用于临床，但是此类药物易损伤脾胃，用后往往大汗淋漓，伤阴耗气，正气亦虚。

一、辨证要点

癌性发热的治疗重在辨证，一定要因证施治，方能取效。

1. 以“毒”“瘀”为中心

癌性发热患者临床可见气虚、阴虚、痰热等症状，癌性发热以“毒”“瘀”为中心，结合其他症状，综合辨证施治。即便如此，但其作为肿瘤晚期症状，离不开肿瘤的基本病因病机，中医认为肿瘤的发病是在各种内因、外因的作用下，气机郁滞，最后成瘀成毒结为硬块。治病必求于本，肿瘤各期治疗一定不能离开“毒”“瘀”的范畴。临床中常见到癌性发热的患者多面色晦暗无光泽，甚则肌肤甲错，舌暗红、苔厚腻，这些都是“毒”“瘀”的明证。癌性发热患者往往症状繁多，辨证复杂，医者容易重视其他症状而忽视了“毒”“瘀”的潜在表现。

2. 辨病与辨证相结合

癌性发热可出现于多种肿瘤病程中，强调癌性发热的治疗一定要辨证与辨病相结合。不同肿瘤的癌性发热，引经药与散结药的应用则有很大的差别，因此，癌性发热要辨证为主、辨病为先，在辨病的基础上辨证论治。不同类型肿瘤的发病经过各异，有的邪实为主，有的本虚是根。辨病为先指的是首先判断预期的病情发展，分清轻重缓急；辨证为主指的是组方用药要遵循理、法、方、药的原则。

二、治则治法

由于晚期肿瘤患者病机的复杂性，癌性发热患者的病机更加复杂，临床上往往将清热、透散、补虚、消积融为一体，全面调节，效果益佳。阳有余便为火，癌性发热患者是在整体虚证的基础上，局部的阳有余，因此，要清、补并用，补整体之虚，清局部之热；“透”即因势利导，给邪气以外出之路，热性外散，透法是清热剂的佐使，用药量宜轻、宜小；“消”即消病因之积，治病必求于本，癌性发热本于积，“消”法是关键之一。

三、辨证分型

在“毒”“瘀”病机的基础上，把癌性发热的患者分为以下几种常见证型。①热毒炽盛证：患者热象明显，恶热喜冷，常虚象不明显，多见于体质较好的年轻患者，选黄连解毒汤加味，常加用地骨皮、青蒿等透热药给蒸腾之热势以出路。②阴虚证：在癌性发热常见的症状基础上还出现如口干、口渴，盗汗、骨蒸等阴性症状，多为长期癌性发热的表现，方选清骨散加味，常重用鳖甲，加用龟甲等，取其养阴清热兼有软坚散结之用。③气虚证：患者神疲、乏力气短的症状较明显，常体温升高而自觉不热，为气虚证的表现，方选补中益气汤加味，治以甘温除热之法，常重用黄芪至 100 g，升麻加量。④血虚证：多为癌性发热的晚期表现，患者兼见口唇色淡、面色萎黄等血虚表现，方选归脾汤加味，血虚常夹杂阴虚，多配合养阴透热之品。⑤痰瘀互结证：患者常热象不显或者自觉不发热，兼见舌质暗红、有瘀斑，舌苔腻，或者恶心、疼痛诸症，方选二陈汤合血府逐瘀汤加减。同时临床上患者症状往往比较复杂，诸证夹杂，辨证施治不可拘泥。

【病案举例】

患者，男者，76 岁。2011 年 6 月初诊。患者体温 37 ~ 38 ℃持续两个月余，应用多种抗生素治疗效果欠佳。2011 年 5 月查胸部 CT 示：右肺癌。PET-CT：右肺上叶后段肿物，考虑肺癌；双肺门、右锁骨上淋巴结转移；双肺多发微小结节，性质待定。穿刺病理示：低分化腺癌。就诊时症见：午后低热，体温 37 ~ 38 ℃，夜间体温逐渐恢复正常，乏力，纳食差，咳嗽，痰少色白，眠可，大便调，小便黄。舌质红、苔黄腻，脉细数。患者高龄，放弃化疗。辨证：阴虚内热、气津两伤。治法：养阴透热、益气生津。处方：青蒿 30 g，鳖甲 12 g，知母 12 g，生地黄 20 g，牡丹皮 15 g，酒大黄 16 g，薄荷 9 g，百合 12 g，荷梗 12 g，桑叶 12 g，苦杏仁 10 g，藿香 12 g，佩兰 12 g，生石膏 30 g（先煎），芦根 20 g，黄芪 80 g，炒谷芽 15 g，炒麦芽 15 g，生姜 5 片，大枣 5 枚，莪术 12 g，白芍 20 g。

水煎服，14 剂。半个月后复诊，患者低热消失，咳嗽减轻，纳食好转，体力增强，舌淡红、苔腻，脉滑。上方去薄荷、藿香、佩兰、生石膏，加姜

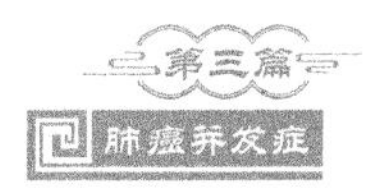

半夏 9 g、白花蛇舌草 30 g。1 个月后复诊，查胸部 CT：癌灶稳定。随访至 2012 年 6 月，患者生活质量良好。

按：青蒿鳖甲汤出自清代温病学家吴鞠通所著《温病条辨》，其病机一般认为是“热自阴来”，阴虚生内热，是滋阴清热法的代表方，虽然它是治疗温病后期阴虚发热的经典方剂，但根据中医异病同治理论，也常用于癌性发热的治疗。组方中以青蒿鳖甲汤为底方，取其养阴透热之功。运用薄荷、桑叶、藿香、佩兰等清宣上浮之品清透郁热，重用石膏，加百合、白芍甘寒清热不伤阴，再用黄芪、炒麦芽、炒谷芽、莪术等健脾消积，全方共奏清热、透散、补虚、消积，故发热消除，诸症皆减。

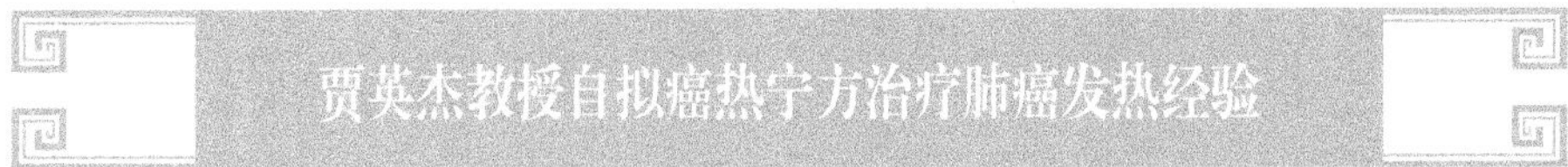

贾英杰教授自拟癌热宁方治疗肺癌发热经验

专家介绍：贾英杰是天津中医药大学第一附属医院肿瘤科主任，担任中国抗癌协会肿瘤传统医学专业委员会主任委员，为全国第六批名老中医药专家学术经验继承工作指导老师，博士研究生导师，从事中西医防治肿瘤工作 30 余年，积累了丰富的治癌经验，并形成特有的学术思想，以“正气内虚、毒瘀并存”为恶性肿瘤的基本病理变化，以“解毒祛瘀、扶正抗癌”为恶性肿瘤治疗的基本思路，以提高疗效、改善临床症状和体征、稳定病灶及延长生存期为基本治疗目的。

癌性发热即非感染性发热，临床表现多见夜间与午后规律反复出现发热，主以低热为主，然其相关感染性实验室检查处于正常范围，临床治疗多以非甾体抗炎药物或激素治疗为主，用药后患者常大汗淋漓，虽体温暂降，然不日即复热，缠绵难愈，为临床治疗的难点。贾教授认为肿瘤之发生，本属正气内虚、毒瘀并存，癌毒之邪，其性燔燎炽热，毒邪也，化热之邪，具有损正、伤阴之特点。毒根深藏，邪盛阴伤，则虚火上炎，症见发热绵绵。

一、紧扣病机变化，辨证论治

1. 癌毒炽盛，邪正相搏

肿瘤患者体内癌毒炽盛，而正气尚存，邪正交结，症见持续高热不退，汗出，喜冷恶热，口干烦渴，尿赤便秘，舌红苔黄厚，脉滑数。癌毒之邪，其性猛烈，非重剂不能清，贾教授运用“截断疗法”，洞察热势之发展，使用大剂量清热解毒药以截断热势之鸱张，常用白花蛇舌草、金银花、大青叶、板蓝根、夏枯草、半枝莲、半边莲等药物，以期迅速退热，防癌毒流窜，荡扫此无形之氤氲邪气。

2. 邪渐入里，阴伤津亏

正气渐伤，邪渐入里，煎灼津液，阴虚则内热，病程较长，此时症见日晡潮热或夜间午后发热，盗汗，口干咽燥，心悸失眠，舌质红，少苔，脉细数。贾教授辨治有三法：透热外出为一法，常用银柴胡、白薇、青蒿之类，以期“透热转气”，助毒热外出。泻火救水为二法，因火旺则水乏，予育阴清热之法，以清热凉血为度，常用玄参、牡丹皮、地骨皮之属，釜底抽薪，以断劫阴之源。甘寒养阴为三法，《温病条辨·中焦篇》云：“辛凉甘寒甘咸，以救其阴”。故善用芦根、天花粉之类，滋而能清、滋而能散、滋而不腻，润而不敛邪，不助毒热。

3. 脾伤胃弱，气血亏耗

正气愈微，邪伏营阴，阴液大伤，胃津亏虚，脾无润燥，脾伤胃弱，则气血生化乏源。气虚甚，则为气虚发热，症见午前发热或劳累后发热，时有自汗出，神疲乏力，舌质淡暗，苔薄白，脉弱无力。贾教授常以补中益气汤为基础，重用生黄芪，用量常可达 60 ~ 90 g，以大剂甘温气味坐镇中焦，则营卫自和，热势可退。血虚甚，则为血虚发热，症见低热绵绵，心悸不宁，周身乏力，头晕眼花，面白少华，唇甲色淡，舌质淡，脉细弱。虽精血亏虚，然不可妄用滋腻之品补气养血，如阿胶、何首乌、熟地黄等，恐气血未充，癌毒更盛。治当取当归补血汤之法，以无形之气生有形之血，兼调脾胃，以健脾养血为纲，斡旋中州，将清解癌毒、调燮气机、益气生血同行，方能奏退热之功。

4. 真阴将涸，肝肾阴虚

癌毒热邪久伏阴分，损其真阴，则下焦根蒂不固，肝木失濡，为肝肾阴虚证，症见骨蒸潮热，面色晦暗，形体消瘦，虚弱无力，手足蠕动，腰膝酸软，头晕目眩，肢体麻木，口燥咽干，失眠多梦，胸胁隐痛，腰膝酸痛，耳鸣，舌绛，无苔或少苔，脉细。贾教授认为此时少阴之阴已伤，精血竭，复而不易，必血肉形质之品以资肾水，常用鳖甲、龟板之咸寒药物，大补真阴，直走入肾，扶正以祛邪，正所谓“养正积自消之理”。

二、治法治则

1. 善用攻补，标本兼顾

贾教授提倡整体辨证，杜绝将攻法与补法截然分开，应视正气虚损的多少及毒热侵袭的深浅，灵活运用攻补之法，最终达到“以平为期”。

2. 注重脾胃，不滥用苦寒

脾胃为后天之本，气血生化之源，不查病之所起，妄投苦寒之味，不解其病，唯败伤中焦，脾胃之气伤，机体生化无源，运化失常，气、痰、毒、瘀亦随之而起，此犹自撤藩篱，自毁长城。治疗上可酌加“健脾”“醒脾”“和胃”“消导”药，灵活选用，以斡旋中州，顾护胃气，截断药毒伤中之势。

3. 时时注意顾护津液

癌性发热始终损伤人体阴液，病程越长，阴液耗损越突出，津伤甚者，虚火更旺，以致病势缠绵，形成恶性循环，需时时注意顾护津液“留得一分津液，便有一分生机”。滋阴生津之大法贯穿癌性发热的整个过程，临证具体常用滋养肺胃、增液润肠之法，突出“壮水之主，以制阳光”。

三、自拟癌热宁方

贾教授在先贤论治内伤发热的经验基础上，并结合多年临床实践，自拟癌热宁方治疗癌性发热取得良好疗效。癌热宁方由《症因脉治》“地骨皮散”化裁组方，主要由银柴胡、地骨皮、虎杖、青蒿、白花蛇舌草、土贝母等药物组成。方以清透虚热、解毒祛瘀为治疗大法。银柴胡味甘性微寒，直入阴分而清热凉血，退热而不苦泄，《本草纲目拾遗》谓之“固虚热之良药”；地骨皮甘寒清润，为凉血解热除蒸之佳品，两药共为君药，使阴分邪热得清。青蒿味苦性辛而寒，其气芳香，助君药清热除蒸，清中又有透散之力，清热透络，引邪热外解，用以为臣。虎杖、白花蛇舌草、土贝母清热解毒，虎杖兼以祛瘀散结之功，三药同为佐药之用。诸药合用，使气血得通，毒邪内解，热透于外。临证时在本方基础上，根据阴液亏损程度，可酌加麦冬、天花粉、芦根、白茅根、北沙参等养阴生津之品。

【病案举例】

患者，女性，76 岁。2017 年 3 月 3 日初诊。间断咳嗽、痰中带血 1 年，伴发热15天，因肺恶性肿瘤收入院。患者2016年3月26日因痰中带血就诊于天津某医院，查胸部CT示：左胸下叶肿物及两肺多发结节，考虑肺癌并双肺多发转移，双肺门及纵隔多发结节，考虑淋巴结转移。考虑患者病情及体质因素，未行手术及放、化疗，口服盐酸厄洛替尼片靶向治疗，病情控制稳定，至2016年10月因出现耐药停止靶向治疗。患者入院时每日傍晚发热，查血常规示：白细胞 $12.7\times10^{9}/L$，C－反应蛋白65 mg/L，血小板0.12 ng/mL。予注射用头孢米诺对症抗感染治疗5天，发热及咳嗽、咳痰等肺部感染症状未见明显缓解，听诊左肺呼吸音粗，复查血常规示：白细胞 $13.1\times10^{9}/L$，C－反应蛋白80 mg/L，血小板0.10 ng/mL；痰培养＋药敏回报提示：肺炎克雷伯菌感染，对美洛培南等药物敏感，经上级医师批准，遂改抗生素为注射用美洛培南，用药7天后，患者咳嗽、咳痰减轻，复查血常规示：白细胞 $7.07\times10^{9}/L$，C－反应蛋白13 mg/L，血小板0.06 ng/mL，但每日下午5点仍发热。刻诊：患者神志清，精神弱，稍乏力，入夜发热，体温37.3～38.2 ℃，偶咳嗽，咳少量白痰，易咳，左胸胁部疼痛，纳差，寐尚安，小便尚可，大便偏干，每日1行，舌红、苔薄黄少津，脉弦细数。西医诊断：癌性发热，中医诊断：内伤发热。辨证属气阴两虚证，治以益气养阴、清透虚热，处方：银柴胡15 g，地骨皮15 g，青蒿30 g，虎杖15 g，牡丹皮15 g，瓜蒌30 g，苦杏仁10 g，桔梗10 g，太子参15 g，紫苏叶10 g，麦冬15 g，白花蛇舌草15 g，生甘草6 g。

7剂，水煎服，1剂/天，嘱早饭后、入夜前服。服至第4剂，入夜未出现发热，第6剂当日夜间复觉发热，测体温36.8 ℃。

二诊：2016年3月25日复诊，患者未诉发热，胸胁部疼痛，偶咳嗽，纳少，寐安，二便调。原方加姜黄10 g、川芎15 g。再进7剂，患者诸症缓解。

按：本案患者年老体虚，正不抗邪，癌毒侵袭，加之病程迁延日久，引起脏腑虚损，阴阳失调，气阴两虚，故乏力，身热入夜则发；肺阴不足失于濡养，则发咳嗽，失于宣降，输布失常，则聚湿生痰；久病入络，经气不通，则发疼痛，舌红、苔薄黄少津，脉弦细数皆为虚热内扰之征。总以本虚为主，兼有络脉瘀阻，癌毒潜伏。处方以癌热宁方加减，方中君药以银柴胡、地骨皮以清虚热；青蒿、虎杖助君药清透虚热，虎杖兼以祛瘀，通络止痛，麦冬滋养肺胃之阴，太子参益气生津，四药共为臣药之用；配以瓜蒌清热化痰，桔梗、苦杏仁宣肃肺气，紫苏叶行气宽中，白花蛇舌草清热解毒，为佐药；生甘草调和诸药，用生者不助热也。诸药合用，阴虚得补，燥热得除，肺气复宣肃之机，咳嗽自止，胃土得润，纳自转佳。二诊时诸症有向愈之机，唯络脉瘀阻之症未见显著缓解，故加用姜黄、川芎以增祛瘀通络之力。

焦中华教授治疗肺癌癌性发热经验

专家介绍：焦中华是国家级名老中医及山东省名中医药专家，享受国务院政府津贴。1965 年毕业于原中国协和医科大学八年制。其精通西医又苦研岐黄之术，将二者融会贯通，形成了一套独特的理法方药体系，尤其在肺癌治疗领域，经验颇丰。

中医学认为正气不足是导致恶性肿瘤发生的根本原因，而痰、毒、血瘀内结于脏腑、经络、筋骨是肿瘤形成的重要条件。盖肿瘤因虚而得病，因虚而致实，因实而更虚，故癌性发热患者常见虚中有实，实中有虚，虚实夹杂之证，治疗宜审证求因，辨证施治，扶正与祛邪兼顾，方可取得好的疗效。此外，因肿瘤发生部位的不同，发热时所伴随的症状亦各不相同，故还应注意辨证与辨病相结合，随症加减用药，并注重引经药物的使用，往往可以取得好的疗效，如肺癌可选用生石膏、知母、鱼腥草以清泄肺热。临证亦常见以解热剂控制高热的患者，虽可一时热退，然往往热势复起，且热退之时常伴有大汗出，使津伤更甚，虚火更旺，以致虚实兼杂，病势缠绵难愈，此时用药更应注意顾护津液，多选用甘寒质润之品以养阴清热，生津护胃，不投或少投苦寒清泄之剂，以免苦寒败胃，正气更虚。

焦教授根据癌性发热的临床特点，按照中医辨证论治、随症加减的原则，将其分为以下证型。

1. 毒热炽盛证

症状：持续高热，口渴引饮，面赤，咽干舌燥，胸闷，甚或喘憋、气促，周身乏力，纳差，大便秘结，小便黄赤，舌质红，苔黄，脉弦数或洪大而数。

病机：邪毒内蕴，化热化火，火热伤气，烧灼脏腑。

治则：清热生津，解毒散结。

方药：生石膏、知母、柴胡、青蒿、黄芩、天花粉、玄参、甘草。伴颈部、颌下、腋下或腹股沟肿块者加生牡蛎、夏枯草、浙贝母、清半夏以清热泻火，软坚散结；伴胁下痞块者加鳖甲、莪术、䗪虫以活血消积；喘憋气促者加炙麻黄、炒地龙、桑白皮以泻肺平喘；伴腰痛、尿血者加牛膝、白茅根、茜草、生地、丹皮以补肾强腰，凉血止血。

2. 湿热内蕴证

症状：发热，或日晡潮热，热势忽高忽低，口渴不欲饮，胸脘痞闷，纳差，恶心，身目黄染，大便黏滞不爽，或大便脓血，里急后重，或尿赤、尿急、尿频、尿痛，或带下黄赤、腥臭，舌质红，苔黄腻，脉滑数。

病机：脾肾虚损，水气不化，湿浊内生，郁而化热，湿热互结，熏蒸肝胆，或下注大肠、膀胱、胞宫。

治则：清热利湿，解毒散结。

方药：湿热蕴结肝胆者以茵陈五苓散加减（茵陈蒿、地耳草、生黄芪、炒白术、茯苓、黄芩、板蓝根、赤小豆、柴胡、郁金、莪术、半枝莲等）；湿热下注大肠者以四君子汤合芍药汤加减（生黄芪、炒白术、茯苓、白芍药、黄连、黄柏、秦皮、白头翁、刘寄奴、椿根皮、煨木香、蒲公英、甘草等）；湿热下注膀胱者以八正散加减（瞿麦、萹蓄、石韦、车前子、马鞭草、益母草、栀子、黄柏、丹皮、白茅根、茜草、竹叶、甘草梢等）；湿热下注胞宫者以完带汤加减（党参、白术、茯苓、生薏苡仁、陈皮、苍术、白芍药、黄芩、黄柏、栀子、椿根皮、败酱草、甘草等）。

3. 肝经郁热证

症状：低热或潮热，热势常随情绪波动而起伏，心烦，易怒，善叹息，胸胁胀痛，口苦，舌红，苔黄，脉弦或弦数。

病机：情志抑郁，肝气不舒，郁久化热。

治则：疏肝解郁，清热散结。

方药：丹栀逍遥散加减（柴胡、黄芩、牡丹皮、炒白术、茯苓、当归、清半夏、浙贝母、蜈蚣、白花蛇舌草、甘草）。若嗳气、呕吐明显者酌加旋覆花、代赭石以降逆和胃止呕；呕吐痰涎甚多者加陈皮、厚朴、苍术以化痰燥湿和中；大便秘结不通者加炒莱菔子、生大黄、枳实，便通即止。

4. 阴虚发热证

症状：午后潮热，盗汗，或身热夜甚，晨起热退，手足心热，腰酸腿

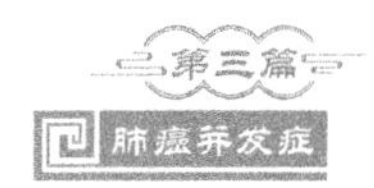

软，心悸失眠，口干而不甚渴饮，大便干，尿黄，舌质红，苔少或无苔，脉细数。

病机：邪毒内蕴，消灼阴液，虚热内生。

治则：养阴清热，解毒散结。

方药：肺胃阴虚者以麦门冬汤加味（太子参、麦门冬、五味子、玉竹、沙参、石斛、生石膏、玄参、生地黄等）；肝肾阴虚者以左归丸加减（生地黄、牡丹皮、知母、玄参、枸杞子、菟丝子、黄精、甘草等）；临证时再随症酌加白花蛇舌草、蒲公英、半枝莲、蜈蚣、浙贝母、石见穿、莪术、清半夏等具有抗肿瘤活性的药物。

5. 瘀毒内阻证

症状：午后或夜间发热，或自觉身体某些部位发热，口咽干燥，但欲漱水不欲咽，肢体或躯干某处疼痛，痛处固定，或有肿块，面色萎黄或晦暗，舌质紫暗或有瘀点、瘀斑，脉弦或涩。

病机：瘀血内停，壅遏生热，热毒内生。

治则：清热解毒，活血化瘀止痛。

方药：膈下逐瘀汤或身痛逐瘀汤加减（当归、赤芍药、桃仁、莪术、黄芩、枳壳、香附、白芍药、延胡索、牛膝、地龙等）。发热较甚者加青蒿、牡丹皮、地骨皮以清热凉血；肢体痛甚者加全蝎、蜈蚣、桂枝以通络止痛。

【病案举例】

患者，男性，51 岁。2001 年 11 月 21 日初诊。患者 5 个月前因“咳嗽、咳痰、胸痛半个月”，经胸部 CT 检查发现右肺下叶肺癌并纵隔淋巴结转移；纤支镜活检病理：右肺中分化腺癌。未行手术，予诺维本 + 铂类方案（诺维本 40 mg，第 1 天和第 8 天分别给药 1 次；顺铂 50 mg，第 1 ~ 3 天每天给药 1 次。21 天为 1 个周期）化疗 3 个周期，复查 CT 病灶无明显变化。近 1 个月患者每于午后体温渐升，入夜更甚，最高达 38.2 ℃，晨起热退，伴咳嗽痰黏难咳，时有憋气，痰中带血，予抗生素治疗后，症状不减。就诊时症如前述，伴纳差，乏力，口干，手足心热，大便数日未行。患者平素吸烟 30 余年，平均每日 1 ~ 1.5 包。查见：神志清，精神可，右锁骨上可触及 1 个 1 cm × 1.5 cm 大小的淋巴结，质硬，无压痛，气管居中，左肺呼吸音粗，右肺下叶呼吸音减低，肝脾肋下未触及。舌质红，苔少，脉细数。血常规：

白细胞 5.7×10^9/L，血红蛋白 118 g/L，血小板 380×10^9/L，中性粒细胞比值 0.63。西医诊断：右肺腺癌并纵隔淋巴结转移化疗后右锁骨上淋巴结转移。中医诊断：肺积。辨证属肺阴亏耗，虚热内生，痰毒蕴结于肺。治宜养阴清热，佐以解毒化痰散结。药用：生地黄 20 g，牡丹皮 30 g，青蒿 30 g，生石膏 30 g，知母 12 g，全瓜蒌 30 g，浙贝母 20 g，清半夏 12 g，蜈蚣 2 条，麦门冬 20 g，生黄芪 30 g，炒白术 15 g，茯苓 20 g，蒲公英 30 g，白花蛇舌草 30 g，陈皮 12 g，三七粉 3 g（冲服），鸡内金 12 g，甘草 6 g。

水煎服，每日 1 剂，服 20 剂。方中生地黄、牡丹皮、青蒿、生石膏、知母、麦门冬养阴清热，润肺生津；全瓜蒌、浙贝母、清半夏清肺化痰，散结消积；白花蛇舌草、蜈蚣、蒲公英清热解毒散结；三七粉活血止血；生黄芪、炒白术、茯苓、陈皮、鸡内金、甘草补肺健脾，理气和胃。

二诊：2001 年 12 月 10 日复诊，体温已降至正常，未再咯血，咳嗽减轻，纳增，仍感手足心热，时有盗汗，舌红，苔少，脉细。效不更方，以上方加蚤休 20 g，继服 14 剂。

三诊：2001 年 12 月 24 日再诊，无发热，体力增，咳嗽，痰少易咳，活动后气短、胸闷，二便调，舌尖红，苔薄白，脉细。上方去三七粉、生地黄、丹皮、青蒿、知母，加枸杞 30 g、菟丝子 30 g 以肺肾同补，后以上方随证化裁，服药至今，病情稳定。

按：方中生地黄、牡丹皮、青蒿、生石膏、知母、麦门冬养阴清热，润肺生津；全瓜蒌、浙贝母、清半夏清肺化痰，散结消积；白花蛇舌草、蜈蚣、蒲公英清热解毒散结；三七粉活血止血；生黄芪、炒白术、茯苓、陈皮、鸡内金、甘草补肺健脾，理气和胃，共奏养阴清热、解毒化痰散结之效，故二诊时体温已降至正常，但仍感手足心热，时有盗汗，考虑为余热未清，守方基础上加入清热解毒、平喘止咳的蚤休，继服半个月无发热。三诊则根据脏腑气血虚实辨证化裁。

刘嘉湘教授治疗肺癌发热经验

专家介绍：刘嘉湘是国医大师，国家中医临床研究基地首席专家，全国老中医药专家学术经验继承工作指导老师，我国著名中医肿瘤专家，上海中医药大学附属龙华医院终身教授，全国中医肿瘤专科医疗中心主任，上海市中医肿瘤临床医学中心主任，擅长运用中医药及中西医结合方法治疗各种肿瘤及防治放化疗的毒副反应。刘老对癌性发热有独特认识，主张采用辨证论治为主治疗该病，疗效卓著。

癌性发热属中医学内伤发热范畴，在晚期或进展期患者中发病率较高。癌性发热病程长，反复发作，可引起机体消耗增加，加重病情，影响患者生存质量，及时处理可有效提高患者生活质量。

一、详辨病机，辨证论治

刘教授认为本病病机往往由于患者阴阳气血虚损，或气血痰湿郁滞，癌毒内蓄，蕴积化热而成，要根据患者脉证辨析其病因病机，总体上从内伤发热辨治较为适合。临床以中晚期患者并发此证较多，此时患者多以正气亏虚为主要矛盾，尤以阴虚或者气阴两虚者多见，而气血瘀滞相对较少，以下五型临床多见。

1. 阴虚发热证

症状：午后发热，或夜间发热，心悸失眠，盗汗，口干咽躁，脉细数，舌质红，苔少。

治则：滋阴清热。

方药：青蒿鳖甲汤（《温病条辨》）、清骨散（《证治准绳》）加减；临证见气阴两虚者可采用黄芪鳖甲散（《卫生宝鉴》）加减。

2. 气虚发热证

症状：发热多在上午，或高或低，劳累后加重，神疲乏力，自汗出，易感冒，舌质淡，苔薄白，脉弱。

治则：益气健脾，甘温除热。

方药：补中益气汤（《脾胃论》）、玉屏风散（《医方类聚》）加减。

3. 气郁发热证

症状：发热多是低热或潮热，与情绪变化有关，烦躁易怒，胸胁闷胀，口苦咽干，大便闭结，舌质红，苔薄黄，脉弦数。

治则：疏肝解郁，清肝泄热。

方药：丹栀逍遥散（《医部全录》）加减；临床上出现往来寒热之少阳证则可用小柴胡汤（《伤寒论》）加减。

4. 湿郁发热证

症状：低热，午后热甚，身重，胸脘痞闷，大便溏薄，苔白腻或黄腻，脉濡数。

治则：宣化畅中，清热利湿。

方药：三仁汤（《温病条辨》）、蒿芩清胆汤（《重订通俗伤寒论》）、平胃散（《医醇剩义》）加减。

5. 热毒炽盛证

症状：症见高热不退，面赤汗出，口干烦渴，便秘尿黄，舌红，苔黄，脉滑数。

治则：清热解毒退热。

方药：犀角地黄汤（《备急千金要方》）、黄连解毒汤（《外台秘要》）、白虎汤（《伤寒论》）等加减；高热长期不退者，安宫牛黄丸也有较好效果。

根据本病的临床特征，刘老师认为宜归属于杂病引起的内伤发热，而认为阴虚引起者较多。清代临床大家张璐也持此观点，在《张氏医通》中说："杂病发热，阴虚于下也。经云：阴虚则内热。夫阳在外，为阴之卫，阴在内，为阳之守，精神外弛，嗜欲无节，阴气耗散，阳无所附，遂致浮散于肌表间而发热也，实非发热，当作阴虚治，而用补养之法可也。"

二、退热抗癌，标本同治

刘教授认为本病与一般发热的区别是在肿瘤为患基础上引起的发热。病毒、细菌等引起的发热往往经抗感染或抗病毒治疗后随着病因的消除而得以痊愈，而本病一则病因复杂顽固难以尽除，蓄积体内引起脏腑、经络、气血功能障碍，二则常规治疗手段如放射治疗、化学治疗和靶向治疗也可耗伤正气，尤其是耗气伤阴，引起体内阴阳失调而发病。临床癌性发热的中晚期患者较多，而此期患者往往肿瘤负荷较重，且容易进展，放化疗应用较多。因此，就癌性发热而言，毒邪内蕴为本病之"本"，发热则为本病之"标"。及时退热可防止机体的持续消耗，提高患者生存质量，有助于恢复或提高自身抗病能力。但解毒抗癌直接消除引起发热的病理因素，有助于临床疗效的长期维持，这是中医药辨证论治的优势所在。因此，解毒抗癌治疗应该贯穿始终为治本而设，退热则为相应治标之策。刘老师强调在治疗上要衡量"标"之"热"和"本"之"毒"在病机中的重要地位而决定其治疗次第。强调避免追求临时退热而忽略治本之法。对热势不高者则以扶正抗癌为主，辅以退热之品。但有些患者短期内出现高热，消灼正气，此时应“急则治其标”，迅速退热以免气津耗伤，同时辅以解毒抗癌之品，但慎防苦寒败胃之品。一旦热解身安，则及时调整到以“扶正治癌”为主的治疗方案，以期达到患者无瘤或带瘤长期生存的效果。

【病案举例】

患者，男性，78 岁。2013 年 8 月 21 日初诊。右肺腺癌术后 8 年，咳嗽乏痰，口苦口干，腰痛，夜间发热约 37.8 ℃，脉细，苔薄，质暗红。癌胚抗原：24.35 ng/mL，腰椎 MRI：L_2 ~ L_3 骨转移。诊断：西医，右肺腺癌术后骨转移Ⅳ期；中医，肺积（阴虚内热）。治则：养阴生津，解毒退热。方选益气养阴解毒方合青蒿鳖甲汤加减：北沙参 30 g，天冬 15 g，麦冬 15 g，桔梗 9 g，杏仁 9 g，象贝母 12 g，开金锁 30 g，石上柏 30 g，白英 15 g，龙葵 15 g，山慈姑 15 g，骨碎补 30 g，冬瓜子 30 g，生薏苡仁 30 g，紫菀 15 g，干蟾皮 9 g，鸡内金 12 g，大枣 15 g，青蒿 30 g，黄芩 12 g，地骨皮 30 g，炙百部 15 g，知母 12 g，制鳖甲 15 g，银柴胡 30 g。

水煎服，每日 1 剂，14 剂。患者药后 2 天热解，寐安，全身觉舒，脉细，苔净，舌质红。

按：该患者为晚期肺腺癌，经长期中医药治疗已存活 8 年。实验室及核磁共振检查提示癌症处于发展阶段。患者症见咳嗽乏痰，夜间发热，体温波动在 37.8 ℃左右，脉细，苔薄质红。辨证为肺阴虚内热，痰毒恋肺蕴热。治疗以北沙参、天冬、麦冬滋阴润肺清热；桔梗、杏仁、象贝母、开金锁、冬瓜子、紫菀宣肺止咳，化痰利气；生薏苡仁健脾以补肺；石上柏、白英、龙葵、山慈姑、干蟾皮解毒散结；骨碎补补肾强骨；鸡内金、大枣益气和胃；青蒿、知母、制鳖甲、地骨皮、银柴胡功专滋阴养液，清退虚热。银柴胡为退虚热专药，黄芩清解郁热，地骨皮为甘寒之品，上可泻肺，下能泻肾，既能去火，又能凉血，诸药与原方中北沙参、天冬、麦冬等共用则功专效宏。二诊时诉上药服 2 天后即热退，寐安，全身觉舒，为机体阴液得补，虚热自退。该例患者实验室检查提示体内毒邪较盛，治疗上应以扶正抗癌为本，同时以清退虚热为标。刘教授抓住了疾病发生、发展的主次，充分体现了“扶正治癌”的理念和辨证论治、圆机活法的临证特点。

李佩文教授运用清热消蒸汤治疗肺癌发热经验

专家介绍：李佩文是首都国医名师，中日友好医院中医肿瘤科首席专家，首都国医名师，全国第三、第四、第五、第六批名老中医药专家学术经验继承工作指导老师，中国中医科学院博士后工作站指导老师，中医药大学兼职教授，擅长运用中医药理论治疗恶性肿瘤及其并发症，李教授通过40余年的潜心研究，自拟清热消蒸汤治疗癌性发热，疗效显著。

肿瘤性发热是恶性肿瘤患者发热的主要原因之一，但临床经常被漏诊。虽然大部分恶性肿瘤患者的发热与感染、输血、血栓形成或药物因素有关，但不明原因的癌性发热发生率仍不容忽视。

一、肿瘤性发热的热型特点

1. 午后发热

李教授自20世纪90年代开始用半导体点温计对中日友好医院肿瘤科病房发热患者进行体温测量，经实践发现，肿瘤性发热患者的体温在18时左右最高，腋下温度为37.5～38 ℃。发热特点为午后低热。

2. 五心烦热

所谓“五心”，包括左右手足心及心前区。李教授认为肿瘤性发热与中医学“五心烦热”表现一致，以手心热多发、早发。清代医家吴澄描述：“掌中劳宫穴也……是少气而多血，掌中热”“足心如烙者，虚火烁阴，涌泉涸竭也”。

3. 骨蒸潮热

正如《素问·调经论》所云：“帝曰：阴虚生内热奈何？岐伯曰：有所劳倦，形气衰少，谷气不盛，上焦不行，下脘不通，胃气热，热气熏胸中，故内热”，李教授观察到，肿瘤性发热症状多表现为骨蒸潮热，同时可伴有纳差、乏力、消瘦等全身症状。

二、阴虚发热是肿瘤性发热的病机

李教授认为临床诊治肿瘤性发热应先辨阴阳，正如张介宾《景岳全书·杂病谟》中记载："至若内生之热，则有因饮食而致者，有因劳倦而致者，有因酒色而致者，有因七情而致者，有因药饵而致者，有因过暖而致者，虽其所因不同，在内者但当察脏腑之阴阳。"《素问·调经论》曰："阳虚则外寒，阴虚则内热。"李教授总结出肿瘤性发热符合阴虚发热证特点。

李教授认为：①肿瘤患者病程迁延日久，正气受损，耗伤阴津，肾阴不足，不能上济心火，心火偏亢；加之肿瘤患者抑郁、焦虑情绪多发，多有肝郁不舒、肝郁化火、虚热内生。②肿瘤治疗为多学科综合治疗模式，肿瘤患者在其病程中大多会接受放化疗等治疗措施。化疗易导致机体脾胃损伤，食欲减退，营养及水分摄取不足，阴血生化乏源，如出现恶心、呕吐则更加耗伤阴液；放疗多致"热毒伤阴"，加之肿瘤患者多有瘀血、痰阻、热毒之实邪，易耗伤阴津，导致虚热的发生。

三、气虚血瘀是肿瘤性发热的兼证特点

1. 正气虚弱

肿瘤性发热患者病程缠绵，脏腑功能日益减退，正气虚弱；加之恶性肿瘤前期大多经手术、放化疗等治疗，正气受伤，气虚更著；再者，恶性肿瘤患者多伴胃纳不佳，脾胃虚弱，生化乏源，导致阴虚的同时伴有气虚。

2. 瘀血阻络

恶性肿瘤属有形之邪，形成后使经脉受阻，气血运行不畅，气机郁滞，产生瘀血，阻于经络；加之肿瘤性发热患者阴津亏虚，血脉不充，且阴虚燥热煎灼血中津液，使血行艰涩，导致瘀血阻滞。反之，瘀血久积，则阴血日渐耗伤，津液不布，新血不生，机体失于濡养，加重阴虚。

3. 辨证用药特色

李教授遵循"治病必求于本"的原则，以《证治准绳》所书清骨散为基础，以银柴胡、地骨皮、秦艽、青蒿、鳖甲、生黄芪、太子参、赤芍、石见穿、生地黄共10味中药组成清热消蒸汤，用于治疗肿瘤性发热。

首先，肿瘤性发热以"阴虚"为"本"，阴虚发热是其主要病机，故全方主要功效为清虚热、退骨蒸。减清骨散方中苦寒的胡黄连、知母，防止"苦寒败胃"，旨在顾护胃气。减甘草以防甘缓不利于气机通行。另外，肿

瘤性发热以“恶性肿瘤”为“本”，恶性肿瘤是导致肿瘤性发热的根本原因，本虚标实，虚实夹杂。故针对癌性发热的疾病特点，李教授将辨病与辨证结合，标本同治，兼以扶正益气、活血化瘀、滋阴潜阳。具体分析如下。

（1）清热消蒸为主：清热消蒸汤主要药物组成为银柴胡、地骨皮、秦艽、青蒿。方中银柴胡善清虚劳骨蒸之热，而无苦泄之弊；地骨皮具有入阴退虚火之功，以清骨蒸劳热，加强银柴胡的清热作用；青蒿、秦艽具有辛散之功，能清透伏热。四药同用，清透兼施，内清骨蒸之热，兼以滋阴透热。

（2）辅以扶正益气：李教授主张治疗肿瘤性发热应以“平补”为主，避免用红参之类，避免温热伤阴之弊。本方中黄芪对于气虚患者有很好的补气功效，《本经疏注》曰：“直入中土而行三焦，故能内补中气。”《本草求真》云：“入肺补气，入表实卫，为补气诸药之最。”由于蜜炙后黄芪的甘温之性增强，此方黄芪宜生用；与太子参相须为用，补气生津。

（3）兼顾活血化瘀：赤芍清热凉血、活血祛瘀；石见穿活血化瘀、清热利湿、散结消肿，现代研究认为其有抗肿瘤功效。二者合用，化瘀而不燥热，活血而不伤阴，配合补阴益气药还起到补虚不留滞的作用。

（4）重视滋阴潜阳：清热消蒸汤中生地黄甘寒，入心、肝、肾经，有补益肝肾、清热凉血的功效；鳖甲能补益肝肾、滋阴潜阳，二药引清热消蒸之药物入阴以清热，引火归元，加强退热的效果。李教授认为，鳖甲生用30 g以上，滋阴潜阳的作用会更强。

【病案举例】

患者，女性，46岁。初诊：2018年10月17日，主因“发热1个月”来诊。患者1个月前无明显诱因出现发热（38.4 ℃），伴胸痛、咳嗽、痰中带鲜血，3周前在当地医院住院诊治，查胸部CT提示左肺占位，纵隔淋巴结及左肺门淋巴结肿大，左侧大量胸腔积液伴心包积液，诊断性抽取胸腔积液200 mL，病理查见腺癌细胞。实验室检查：癌胚抗原6.87 ng/mL，白细胞及中性粒细胞绝对值在正常范围内，痰病原学检查无阳性发现。在当地住院后一直静脉注射抗生素治疗，口服布洛芬后热退，持续3 h左右，之后发热仍反复。刻下症见：体温38.2 ℃，患者消瘦，面色白，午后手足心热，骨蒸潮热，舌红苔薄白，脉沉细略数。西医诊断：肺腺癌。中医诊断：内伤发热。辨证：阴虚发热。治则：清虚热、退骨蒸。方药组成：银柴胡10 g，秦艽10 g，生鳖甲30 g（先煎），青蒿10 g，地骨皮15 g，生地黄30 g，太

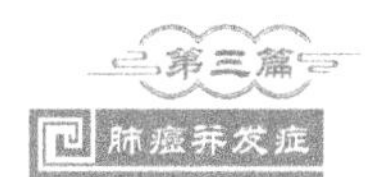

子参 10 g，生黄芪 15 g，赤芍 5 g，石见穿 10 g。14 剂，水煎服，每日 1 剂，早晚温服 200 mL。

二诊：2018 年 10 月 31 日复诊，3 天来患者最高体温 36.7 ℃，痰血已止，手心发热止，胃脘不适，乏力明显，舌红少苔，脉弱无力。辨证：气阴两虚。治则：益气养阴、清热退蒸。方药组成：上方去地骨皮，太子参加至 20 g、生黄芪加至 30 g、加枸杞子 15 g。随诊 1 个月，未再发热。

按：患者肺部占位性病变，局部气血津液运行不畅，迁延日久，则正气受损，耗伤阴津，阴虚则内热，虚火灼伤肺络，则胸痛、咳嗽、痰中带鲜血；阴液亏虚，不能制阳，阳气偏亢，午后卫阳渐于入里，夜间卫阳行于里，使体内偏亢的阳气更加亢胜而生内热，故午后手足心热，骨蒸潮热；阴液受损，虚火上炎故舌质红、脉沉细数为里虚有热之象，一诊服用清热消蒸汤后标本同治，兼以扶正益气、活血化瘀、滋阴潜阳，故患者半个月后体温恢复正常，二诊患者乏力明显，脉弱无力，考虑为发热后气阴两虚，再予原方加用益气养阴中药口服调理阴阳，后未再发热。

史恒军教授柴胡芍药汤治疗肺癌发热经验

专家介绍：史恒军师从国医大师刘敏如与肿瘤专家吴一纯，是陕西省名中医、陕西省名中医学术经验继承指导老师，空军军医大学唐都医院原中医科主任，创建了陕西省重点中西医结合肿瘤专科，主任医师、硕士生导师，临床治疗肺癌及其并发症疗效显著，经验丰富。

发热为晚期肿瘤患者最常见的临床症状之一，包括感染发热和癌性发热。癌性发热是肿瘤本身引起的非感染性发热，一般情况下用抗生素治疗无效，多表现为低热，多有午后或夜间发热的规律性表现，体温常在 37 ~ 39 ℃波动，持续 3 ~ 4 小时。西医常采用物理降温、非甾体类解热镇痛药或糖皮质激素进行治疗。因物理降温效果有限，解热镇痛药疗效不持久，且存在胃肠道、骨髓造血功能改变等不良反应，而糖皮质激素为免疫抑制药，应用不适当会导致机体免疫功能低下，合并双重感染等不良临床症状，并会加速肿瘤进展，因此不适合长期应用。中医药是通过调整人体自身机体的内环境平衡来达到治疗发热的目的，故中医在治疗癌性发热方面具有一定的优势。

“人身相火之气，燔灼不降，相火不降，则燔灼于外而发烧热也。”《四圣心源》中记载：“相火本自下行，其不下行而逆升者，由于戊土不降，辛金逆行，收气失政，故相火上炎。”史教授认为癌性发热患者的病机在于气血阴阳亏虚，少阳相火不降，中气不足。

一、柴胡芍药汤来源

柴胡芍药汤是中医经典方剂，古籍中多有记载，如《症因脉治》卷一记载其用于“湿热腰痛，左关细数者”；《圣济总录》卷二十五记载其用于“伤寒发汗后，邪热不除，腹胁胀痛”；《全生指迷方》卷四则指出，其主治“肾咳、潮热有时，五心烦热”；《医学传灯》卷上论述：“其人洒洒恶寒，淅淅发热，脉来细数及上消、中消，气分病”；皆以柴胡芍药汤治疗。而在著名中医古籍《四圣心源》中柴胡芍药汤主要为治少阳相火法。

二、柴胡芍药汤组方分析

其基本组方为柴胡、黄芩、甘草、半夏、人参、生姜、大枣、白芍，针对临床上的不同症状，随症加减。柴胡性苦、辛、微寒，归肝、胆经，其功用有升举阳气、疏肝解郁、和解退热，不同功用与用量直接相关，在治疗癌性发热时，柴胡用量多用 24 g 左右，同《伤寒论》小柴胡汤用量，取其和解退热之意。白芍性味苦、酸、微寒，归肝、脾经，其在本方中的功效为养血敛阴、柔肝止痛、平肝抑阳，与柴胡合用，能益营血以助祛邪，而不伤正。若纯用柴胡等辛散之品，必伤阴血，使肝阳偏旺，郁终不除，故配阴柔之白芍以养血敛阴而柔肝，补肝体和肝用。黄芩性味苦寒，归肺、胆、胃、大肠经，其在本方中的主要功效为清热燥湿、泻火解毒，黄芩的主要作用为清泄少阳半里之热，其与柴胡合用时，柴胡疏少阳之表，黄芩清少阳之里，使内外俱解。若无黄芩之力，则不足以除少阳之热，故热无法撤除，则少阳不可和解。甘草性味甘、平，归心、脾、肺、胃经，有补脾益气、清热解毒、缓和药性之效，在本方中主要用于补脾益气，缓和诸药。柴胡芍药汤益气温阳，调降相火，使半表半里和解，治疗癌性发热恰对其症，现代药理学研究表明，柴胡、黄芩、甘草均有抗感染、抗肿瘤等作用，关于成方柴胡芍药汤是否具有抗肿瘤功效，可进一步研究。

【病案举例】

患者，男性，47 岁。2013 年 6 月诊断为右肺癌并纵隔淋巴结转移，病理及免疫学表型提示为神经内分泌癌，部分伴有小细胞癌分化特征，随后行依托泊苷 + 顺铂方案化疗两个周期。2013 年 8 月发现患者存在上腔静脉综合征，后行右肺病灶 + 纵隔淋巴结放疗。2013 年 10 月，患者无明显诱因即出现发热，伴寒战，咳嗽、咳痰，体温最高为 38.6 ℃，给予退热、抗感染等治疗后体温下降，但次日或隔日后又升高，多于午后 3 时开始发热，偶伴夜间发热，纳一般，眠差，二便基本正常。中医四诊面色少华，舌淡红，苔薄白，脉弦数。处方：柴胡 24 g，白芍 20 g，黄芩 10 g，姜半夏 15 g，生黄芪 30 g，当归 15 g，生白术 15 g，党参 20 g，生甘草 9 g，厚朴 15 g，杏仁 10 g。

服 3 剂后，患者体温逐渐降至正常，咳嗽、痰较前好转，舌淡红，苔薄白，脉弦。本方中以柴胡芍药汤基本方剂为主，辅以厚朴、杏仁理气化痰，黄芪、当归、白术益气和中，得收显效。

按：患者以“间断发热”为主症，考虑为热邪伏于少阳，正邪相争，正胜则发热，正气虚弱，无力抗邪，则发热暂止；同时患者经放化疗后气血阴阳亏虚，故发热热势不高；少阳郁热不除，胆气郁而不疏，横逆于胃，故纳不佳；少阳相火不降，邪热上扰心神，故眠差；结合舌脉，考虑患者为少阳相火不降，气血阴阳亏虚，予柴胡芍药汤基本方剂为主，辅以厚朴、杏仁理气化痰，黄芪、当归、白术调和脾胃，共奏调降相火、滋阴益气、和解半表半里之效。

孙桂芝教授百合固金汤合清骨散加减治疗肺癌发热经验

专家介绍：孙桂芝是全国首批名中医专家，第二批博士后全国老中医药专家学术经验传承指导老师，第四、五批全国老中医药专家学术经验传承指导老师，享受国务院政府特殊津贴，主任医师，教授，博士生导师。其采用整体辨证和微观辨病相结合诊治，确立了扶正培本治则与方药的中西医结合综合治疗及系统研究。创建了健脾益肾，扶正培本法配合化疗治疗肿瘤的系列研究。

孙教授认为肿瘤患者发热除了感染的原因之外，进展期肿瘤发热是肿瘤发展过程中并发症状之一，主要与肿瘤本身坏死组织的吸收有关，中医学认为是气滞血瘀、湿聚痰结（痰湿不化）、毒热内结、脏腑虚损及阴阳失调的结果，在治疗原发病的同时应注意发热的辨证。切忌一见发热就滥用寒凉。应遵循阴虚发热者治宜滋阴清热；血虚发热治宜补益气血；气虚发热治宜益气健脾，甘温除热；肝郁发热治宜疏肝解郁，清肝泄热；血瘀发热治宜活血化瘀。证候有兼夹者，治疗应予兼顾。

【病案举例】

患者，男性，84 岁。主诉：低热 6 月余。患者 6 个月前无明显原因午后低热（37～38 ℃），于某医院 CT 诊断为左肺肺癌（5.7 cm×8 cm），气管镜病理诊断为非小细胞低分化鳞癌，口服盐酸厄洛替尼 2 个月无明显疗效，遂于 2008 年 10 月 26 日就诊于中医。就诊时症状：低热 37.3～38.7 ℃，口干欲饮，潮热，心烦，性急善怒，纳差，头晕，咳嗽，胸闷气短，疲乏无力，尿频，舌质红少苔，脉细数。白细胞 5×10^9/L，中性粒细胞绝对值 0.62。中医诊断：肺积，虚劳。西医诊断：肺癌。辨证：虚劳阴虚发热。治法：滋阴清热，解毒抗癌。百合固金汤合清骨散加减：生地黄 15 g，沙参 10 g，麦冬 10 g，百合 15 g，玄参 12 g，当归 6 g，白芍 15 g，川贝母 10 g，桔梗 10 g，浙贝母 10 g，熟地黄 10 g，银柴胡 6 g，地骨皮 15 g，胡黄连 5 g，知母 6 g，青蒿 15 g，秦艽 10 g，鳖甲 15 g，鼠妇 6 g，代赭石 15 g，金荞麦 12 g，麦芽 30 g。

服药 20 剂后体温下降至 36.5 ℃左右，诸症减轻，原方再进 15 剂，体温降至 36.4 ℃，体力较前增强。

按：该例高龄患者天癸枯竭，又逢为肺病及肾，肺肾阴伤，阴虚火旺，虚火内灼，肺失肃降，选用百合固金汤润肺滋肾，金水并调，俾肺津足，则清肃之令下行；肾阴足，阳不偏亢，则火不灼肺，方中生地黄、熟地黄、玄参滋阴补肾，当归、白芍养血平肝治其本，配合百合、沙参、麦冬、桔梗、川贝母润肺化痰；更以清骨散清热退蒸治其标，方中妙用金荞麦清热解毒，以蜂房取象比类与浙贝母软坚解毒以抗癌，代赭石与生麦芽一升一降用以开胃气。

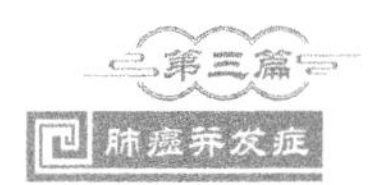

田建辉教授四君子汤合小柴胡汤治疗晚期肺癌长期低热经验

专家介绍：田建辉是全国中医药第一届中医药传承博士后，师从国医大师刘嘉湘教授。主张“扶正治癌”，在诊疗恶性肿瘤中强调中西医融合促进中医药发展的观点，善于综合运用中医药结合放化疗及生物疗法，以提高患者生活质量及预防癌症复发转移。

临床上肺癌常伴有癌性疼痛、癌性发热、恶性胸腔积液、恶性心包积液等并发症，严重影响患者的生存质量。癌性发热在晚期肺癌患者中较为常见，多与肿瘤自身分泌内源性致热源或者各种原因导致肿瘤坏死而分泌炎性分子介导炎症反应有关。现代医学的治疗以激素和非甾体类药物为主，但其不良反应明显，且容易反复发作。在肺癌的临床治疗中，癌瘤是引起众多临床症状的根源，所以抗癌治疗一般需要贯穿始终。但并发症对患者的生存质量影响较大，需要按照“急则治其标”的思路进行及早治疗，以提高患者的生存质量。

【病案举例】

患者，男性，66 岁。初诊日期：2012 年 3 月 19 日。主诉：反复发热 3 月余。患者因咳嗽于 2011 年 11 月在上海某专科医院就诊。胸部 CT 检查示：左肺上叶尖端后段支气管狭窄伴周围不规则软组织影，恶性病变可能；行支气管镜活检示：左肺鳞癌；骨扫描示：双侧髋关节异常浓聚影，提示骨转移。遂接受 TC（紫杉醇联合卡铂）方案化疗，化疗 2 个周期后复查影像学提示疾病稳定。化疗期间，患者持续低热（37.0 ~ 38.6 ℃），拒绝继续化疗，于 2012 年 3 月 19 日来诊。刻下：咳嗽，痰黄黏稠，胸胁疼痛；发热 3 月余，朝轻暮重；纳差，夜寐安，二便调；舌暗、苔白腻，脉弦滑。否认慢性支气管炎、冠心病、糖尿病、高血压病史，否认药物过敏史。西医诊断：左肺上叶鳞癌，化疗后，骨转移（Ⅳ期，$cT_xN_xM_1$）；中医诊断：肺积，发热。辨证：脾虚痰盛。治法：益气健脾，清热化痰。方以四君子汤加味。处方：生黄芪 30 g，白术 9 g，茯苓 15 g，生薏苡仁 15 g，白花蛇舌草 30 g，石见穿 30 g，石上柏 30 g，蜀羊泉 30 g，鱼腥草 30 g，枇杷叶 12 g，丹参 30 g，黄芩 12 g，金荞麦 30 g，女贞子 15 g，鸡内金 12 g，炒谷芽 30 g，炒麦芽 30 g。每日 1 剂，水煎，早晚分服。

二诊：2012 年 4 月 9 日复诊，咳嗽减少，黄痰易咳出，发热稍缓，胃纳差，二便调；舌暗、苔白腻，脉弦滑。辨证为脾虚痰湿兼夹少阳证，治以益气健脾、解毒化痰、和解少阳，方以四君子汤合小柴胡汤加减。处方：生黄芪 30 g，白术 9 g，茯苓 15 g，生薏苡仁 15 g，白花蛇舌草 30 g，石见穿 30 g，石上柏 30 g，蜀羊泉 30 g，鱼腥草 30 g，枇杷叶 12 g，丹参 30 g，黄芩 12 g，金荞麦 30 g，女贞子 15 g，鸡内金 12 g，炒麦芽 30 g，地骨皮 45 g，半夏 24 g，柴胡 30 g，苍术 12 g，海藻 30 g，天葵子 30 g，白芥子 15 g，猫爪草 30 g。

三诊：2012 年 6 月 19 日，再诊咳减痰少，发热已平（36.5 ℃），纳渐增。

田教授认为肺癌为有形实积，但其病因以机体正气亏虚为主，正气亏虚是肺癌发生的关键，继而致癌毒因子侵袭，肺之宣发肃降功能紊乱、津液代谢失常，最终导致病理因素痰凝、毒聚、血瘀为患，形成肺积。临床上恶性肿瘤的并发症纷繁复杂，中医治疗应该遵照《黄帝内经》的指导，在诊断时要“有者求之，无者求之；盛者责之，虚者责之”，在治疗时须“谨守病机，各司其属”，才能不被临床上各种复杂症状所迷惑；在确定疾病的核心病机后，再确定治法方药，一般能取得较好的效果。

按：本例患者初诊时并发长期低热。患者因高龄且经过化疗，正气戕伤，故以正气亏虚为本。脾气虚弱，运化失健，胃气亦弱，纳腐功能减退，故见纳差；痰热瘀互结上焦，致上焦郁闭不通，宣发肃降失常，营卫不和，则见往来寒热、朝轻暮重。故用药以益气健脾、化痰清热、解毒抗癌为主，以清解痰热之毒，达到抗癌退热之目的。二诊时症状减轻，说明用药已经切中病机，但低热一症减轻不明显。该证与《伤寒论》少阳证表现颇为相似，患者虽然没有典型的外感传变迹象，但从症状综合分析证属少阳，且小柴胡汤具有使“上焦得通，津液得下，胃气因和，身濈然汗出而解”之功，故处方时合以小柴胡汤和解退热，尤其是柴胡重用至 30 g。同时予生黄芪、白术、茯苓、生薏苡仁健脾益气；白花蛇舌草、石上柏、石见穿清热解毒；鱼腥草、枇杷叶、金荞麦、白芥子止咳化痰；鸡内金、炒谷芽、炒麦芽健脾消食。患者服药后发热即平，说明在辨病治疗的同时，辨证治疗尤其重要，也再次验证了小柴胡汤具有显著的解热功效。三诊时患者低热已退。

郑心教授自拟肺抑瘤合剂加减治疗肺癌发热经验

专家介绍：郑心是首届国家中医药领军人才——岐黄学者，泰山学者特聘专家，享受国务院政府特殊津贴，山东省名老中医，泉城十大名医，主任医师，博士生导师，擅长肺癌及呼吸系统疾病的中西医结合诊断与治疗，根据多年临床经验研究总结多张自拟处方治疗间质性肺病、肺癌、支气管哮喘，并获得极好的疗效，临床广泛应用，受到广大患者的好评。

肺癌发热是晚期患者常见的伴发症状，严重影响患者治疗进程及生活质量。中医辨证治疗肺癌发热的疗效多显著优于西医，副作用少且疗效更持久。

一、病因病机

郑教授基于多年临床经验和实验研究成果提出，“本虚标实、气虚痰瘀热毒互结”是肺癌的重要病机。正气内虚，脏腑阴阳失调，邪气乘虚袭肺，郁结胸中，肺失宣降，积聚成痰，痰凝气滞，瘀阻络脉，久而成块，是罹患肺癌的主要发病机制。而肺癌发热当属“内伤发热”范畴，病性为本虚标实，往往是由于患者气血阴阳虚损，或气血痰湿郁滞、痰毒内蓄、蕴积化热而成。

二、自拟肺抑瘤合剂

郑心教授以《黄帝内经》“虚则补之，实则泻之”为原则，以益气养阴扶正为主，辅以化痰祛瘀、清热解毒散结之法，自拟肺抑瘤合剂：党参、黄芪、炒白术、茯苓、薏苡仁、白花蛇舌草、山慈姑、半枝莲、浙贝母、夏枯草、甘草。方中党参、炒白术、黄芪益气养阴；浙贝母、夏枯草化痰散结；薏苡仁清热排脓；白花蛇舌草、半枝莲、山慈姑清热解毒。全方扶正而不敛邪，祛邪而不伤正，气血同治，寒热平调，平补阴阳，无耗气伤阴之弊。

三、辨证施治

根据虚实原则将肺癌发热的中医证型分为6种，以肺抑瘤合剂加减治疗。

1. 阴虚发热证

症状：午后潮热，或夜间发热，不欲近衣，手足心热，烦躁，少寐多梦，盗汗，口干咽燥，舌质红，或有裂纹，苔少甚或无苔，脉细数。

病机：阴虚则热盛，阴虚则内热，或放化疗耗气伤阴，水不制火，阳热炽盛，故而发热。

治则：滋阴清热。

方药：肺抑瘤合剂加银柴胡、知母、地骨皮、青蒿、秦艽等。

2. 气虚发热证

症状：发热，热势较低，常在劳累后发作或加剧，倦怠乏力，气短懒言，自汗，易于感冒，食少便溏，舌质淡，苔白薄，脉细弱。

病机：《金匮翼·劳倦发热》论曰："劳倦发热，积劳成倦，阳气下陷，则虚热内生也。"

治则：益气健脾，甘温除热。

方药：肺抑瘤合剂加当归、柴胡、升麻等。

3. 阳虚发热证

症状：形寒怯冷，四肢不温，腰膝酸软，纳少便溏，面色晄白，舌质淡胖，或有齿痕，苔白润，脉沉细无力。

病机：癌肿致正气不足无以抗邪，阳气亏虚，虚阳外越，故见发热。

治则：温补阳气，引火归元。

方药：肺抑瘤合剂加桂枝、附子、山茱萸、山药、地黄等。

4. 痰湿郁热证

症状：低热，午后热甚，胸闷脘痞，不思饮食，渴不欲饮，大便黏滞不爽，舌苔白腻或黄腻，脉濡数。

病机：癌肿晚期必会损伤脾胃，脾津运化失司则生痰湿，痰湿久而化热，化热会进一步使津液焦灼致痰湿加重，形成恶性循环。

治则：燥湿化痰，清热和中。

方药：肺抑瘤合剂加半夏、厚朴、枳实、陈皮、黄连等。

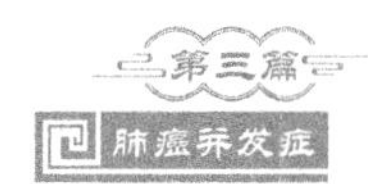

5. 热毒炽盛证

症状：高热，汗出明显，口渴、烦躁、小便黄、大便干，舌红苔黄，脉数有力。

病机：肺癌患者接受的放疗、射频消融和部分化疗即为感受火热毒之邪，阳盛生热。

治则：清热解毒凉血。

方药：肺抑瘤合剂加黄连、石膏、知母、生地等。

6. 血瘀发热证

症状：午后或夜间发热，或自觉身体某些部位发热，口燥咽干，但不多饮，肢体或躯干有固定痛处或肿块，面色萎黄或晦暗，舌质青紫或有瘀斑，脉弦或涩。

病机：部分癌症患者会出现微循环障碍，血液呈现高凝状态，与血瘀证的表现一致。

治则：活血化瘀。

方药：肺抑瘤合剂加当归、川芎、赤芍、桃仁、枳壳、桔梗等。

【病案举例】

患者，女性，54 岁。2018 年 1 月 12 日因“发热、胸痛 10 余天”就诊。患者 10 天前受凉后出现发热，伴胸痛，热势最高达 38.7 ℃，下午体温偏高，无咳嗽、鼻塞流涕，无胸闷、憋喘，口服莲花清瘟胶囊、布洛芬，效果不佳，于当地住院治疗（具体不详），症状未见好转。行胸部 CT 检查示：①右肺癌并肺不张可能性大；②右肺下叶结节灶；③符合右肺炎性病变、右侧胸腔积液，未行病理。2018 年 1 月 12 日郑心教授诊见：发热，体温波动在 37.6 ~ 38.5 ℃，下午体温偏高，口干，不欲饮水，伴右胸及右背部疼痛，刺痛为主，偶有盗汗，纳可，眠差，入睡困难，二便调。舌质红、苔黄厚，脉细滑。中医诊断：肺癌（阴虚发热）。治以益气养阴，散结祛瘀。方用肺抑瘤合剂加减：党参 24 g，黄芪 18 g，炒白术 12 g，茯苓 15 g，白花蛇舌草 24 g，半枝莲 24 g，薏苡仁 30 g，浙贝母 15 g，夏枯草 18 g，女贞子 21 g，山慈姑 9 g，甘草 6 g，橘核 18 g，荔枝核 24 g，蜂房 15 g，知母 15 g，炒杏仁 12 g，麦冬 18 g。

6 剂，水煎服 400 mL，饭后温服，3 次/日。嘱避风寒，调情志，忌食生冷瓜果、辛辣刺激之品。6 剂，发热基本消失，仍有胸痛，稍感胸闷，食纳不馨。2018 年 1 月 18 日行纤维支气管镜检查并取病理示：（右肺中叶）鳞状细胞癌。上方加太子参 24 g，神曲 18 g，炒麦芽 18 g，香附 12 g，继服 12 剂，诸症较前缓解，后按上方稍作加减继服 2 个月，至今一般状况良好。

按：郑心教授从虚实两方面探讨癌性发热的病因病机，提出虚的病机有气虚发热、阴虚发热、阳虚发热；实的病机多为热毒炽盛、痰湿内蕴、血瘀发热等。在治疗癌性发热过程中，谨遵肺癌“本虚标实、气虚痰瘀热毒互结”之病机，牢牢把握主症，探究正邪主次关系，重视辨证分型施治，辨寒热真假、辨虚实，以此确立治则治法，自拟肺抑瘤合剂为基础方，随症加减，疗效显著。

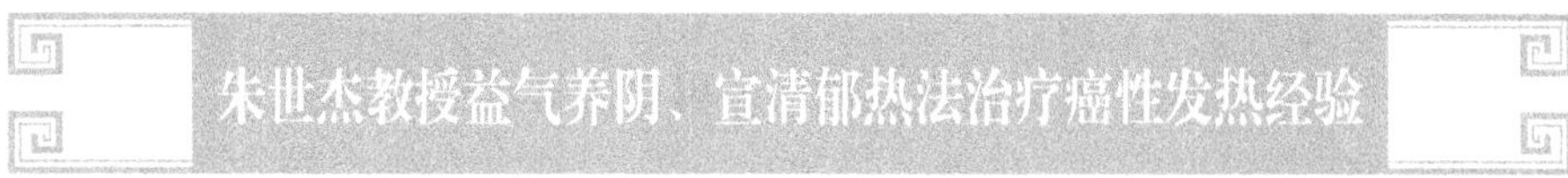

朱世杰教授益气养阴、宣清郁热法治疗癌性发热经验

专家介绍：朱世杰师从首都名中医李佩文教授，是中国中医科学院望京医院肿瘤科主任，主任医师，博士研究生导师，从医 20 余年，擅长肺癌、胃癌、乳腺癌、结肠癌等恶性肿瘤的中西医结合治疗，在应用中药配合放化疗提高抗肿瘤治疗的临床疗效方面经验丰富。

癌性发热是指在排除感染、抗生素治疗无效的情况下出现的直接与肿瘤有关的非感染性发热和患者在肿瘤发展过程中因治疗而引起的发热。它是恶性肿瘤发生、发展过程中常见的并发症，常常提示患者病情进展。目前癌性发热的作用机制尚未完全明确，但严重影响患者的预后和生活质量。现代医学主要应用非甾体类抗炎药缓解症状，对于发热持续、病情恶化的患者，可以经验性使用抗生素、激素等，此类治疗存在敏感性和特异性较差、不良反应较多、用药后易出现发热反复等问题，不能改善预后。癌性发热可归属中医“内伤发热”的范畴，虽然古代并无此病名，但中医药治疗发热已有数千年的历史，早在《五十二病方》中，“取雷丸三颗，以猪煎膏和之……挠以浴之……痫者，身热而数惊……以此药皆已”就记载了外治法治疗发热惊厥，在《黄帝内经》中已对内伤发热有了初步认识，后世医家不断完善发热的理论、治法，形成了丰富的发热辨治体系。朱世杰教授通过寻求古法及对临床上癌性发热病例的辨治思考，总结出益气养阴、宣清郁热治法，在治疗癌性发热上取得了较好疗效，经验如下。

一、“虚”“郁”为核心病机

癌性发热病机总属虚实夹杂，可有偏虚偏实之分。偏虚者病机多由于气阴两虚。阴虚生内热者或因肿瘤引起气血脏腑虚损，阴阳失调，或因放化疗后，火热毒邪积聚，耗伤阴液，或因郁热邪毒久留不去，灼伤阴液，或因手术之后血虚失养，阴不配阳，表现出低热、午后至夜间加重，五心烦热、舌红脉细数等阴虚证候。气虚发热者或因肿瘤正虚为本加之外邪侵犯，热毒痰瘀互结，进一步加重正气损伤，正气不足则无以抗邪，阳气亏虚则虚阳外越，或因误用汗、下之法重伤正气，而致正虚邪恋，未久复热，或因放化疗后脾胃气虚，脾不能为胃行其水谷精微，生理之水谷转化为病理之“湿”，湿邪下郁相火，下焦阳气被郁，不得宣散，走入冲脉而上逆，冲脉上逆之火、心君下乘之火相合，发为虚热，表现出发热或高或低，劳累后加重，舌淡、苔薄白、脉细弱等气虚证候。偏实者病机多是因郁致热。癌病为患必夹毒伤人，多与痰、瘀、热、湿等病邪兼夹为患，各类病理因素蕴结体内，壅遏不通，发为郁热。张秉成在《成方便读》提到了“痞坚之处，必有伏阳”，其所论“伏阳”即认为凡有气血运行不畅、湿停、积聚形成之处，皆可闭阻阳气，使阳气伏于患处而发热，“伏阳”是一切病理因素或产物郁久所化之热，根据病邪兼加不同可有湿热蕴结、肝经郁热、瘀血内阻等不同证型分类和临床表现。由上述分析可知，癌性发热的核心病机为“虚”“郁”二字。

二、益气养阴、宣清郁热以扶正祛邪、标本同治

治疗癌性发热当围绕其虚实夹杂的病机特点，根据“虚”“郁”的核心病机，用宣清郁热法清透内伏之郁热，益气养阴法滋润已伤之气阴，扶正祛邪、标本同治。一般来说，在发热的早期阶段，邪气较盛，当以宣清郁热法为主，辅以益气养阴法，清热而不伤阴，滋润而不敛邪；在发热的中晚期阶段，邪热耗气伤阴，治疗上当以扶正为主，同时要清解郁热余邪。

1. 宣清郁热，重在调节气机

刘河间《素问玄机原病式·六气为病·热类》曰：“郁，怫郁也，结滞壅塞而气不通畅，所谓热甚则腠理闭密而郁结也。”郁，是各种病理因素结滞局部，邪滞气机内郁不宣，发为郁热，提示气机不通是导致郁热的重要病

机。朱丹溪在《丹溪心法》曰：“气血冲和，万病不生，一有怫郁，诸病生焉。”其重视人体气机升降，气机失调百病丛生，并提出治疗六郁发热贵在调气。癌邪兼加痰湿、瘀血等病理因素长期郁于体内化热的癌性发热证候，当重视调节气机。临床可选用柴胡、黄芩药对；热结较重者，选升降散。柴胡味苦、辛，性微寒，味薄气升，功擅开郁；黄芩味苦，性寒，功擅泄热。《本草汇言》曰：“清肌退热，柴胡最佳，然无黄芩不能凉肌达表。”柴胡能开气分之结，不能泄气分之热，只有二药相合，升清降浊，调和表里，枢机才能和解。升降散原方主治“表里三焦大热，其证不可名状也”，其组成从功效上看并非退热的要药，原书对该方解析为：“僵蚕、蝉蜕，升阳中之清阳；姜黄、大黄，降阴中之浊阴；一升一降，内外通和，而杂气之流毒顿消矣”。升降散所治疾病病机可归纳为：一是气机郁滞，运行不畅；二是郁热伏于内不能向外透达。国医大师李士懋教授认为，升降散不仅为温病之总方，更是治郁热之总方。升降散用一升一降之法畅达气机、清透郁热。

2. 益气养阴，重在清解余热

癌性发热是正邪交争的疾病过程，而热邪最易耗气伤阴，通过培补中气、滋养阴液可以帮助机体滋化源、平衡阴阳达到正胜邪却的目的。对于气虚较甚者每重用黄芪，用补中益气汤加减，阴虚者加用鳖甲、熟地黄、五味子、乌梅、生牡蛎之辈。但癌性发热病机复杂，临证发现单纯的应用益气养阴法常不能奏效，对于反复发热不愈的患者考虑为余热未清，当在益气养阴基础上加用清解余热之品。清解余热可根据患者不同症状表现，运用温病卫气营血传变理论进行辨治，常见邪入气分形成气津两伤证及热入营阴证。若邪入气分，可用白虎加人参汤加减治疗。《伤寒论》169 条曰：“伤寒，无大热，口燥渴，心烦，背微恶寒者，白虎加人参汤主之。”白虎加人参汤原方主治阳明经热盛津伤，一些医家认为因其有“背微恶寒”的兼症，可能是由里热郁而不舒，或汗出过多、耗散表阳，亦或气阴两亏，元气受损，无以卫外所致，癌性发热患者因有郁热不宣、气阴两亏的病机特点，若同时伴有发热汗出，口唇干燥，欲饮水，舌红，脉虚大无力或轻微恶寒等症状，可选用此方进行加减；若患者发热热势较白虎加人参汤证衰减，但津伤更重，同时伴有胃失和降的表现则可选竹叶石膏汤加减清热生津，益气和胃。若患者出现身热夜甚、烦躁少寐、舌红绛等，考虑此时热伤营阴，需配伍水牛角粉、丹参、生地黄、牡丹皮、赤芍等清营解毒、透热养阴。

【病案举例】

患者，女性，66 岁。2017 年 2 月 15 日主因“发热半月余”就诊。2014 年 10 月，因胃恶性占位行胃大部切除术，术后病理：胃窦小弯侧中低分化腺癌，术后用奥沙利铂 + 替吉奥方案化疗 6 个周期后疗效评估稳定。2016 年 3 月复查肝多发转移，未治疗。2017 年 1 月乏力加重，腹盆腔 CT 示腹膜后多发淋巴结转移。2 月初患者开始低热不退，查 CT、血常规及感染两项未提示感染。就诊症见：低热，乏力，间断上腹不适，纳差，恶心，偶有呕吐，小便正常，大便 2 日一次，舌暗红，苔厚腻，脉弦。诊断：癌性发热。辨证属痰湿郁热、气津两伤。治以宣清郁热为主、佐以益气健脾化痰。具体用药：柴胡 10 g，姜黄 10 g，蝉蜕 10 g，大黄 5 g，僵蚕 10 g，黄芩 10 g，知母 10 g，生石膏 50 g，黄芪 50 g，桂枝 10 g，白芍 20 g，夏枯草 10 g，生薏米 30 g，茯苓 10 g，牡丹皮 10 g，栀子 10 g，水牛角粉 10 g，生麦芽 30 g，甘草 10 g，竹茹 10 g，太子参 20 g，升麻 10 g。

服药 7 剂后发热消除，减石膏用量为 10 g，继服 3 剂换方，用益气养阴、补肾健脾方药 4 个月配合化疗加靶向治疗抗肿瘤，期间再无发热。

按：患者癌性发热呈虚实夹杂证，以痰湿蕴结脾胃、脾胃气机升降不利出现纳差、恶心呕吐等为主要表现，痰湿郁久化热，湿性黏滞，低热半月不退，伴有乏力、呕吐等气津两伤症状，舌质暗红，考虑热邪有渐入营阴之势，故治法上宣清郁热为主，同时顾护脾胃气津、清泄营分之毒。《丹溪心法》云：“善治痰者，不治痰而治气”，用升降散畅达气机，痰随气升，津液疏布正常郁热自除，柴胡、升麻既能清热，又与桂枝合用取其“火郁发之”之意，使郁热之邪发散而出，石膏、知母、栀子、夏枯草清热滋燥，竹茹清热化痰，用水牛角粉、生地黄、牡丹皮清营解毒、透热养阴，白芍酸寒使内结心下之水饮利小便而出，合甘草酸甘化阴，重用黄芪，伍太子参、生薏苡仁、茯苓、生麦芽益气健脾化湿祛痰，培补正气以滋化源、运化药力祛邪外出。全方共奏宣清痰湿郁热、益气健脾养阴之效。二诊无发热，减轻石膏用量，三诊后停服，中病即止。

洪善贻教授辨证治疗肿瘤相关性失眠经验

专家介绍： 洪善贻是全国第三批名老中医药专家学术经验继承工作指导老师，浙江省名中医，主任医师。从事中医临床、教学、科研和医院管理工作50余年，擅长肿瘤的诊治，并积累了丰富的经验。

洪善贻教授在辨证论治原则的指导下采取祛湿和胃、养血安神，疏肝清热、养血潜阳，补益心脾、养血安神之法治疗肿瘤相关性失眠。

一、中寒湿阻、阴阳失交证

患者以彻夜难眠，纳差，腹胀，腰骶部酸痛，畏寒，肢冷，会阴部、膝下冷甚，阳痿早泄，舌淡胖、脉沉迟为主要临床表现。肿瘤患者后期，五脏俱损，阴阳气血不足，寒湿阻滞中焦，阴阳失交而彻夜难眠；中阳不足，湿阻气机则纳差，腹胀；肾虚则腰骶部酸痛；阳虚失于温煦见畏寒、肢冷；命门火衰，则会阴部、膝下冷甚，阳痿，早泄；舌淡胖，脉沉迟乃阳虚湿盛之象。治宜祛湿和胃、养血安神，方选半夏薏苡仁汤合当归四逆汤加减。方中当归、芍药养血和营，桂枝、细辛温经散寒，甘草、大枣补中益气，通草利水、通经，清半夏、薏苡仁燥湿化痰，利湿健脾。吴鞠通指出“半夏逐痰饮而和胃，薏苡仁秉燥金之气而成，故能补阳明燥金之不及而渗其饮，饮退则胃和，寐可立至”。

二、肝郁血虚、郁火扰神证

患者以辗转反侧，夜不能眠，汗出，五心烦热，急躁易怒，口干苦，舌红、苔薄黄，脉弦数为主要症状。肝喜条达而恶抑郁，若思虑过度，肝的疏泄功能失常，则肝气郁结，肝郁日久化火，则汗出，急躁易怒，口干苦，郁火上扰心神则辗转反侧，夜不能眠。治宜疏肝清热、养血潜阳，方选丹栀逍遥散加减。方中柴胡、薄荷疏肝解郁，平逆肝阳；当归甘辛苦温，养血和血；白芍酸苦微寒，养血敛阴，柔肝养肝；牡丹皮养阴清血分之热，栀子清热除烦。多梦者加酸枣仁、夜交藤、合欢皮养心安神，少量黄连与肉桂相配以交通心肾，帮助睡眠。

三、气血不足、心脾两虚证

患者以夜寐不安，健忘，面色少华，倦怠乏力，舌淡，脉弱为主要临床表现。肿瘤相关性失眠患者思虑过度伤脾，脾气虚弱，运化失健，气血生化乏源，不能上奉于心，导致心神失养而失眠。治宜补益心脾、养血安神，方选归脾汤加减。方中人参、炒白术、炙甘草、黄芪、当归健脾益气补血；远志、酸枣仁、茯神、龙眼肉补益心脾、养血安神；木香行气醒脾。诸药共奏补益心脾、养血安神之功。

【病案举例】

患者，男性，29 岁。2018 年 5 月 23 日初诊。患者于 2017 年 9 月行增强 CT 示：左肺下叶后基底段占位，周围性肺癌首先考虑，2017 年 9 月 20 日在胸腔镜下行“左肺上叶楔形切除术 + 左下肺切除术”。术后行 4 个周期化疗，治疗结束后出现严重失眠，夜间难以入睡，闭眼则浮想联翩，甚至彻夜未眠，乏力，终日不欲饮食，大便偏稀，舌淡、苔薄白，脉细弱。中医诊断：不寐。证型：思虑伤脾，血不养神。治以归脾汤加减：生黄芪 30 g，鸡血藤 30 g，党参 15 g，炒白术 15 g，陈皮 12 g，炒当归 12 g，炒木香 12 g，夜交藤 12 g，合欢花 12 g，山茱萸 12 g，生甘草 6 g，远志 6 g，茯神 9 g，酸枣仁 25 g，生姜 3 片，大枣 10 枚，百合 20 g。

7 剂后复诊：诉夜寐较前明显好转，夜梦减少，仍乏力，食欲欠佳，上方加太子参 15 g，茯苓、薏苡仁各 20 g。继续随症加减服用 1 个月，诸症好转，3 个月后诉正常上班。

按：洪老认为，该患者属于思虑过度，久之则脏腑功能失和而致气血失调，血不养神故心神不宁。选用归脾汤加减治疗，全方既养血以安心神，又健脾以化生气血之源，且有酸性之药收敛浮神。洪老认为不寐乃心神之病，在遣方用药之时，应积极疏导患者心理，消除顾虑和紧张情绪，这对疾病的恢复也起着重要作用。

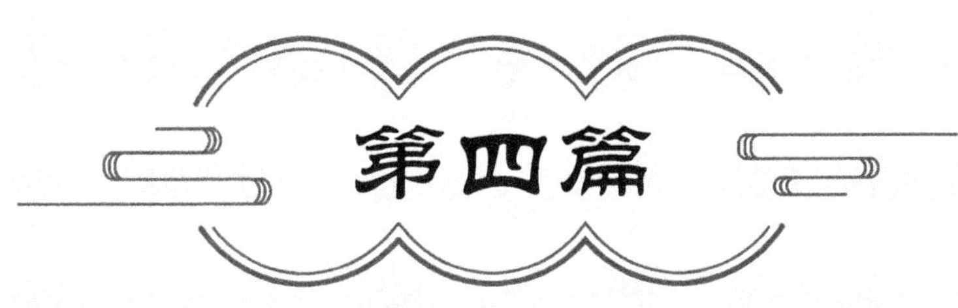

肺癌治疗相关并发症

第七章　肺癌治疗相关并发症的中西医概述

一、西医对肺癌治疗相关并发症的诊治

（一）西医对肺癌手术常见并发症的诊治

肺癌术后咳嗽一般发生在肺癌手术后 2 周内，以咳嗽为主要临床表现，是肺癌手术患者常见的并发症，严重影响患者的术后生活质量。肺癌术后咳嗽的发生率为 25%～50%，在严重咳嗽时，患者睡眠中断，说话困难，加重心理负担，生活质量下降。肺切除术后咳嗽的机制仍存在争议，可能与肺 C 纤维激活、迷走神经损伤、胃食管反流、支气管内缝合、纵隔淋巴结清扫及其他解剖学原因有关。此外，术后咳嗽也与麻醉方式、药品、时间，以及麻醉过程中动脉血压、静脉压和心率增加有关。引起肺癌术后咳嗽的机制仍存在较多争议，因此对于治疗也没有形成共识，其治疗方法也多种多样，有研究显示：抑制 Th2 细胞因子产生的抗过敏药甲磺司特可以缓解肺切除后持续咳嗽。质子泵抑制剂和促胃肠动力药可能有助于缓解肺切除术后持续性咳嗽。阿片类咳嗽抑制剂如可待因是有效的中枢性镇咳剂，但肺部术后持续性干咳常对可待因不敏感。也有学者应用皮质类固醇加 β_2 受体激动剂对术后持续性咳嗽也有一定疗效。

临床上，如果患者肺癌手术后出现了咳嗽症状，医生需要与术后肺部感染引起的咳嗽相鉴别。首先要检查一下血常规和胸部 CT，以排除术后肺部感染的情况。如果是发生感染引起的咳嗽，一定要根据感染的类型，选择合适的抗生素来进行消炎的治疗。如果不存在感染情况，可以选用上述治疗肺癌术后咳嗽的药物治疗，同时还可以配合应用一些止咳祛痰类的药物，比如氨溴特罗口服溶液或者沐舒坦等药物。此外，患者可以适当拍背翻身，促进痰液排出，建议患者多喝水、注意休息、避免劳累以帮助肺癌手术患者肺部修复。

（二）西医对肺癌化疗常见并发症的诊治

化疗是治疗肺癌的一种全身治疗的手段，对于中晚期肺癌患者，化疗都是主要的治疗手段。化疗是通过使用化学药物杀灭癌细胞达到治疗目的。化疗在杀灭增殖较快的癌细胞的同时，对一些正常细胞也有影响。当化疗损伤这些正常细胞时就会引起副作用。常见的化疗不良反应主要有胃肠道反应、骨髓抑制、周围神经病变、手足综合征等，下面将分别论述。

胃肠道反应是化疗常见并发症之一，主要表现为恶心、呕吐、腹泻等显著胃肠道不症状，导致患者食欲减退、进食量减少、营养状况下降，对患者的生存质量造成了一定的影响。一些患者由于存在严重的不良反应，甚至不得不停止化疗，而影响治疗效果。现代医学常采用托烷司琼、昂丹司琼、地塞米松及苯海拉明及阿瑞匹坦用于肺癌化疗中胃肠道不良反应的预防，其中地塞米松为糖皮质激素类药物，具有抗感染、抗过敏作用，托烷司琼为5－羟色胺3型（5-hydroxytryptamine 3，5-HT3）受体拮抗剂类止吐药，它具有强效、选择性地拮抗5-HT3受体的作用。阿瑞匹坦是人体P物质/神经激肽－1受体的选择性高亲和力拮抗剂，且与地塞米松合用可加强止吐效果。此外在护理方面，进行有针对性的认知行为护理可让患者放松身心，缓解顾虑，提高自我认知能力，改变其错误认知，促使其充分做好化疗准备，转移注意力，有利于其负面情绪的缓解。对症护理通过在用药基础上进行饮食干预，降低恶心、呕吐的发生风险。

骨髓抑制是肺癌化疗患者常见并发症之一，因化疗对增殖旺盛细胞特别是造血细胞有明显的杀伤作用，会导致骨髓抑制，出现白细胞、血小板减少及免疫力下降的临床表现。诸多研究表明，化疗致骨髓抑制最关键的机制是造血干细胞衰老及造血微环境损伤。临床上常用重组人粒细胞刺激因子及其衍生物来防治化疗后骨髓抑制，疗效显著。但很多患者会出现发热、乏力、周身酸痛等不适，临床应用受到一定限制。

周围神经病变是化疗对周围神经或自主神经造成损伤而产生的感觉障碍，也被称为“化疗后周围神经病变（chemotherapy-induced peripheral neuropathy，CIPN）”。该不良反应呈剂量限制性，成为制约化疗药物应用的重要因素。毒性产生的靶点主要有中枢、外周神经及感受器，其表现形式多种多样，最常见的主要起源于四肢末端，呈对称性的感觉异常、弱化或缺失，患者多自感烧灼、刺痛和麻痹等。容易产生周围神经毒性的药物主要有铂类化疗药物、微管蛋白抑制剂等。在化疗后第一个月 CIPN 患病率为 68.1%，三个月为 60%，化疗结束后六个月仍有 30% 的患者继续遭受着周围神经病变的困扰。易产生神经毒性的抗肿瘤化疗药物种类及其产生机制：铂类药物损伤神经的主要位点可能为脊髓根中心神经元，蓄积于外周神经系统，蓄积量到达阈值后方呈现周围神经毒性。微管蛋白抑制剂紫杉醇易蓄积于背根神经节，较周围神经浓度高，可能会影响背根神经节、外周神经节细胞及小胶质细胞的活化，影响微管结构的形成，阻挠轴突的电传导及递质释放，引起神经营养供能和信号传导障碍。长春碱类作为微管蛋白抑制剂，其神经毒性的发生机制与紫杉醇类大同小异。在治疗方面：外周神经病变的发生往往与脂质、蛋白质、DNA 的氧化有关。由于其损坏神经细胞，可运用还原剂拮抗化疗药物所致氧化反应引起的外周急性神经病变。临床上常用抗氧化剂谷胱甘肽、硫辛酸、维生素 C 及细胞保护剂氨磷汀、依达拉奉等以降低化疗药物在背根神经节内的蓄积，清除游离氧自由基，降低其对周围神经元及神经纤维的氧化破坏。度洛西汀和文拉法辛作为抗抑郁药，是神经递质选择性再摄取抑制剂。研究表明，其对神经疼痛有治疗作用，可缓解 CIPN。抗癫痫类药物通过可选择性作用于离子通道，阻断离子依赖性动作电位的快速发放，调节电压依赖性离子通道，影响神经元能量代谢，可减轻化疗药物所致的急性神经毒性，常用药物为奥卡西平、加巴喷丁。钙镁合剂通常由葡萄糖酸钙和硫酸镁组成，属离子通道调节剂，可通过调节细胞内离子浓度，引起细胞膜超极化，控制离子通道的转运，影响神经元的营养代谢。神经营养剂主要包括维生素类和脂肪酸等，在保护神经传导的功能上有着不可或缺的作用。其影响髓鞘的生理代谢，保护神经髓鞘的完整。因此，被广泛应用于临床防治化疗后周围神经毒性，其代表药物是甲钴胺，它可以进入神经细胞，可提高氨基酸合成酶的活性，利于修复髓鞘损伤，改善神经传导。

手足综合征（hand-foot syndrome，HFS），又被称为掌跖痛性红斑、布格道夫反应，是一种严重的皮肤病变反应。常见于手掌、足底，以及皮肤摩擦较多的部位。从手掌开始，到指腹、指侧、鱼际部位。开始为刺痛感，三四天后，皮肤出现红斑烧灼样疼痛，接着会出现蜕皮、脱屑、水泡、指纹变淡或消失。如果继续加重，会出现溃烂、渗出、感染，会导致功能障碍和极度疼痛。HFS 发生的确切机制尚不清楚。虽然 HFS 并不危及生命，但影响患者的生活质量，关系患者化疗用药的连续性。在治疗方面，如果患者出现了Ⅱ级或Ⅱ级以上的症状时，需要考虑减少化疗药物剂量或停止化疗。在临床实际化疗用药过程中，可根据患者实验室指标、生活状态，设计个体化给药。还要加强局部防护，为防止手足皮肤被挤压或摩擦宜衣物宽松，使用手套、鞋垫等。在阳光下应使用防晒霜等防晒措施，避免剧烈运动和体力劳动，防止皮肤温度过高、损伤、化疗药物局部集聚等诱发或加重 HFS。在手和脚表面，尤其是皮肤折痕位置，涂抹护肤霜，如维生素 E 霜、尿素霜、凡士林软膏、湿润烧伤膏、水飞蓟宾凝胶、2% 西地那非乳膏等。还可以保持皮肤柔软，防止皲裂，有助于减轻症状。

（三）西医对肺癌放疗常见并发症的诊治

放射性肺损伤（radiation-induced lung injury，RILI）是肺癌放疗后常见的严重并发症之一。根据病情分成两个阶段，即放射性肺炎及放射性肺纤维化。放射性肺炎主要出现在放疗开始后的 1～3 个月，故也称为早期放射性肺损伤，常有刺激性干咳、气急等症状。而将放射治疗 3 个月后出现的放射性肺损伤称为晚期放射性肺损伤，主要表现为放射性肺纤维化，可发展为呼吸功能受损，甚至呼吸衰竭。国内报道 RILI 的发病率为 8.25%，国外报道其发病率为 14.6%～37.2%。目前放射性肺损伤发病机制尚不明确，近年来的研究表明放射治疗直接导致的 DNA 损伤及活性氧的产生是其损伤组织的主要机制。同时尚无有效方法来预防 RILI，且缺乏有效的预测指标及治疗方法，使其成为肺部肿瘤放疗剂量的限制性因素。目前临床上对 RILI 的治疗主要是吸氧、卧床休息，应用支气管扩张剂、抗生素及糖皮质激素等对症处理，但总体效果欠佳，尚没有明确治疗放射性肺损伤的特效药，这就意味着预防放射性肺损伤的发生比治疗更有意义。除了剂量限制及精准放疗外还应根据患者具体情况积极采用合理用药预防放射性肺损伤的发生。有研究显示：通常用于调节血压和预防心血管疾病的血管紧张素转换酶抑制剂在临床前模型中已被证明可以减少辐射引起的组织损伤。其血管紧张素Ⅱ受体拮抗剂和血管紧张素转化酶抑制剂（卡托普利和依那普利）通过靶向作用于氧化剂、炎症和纤维化途径减弱辐射损伤的作用。血管紧张素Ⅱ调节 TGF-β 和 α－平滑肌肌动蛋白，这两种蛋白在肺纤维化的发病机制中起关键作用。氨磷汀是一种硫醇前药，其损害修复机制为在组织中被与细胞结合的碱性磷酸酶水解脱磷酸，产生具有活性的代谢产物 WR-1065，具有清除自由基的作用。迄今为止，它是唯一获批用于临床的硫醇药物，由于碱性磷酸酶在正常组织中表达比在肿瘤细胞中相对较高，因此它对正常细胞具有相对特异性，这些药物在实验上已经证实对放射性肺损伤有一定的疗效。

（四）西医对肺癌靶向治疗常见并发症的诊治

药物相关性皮疹是肺癌靶向治疗常见的并发症，其中厄洛替尼导致的相关性皮疹发生率高达75%，吉非替尼为41.4%~79.7%，埃克替尼为40%。研究显示：无论表皮生长因子受体（epidermal growth factor receptor，EGFR）状态如何，皮疹是评价表皮生长因子受体酪氨酸激酶抑制剂（EGFR-tyrosine kinase inhibitor，EGFR-TKI）疗效的一个替代标志物，皮疹越严重，EGFR-TKI 疗效往往越明显。EGFR-TKI 相关性皮疹的发生机制尚不明确，多考虑与相关药物干扰皮肤滤泡及滤泡间表皮细胞的信号传导通路有关。目前西医治疗 EGFR-TKI 相关性皮疹多以激素类或抗生素类软膏为主，疗效欠佳。

腹泻是肺癌靶向药物治疗的另一个常见并发症。关于靶向治疗肺癌引发腹泻的作用机制尚未明确，但相关研究表明，肺癌能够引发肠道菌群变化，同时，肺部细菌菌群的变化与肠道菌群的变化具有相似性。部分学者认为此类腹泻的发生与肠道黏膜细胞中 EGFR 的表达有关。目前没有有效的西医预防措施。只可根据情况予止泻药物；注意饮食卫生；食清淡、易消化的食物；同时保护肛周和会阴部位的清洁，防止交叉感染；如有必要，可使用蒙脱石散，以及纠正水、电解质紊乱。

二、中医对肺癌治疗相关并发症的诊治

（一）中医对肺癌手术常见并发症的诊治

中医认为肺癌术后咳嗽属于“咳嗽”范畴。中医对咳嗽的治疗有悠久的历史和丰富的经验，临床上的报道也较多。中医学认为肺癌的发生根本原因是正气亏虚，然而恶性肿物的生长，更加重机体气血的损耗。肺癌采用手术切除治疗，这就属于金属之刃既损有形的血肉筋骨，又外泄正气，损无形之气精，最终导致肺的生理功能受到损伤，升降失司，肺气上逆而咳嗽。中医治疗咳嗽具有以下优势：其一，辨证施治的个体化给药，证变方随的灵活用药；其二，“急治标、缓治本”，标本兼治的管理模式。用于治疗咳嗽的中药组方常见有：补肺益肾、温阳止咳的小青龙汤；降浊化痰、和胃止咳的旋覆代赭汤；清肺泻热、化痰止咳的黄芩泻白散等。此外，还有众多中医名家喜欢使用的名方——沙参麦冬汤，它源自于清代吴鞠通的《温病条辨》，

该方具有清养肺胃、润燥生津之功效，主治温热和燥热之邪伤及肺胃阴分证，组方为：沙参 9 g、玉竹 6 g、甘草 3 g、桑叶 4.5 g、麦冬 9 g、生扁豆 4.5 g、天花粉 4.5 g，是甘寒法治疗温燥证的代表方之一。方中主以沙参、麦冬清养肺胃治本；辅以玉竹、花粉生津解渴治标；生扁豆益气培中、甘缓和胃；配以桑叶，轻宣燥热；甘草调和诸药，合而成方，具有清养肺胃、生津润燥之功，临床上可用于肺癌术后咳嗽，收效显著。

（二）中医对肺癌化疗常见并发症的诊治

化疗药物能劫气、伤阳，特别是一些药物的毒性在机体内不断积累，不仅损伤机体阳气而且限制药物继续发挥作用，故恶性肿瘤患者在化疗期间易出现气阳两虚，以至于出现一系列副反应。中医学认为这些证候的出现，主要是由于恶性肿瘤患者应用化疗药物后机体耗气伤阳、气血损伤、脾胃失调，从中医辨证论治的角度分析，不管是胃肠道反应、骨髓抑制还是周围神经毒性的蓄积，这一系列化疗并发症的根源是损及脾胃、耗气伤阳，归根结底是脾胃气阳两虚、全身脏腑失养所致。研究发现，化疗药经口服后，首先侵及后天之本——脾胃，而脾胃为气血生化之源，脾胃受药毒侵害，所生气血为药毒所染，则肝藏之血乃染毒之血，肾纳之气乃染毒之气，进而损及肝肾。中医学认为，脾胃为后天之本，气血生化之源，若脾胃功能不足，则机体的气血化生不足，全身脏腑得不到滋养，机体失荣，身体自然就会出现“枯萎”，则百病丛生。故而温补脾胃，是一切疾病治疗的关键。

在防治化疗常见并发症方面，辨证论治最大的弊端是在不良反应出现后才能辨证施治，其防治化疗副反应的作用将大大衰减。中医未病先防理念，就是在未病之前采取各种预防措施，以防止疾病的发生。《黄帝内经》曰：“上工不治已病治未病”这句话提出了“治未病”的思想，阐明了“防患于未然”的重要性。在疾病的发生过程中，邪气入侵是发病的外在条件，而正气不足则是发病的内在根据。因此要预防疾病的发生，除了需要注意避免邪气的入侵外，更应注意保持正气的充沛，《素问·刺法论》中“正气存内，邪不可干”，人体正气充盈，护外功能正常，致病邪气就不易侵害人体，疾病亦无从发生，这对预防疾病的发生，具有十分重要的意义。而脾胃气阳两虚是出现化疗副反应的主要病机，这使我们对疾病有了初步的预知，提前进行药物干预，这对化疗副反应的预防及治疗具有重要的意义，故此“未病先防”在防治肺癌化疗毒副反应方面要优于辨证论治。

中医治疗肺癌化疗常见并发症的手段多样，包括中药内服、中药泡洗，以及针灸、艾灸、穴位贴敷、耳穴压丸、膏摩等治疗方式，以温补脾肾为治疗大法，在此基础上结合患者具体病症遣药组方、辨证论治。中医药防治化疗毒副反应研究已有40余年的历史，优势明显，疗效显著，将“治未病”理论应用到防治化疗常见并发症，在各种化疗并发症出现之前服用中药防御，可大大减少化疗期间副反应的发生率，降低各种症状的严重程度，提高患者对化疗的耐受程度及生活质量，增加患者接受有效治疗的机会。根据化疗常见并发症的中医辨证、中医证候，推荐防治化疗毒副反应的常用基本方——加味理中丸：人参、白术、干姜、炙甘草、半夏、厚朴、竹茹等。基础方理中丸出自《伤寒论》，是经方中治疗太阴脾胃虚寒证的主方，在后世医家临床应用中，理中丸逐渐发展为温中健脾法的代表方。该方广泛应用于临床，有明显的调节胃肠运动的作用。加味理中丸是在理中丸基础上加用半夏、厚朴、竹茹等，此方兼顾了脾胃气阳两虚的主要病机和基础病肺癌——肺失宣降的病机，既温补脾胃，且调整肺之宣降，方中干姜大辛大热，温中祛寒，为振奋脾阳之要药，以之补，益气健脾以复运化。两者相配伍，温养中焦脾胃阳气，以复运化、统摄、升降之能。以白术之燥，健脾燥湿，防脾虚生湿，以炙甘草益气和中，四药相配，一温一补一燥，使脾胃阳气振奋，则运化升降功能恢复。考虑到基础病是肺癌，病机是肺失宣降，在理中丸基础上加用降气化痰平喘、宽胸散结之品，其中以半夏、厚朴、竹茹为主，姜半夏健脾燥湿化痰，降逆止呕，亦具有止泻作用，厚朴行气燥湿，化痰平喘，竹茹性寒，能清肺热，止咳化痰，且具有止呕之效，诸药配伍，一温一补一燥，降气化痰平喘，调整气机升降来达到治疗和预防化疗副反应的目的。

（三）中医对肺癌放疗常见并发症的诊治

中医认为放射线属于热性杀伤性物质。患者早期（急性期）属热毒炽盛，可见咳嗽、憋闷、气喘、胸痛、痰血等症状。以热毒炽盛为病因，火热毒邪－侵袭肺脏－热毒灼肺伤津耗气－肺络瘀阻为病机，瘀、热、痰内结为病理结果；证属“咳嗽”“喘症”范畴。该病后期（迁延期）肺脏气阴两虚，可见神疲乏力、咽干口燥、咳呛少痰、动则气喘等症状；具有慢性、反复发作等特点，大致类属于中医“肺痿”范畴。中医药在治疗RILI上做了大量研究，效果显著。国内学者做了许多中药单药对RILI影响的研究。黄芪是一种含有多糖、苷、黄酮和微量元素等成分的物质，具有多重药理作用。研究发现黄芪能减轻肺组织损伤，保护肺泡上皮细胞的超微结构，抑制某些细胞因子的产生，起到改善肺损伤、抗纤维化作用。研究证实黄芪能抑制放射治疗后血浆 TGF-β1 的过度表达，减少 RILI 的发生。沙参具有止咳润肺、养胃生津等功效，研究认为沙参可下调 TGF-β1 及 TNF-α 蛋白的表达，对肺纤维化有一定的治疗作用。延胡索乙素可显著降低大鼠血清放疗后 TGF-β1 表达水平，从而减轻大鼠急性 RILI。当归能明显降低放射性肺损伤发生、发展过程中 TGF-β1 水平，可能通过调控该细胞因子来起到辐射防护的作用。中药复方对放射性肺损伤也有很好的疗效，其中加味麻杏石甘汤能抑制放疗中及放疗后血浆 TGF-β1 的过度表达，降低急性 RILI 的发生。有动物实验显示：麻杏石甘汤能下调放射性肺炎急性期大鼠肺组织 TGF-β1 水平，对放射性肺炎急性期有干预作用，可改善 RILI 急性期临床症状。有学者发现：加味麻杏石甘汤药血清有抑制 TGF-β1 mRNA、pSmad2 的表达作用；调控 TGF-β1/Smad 信号通路可能是加味麻杏石甘汤抑制 RILI 的机制。中成药也可以治疗放射性肺炎，具有代表性的百令胶囊可抑制或减轻放射性肺泡炎性反应、肺纤维化进程，可能通过降低血浆中 IL-6、TNF-α、TGF-β1 等细胞因子的含量实现。血府逐瘀胶囊能降低血 TGF-β1 的表达，减少 RILI 的发生率，且无明显不良反应。

（四）中医对肺癌靶向治疗常见并发症的诊治

肺癌靶向治疗引起的药物相关性皮疹归属西医“药疹”范畴，亦属中医“药疹”“中药疹”范畴。其病机多属“禀赋不足，邪毒内蕴”。禀赋不足，多因攻伐治疗日久，损伤气阴。邪毒内蕴多与风湿热毒相关。肺为“娇脏”，属上焦、外通鼻窍、在体合皮，易受外邪侵袭，有感邪先犯肺之说。外感风热、侵袭卫表，或湿热之毒蕴蒸肌肤，或外邪郁久化火，血热妄行、外溢于肌表可发皮疹。靶向药物相关性皮疹多属药毒入体所致。药毒者，属火热之毒，火毒内盛，燔灼营血，内攻脏腑，外伤皮肤而见皮疹。营热阴伤，久则耗伤气阴，致气阴两伤、脾胃亏虚之症。此时，治当以补益气阴为主，辅以清热解毒、祛风除湿之品。有研究以生脉散为基础方治疗肺癌靶向治疗引起的药物相关性皮疹，以补气阴、清肺热，同时佐以五味消毒饮清热解毒，收效显著。组方主要有沙参 15 g，麦冬 15 g，天冬 15 g，五味子 15 g，黄芩 10 g，金银花 15 g，野菊花 6 g，蒲公英 6 g，紫花地丁 6 g，紫背天葵6 g，苦参10 g，地肤子6 g，白鲜皮6 g，白茅根15 g，牡丹皮10 g，紫草15 g，生甘草6 g。中药现代研究表明，沙参有增强免疫、祛痰、抗真菌、强心等作用，沙参麦冬汤加减对恶性肿瘤增效减毒作用。天冬、麦冬是常用滋阴中药，具有滋阴清热、润肺生津作用，研究证实麦冬对脾脏重量的增加、对巨噬细胞的吞噬作用均有明显的促进作用，对由环磷酰胺引起的小鼠白细胞下降有非常显著的对抗作用，可以增强免疫力。有学者研究发现，在五味消毒饮中金银花、野菊花为清热解毒之主剂，功擅解毒散结，金银花归肺、胃经，最善清热解毒疗疮，前人称为“疮疡圣药”，以清中上焦之热为主，野菊花入肝经，具有清肝明目、清肝胆火之功，二药相配伍，清气分散热结之功更甚；蒲公英能善泻下焦之湿热，紫花地丁，善清血分之热结，二药均具清热解毒之功，是治疗痈疮疔毒之要药，而紫背天葵善入三焦，除三焦之火，五药同用，散三焦热邪，清三焦热毒，达到解毒疗疮之功。另有研究结果显示，高剂量的五味消毒饮能明显降低兔耳痤疮反应强度和痤疮形成强度，能明显改善煤焦油对兔耳皮质层、真皮层和皮脂腺的损害情况，并能降低大鼠丙酸杆菌导致的耳郭肿胀度，中、低剂量效果则不明显，表明高剂量五味消毒饮对痤疮具有明显的治疗作用，这与五味消毒饮清热解毒、消散疔疮的作用相符。生脉散来源于《医学启源》卷下方，是治疗温热、暑热、耗气伤阴证，久咳伤肺、气阴两虚证的常用方剂，五味消毒饮见于《医宗金鉴·外科心法要诀》，为治疗各种疮疡疔毒肿痛之要剂，本方中以沙参、天冬、麦冬、五味子敛肺生津、益气养阴，以金银花、野菊花、蒲公英、紫花地丁、紫背天葵清热解毒、消散痈肿，两方合用，清热解毒，滋阴益气效果更甚，可起到扶正祛邪、标本兼顾的作用。方中另选用苦参、地肤子、白鲜皮佐以清热祛湿之功。苦参为豆科槐属植物苦参的干燥根，其具清热燥湿之功效，是治疗皮肤瘙痒、湿疹、湿疮之要药，含有苦参碱、氧化苦参碱为代表的生物碱类成分，具有抗肿瘤、抗心律失常、抗感染、抗病毒等作用。地肤子为藜科植物地肤子的干燥成熟果实，其味辛、苦，性寒，归肾、膀胱经，有利小便、清湿热、止瘙痒之功，主治小便涩痛，阴痒带下，风疹，湿疹，皮肤瘙痒。文献报道以地肤子配合其他药组成祛风止痒汤治疗慢性湿疹56例，其中总有效率为90.1%，证实了地肤子治疗湿疹的临床作用。《本草原始》记载：“白鲜皮，入肺经，故能去风，入小肠经，故能去湿，夫风湿既除，则血气自活而热亦去。治一切疥癞、恶风、疥癣、杨梅、诸疮热毒。”另有研究证实白鲜皮还对抗菌、促进溃疡的恢复方面有重要作用，同时还可提高机体的免疫力，对细胞、体液免疫有抑制作用，同时抑制过敏反应的亢进性，进而对皮疹起到很好的治疗作用。此外，国内有学者对肺癌靶向药物引起的皮疹辨证分型治疗，将其分为风热型、湿热型、血热型和阴虚型；其中，湿热型皮疹治疗，多以六一散加减以清热凉血、解毒化湿；血热型皮疹的治疗多以四物汤加减以清热养阴、解毒透疹；阴虚型皮疹的治疗方法是滋阴解毒、补气凉血，多以益胃汤加减治疗。

泄泻是肺癌靶向治疗常见的并发症，中医认为泄泻的病机为脾虚湿盛。历代医家对泄泻有较多论述，如《素问・六元政纪大论》云“湿胜则濡泄”，《医宗必读》亦论及湿与泻的关系即“无湿不成泻”。《素问・阴阳应象大论》中“清气在下，则生飧泄”则阐述了脾气不足，脾脏升清功能受损导致泄泻的发病机制。靶向药物所导致的毒副反应具有湿邪致病特点，湿困脾土，发为泄泻；且肿瘤患者多有情志不遂，肝气不舒、肝脾不和亦是导致泄泻的重要原因，故靶向药物相关性腹泻病位责之肝、脾，当以健脾、理气、燥湿为治则，辨证选用参苓白术散、痛泻要方加减，其他常用药物包括葛根、焦三仙、佛手等。此外，根据“急则治其标”，泻下次数多而病势急者，酌加止泻药如肉豆蔻、补骨脂、血余炭、诃子肉、炮姜等。

临床许多患者往往腹泻与皮疹并见，但二者的治则与用药存在一定矛盾：以清热解毒为法治疗皮疹，使用寒凉药物可能导致腹泻加重；而针对腹泻的健脾祛湿药物多性温燥，对皮疹的治疗会产生影响。对腹泻与皮疹并见的患者，要辨别二者轻重缓急，根据患者的主要症状，平衡药物比例并适时调整。此外，尽管确立了相应治则，但辨证为基础，临证时需灵活用药。

第八章　各家治疗肺癌相关并发症的经验探讨

李佩文教授治疗化疗后手足综合征经验

专家介绍： 李佩文是国家级名老中医，享受国务院政府特殊津贴，是中西医结合肿瘤内科著名专家，主编十几本知名著作，主持参加多项国家级科研课题，从医50余年，具有丰富的临床经验，擅长运用中医药理论治疗恶性肿瘤及其并发症。

李教授治疗化疗所致手足综合征的临床经验总结如下。

一、病因病机

1. *脾胃虚弱是致病之本*

李教授认为，脾胃为后天之本，百病之源。《素问集注》有“脾主运化水谷之精，以生养肌肉”，脾主四肢，素体脾胃虚弱者，后天之本不足，运化失常，不能荣于四肢经络，引起四肢肌肤失养，可见手足麻木、干燥、脱屑、脱皮等。抗肿瘤药物易损伤脾胃，更耗伤机体气血，气虚失运，血虚不荣，致四末失养。

2. *风邪侵袭是发病之标*

风为百病之长，其性轻扬开泄、动摇，且无孔不入，多自腠理而入，侵袭卫表，致营卫失和。李教授认为，肿瘤患者多为素体脾胃虚弱者，加之化疗药物使用疗程增加，机体阳气损伤，正气不足以抵抗外来邪气，致风邪侵袭四肢肌表而见手足麻木。

3. 瘀血阻络为久病之因

李教授认为，肿瘤患者劳损日久，导致气血运行失调，久病入络，经络涩滞不畅，血脉瘀阻；随着化疗周期逐渐增加及药物累积，耗伤气血，“不通则痛”，故见手足末端疼痛感。

二、用药经验

手足综合征临床辨证多属气血虚弱兼夹瘀滞，李教授以益气健脾扶正治本，活血通络、养血祛风治标，使脾胃得健、经络得通、气血得行，则四肢肌肤得养。用药以益气健脾、活血化瘀、清热解毒、温通经络类为主。其中黄芪、党参等最为常用，体现了李教授顾护脾胃之本的思想；其次为红花、当归等活血祛瘀之品。此外，李教授还善用虫类药，如地龙、全蝎、僵蚕等，通经活络，引药至四肢病所。

【病案举例】

患者，女性，46岁。2016年8月5日行胃癌根治术，术后行“XELOX方案”辅助化疗，第三周期化疗时出现明显手足麻木，如蚁窜感，皮肤红肿皲裂，疼痛难忍，评估为Ⅲ度皮疹，被迫停止化疗，遂于2016年10月11日就诊。刻下：精神差，面色晦暗，形瘦，四肢乏力，手足麻木如蚁窜感，皮肤红肿皲裂，疼痛难忍，恶心，偶有呕吐胃内容物，腹胀，睡眠欠佳，便秘、三四日一行，小便利，舌淡暗有瘀斑、边有齿印，苔白腻，脉弦滑。中医诊断：痹证，证属脾虚湿滞、瘀血阻络。治以益气健脾、祛湿活血之法。处方：黄芪15 g，党参10 g，麸炒白术10 g，茯苓30 g，清半夏10 g，陈皮10 g，竹茹15 g，枳实15 g，厚朴15 g，三棱10 g，莪术15 g，当归15 g，焦三仙各15 g，鸡内金30 g，甘草3 g。5剂，每日1剂，水煎，小量频服。

二诊：2016年10月18日复诊，精神好转，腹胀及恶心、呕吐减轻，纳增，手足皮肤红肿疼痛减轻，大便一二日一行，舌淡暗，苔薄，脉弦滑。守方去三棱、莪术，加红花15 g、地龙10 g、大腹皮10 g。继服15剂。

三诊：2016年11月2日再诊，精神可，进食正常，无腹胀，无恶心、呕吐，手足部新生皮肤，疼痛明显减轻，睡眠可，二便调。继以益气健脾为主，改服补中益气丸巩固治疗。

手足综合征是抗肿瘤药常见不良反应之一。中医辨证施治可显著缓解其临床症状，提高患者生存质量，并顺利完成化疗。李教授认为，本病属中医学“痹证”范畴，为本虚标实之证，本虚乃脾胃虚弱、气血不足，标实则为瘀血阻滞、经络不通。故临证以扶正培本为治则，立益气健脾、活血通络、祛风止痒之法，并随症加减治疗，使脾胃得健，经络得通，气血得行，则四肢肌肤得养，使手足综合征症状明显减轻，化疗得以顺利完成。

按：本案患者为胃癌术后，素体脾虚，又经化疗，更伤脾胃，运化失职，湿浊内阻，气机不畅，日久瘀血内停，辨证为脾虚湿滞、瘀血阻络，故立益气健脾、祛湿活血通络之法。方以黄芪、党参益气健脾，麸炒白术、茯苓、清半夏、陈皮健脾胃、祛痰湿，竹茹健脾和胃降逆，枳实行气消满，厚朴燥湿行气，三棱、莪术、当归活血散结，焦三仙、鸡内金健脾消食。二诊时，患者瘀血减轻，但恐耗散过伤气血，遂守方减三棱、莪术，加红花以活血；仍有手足皮肤红肿、疼痛，故加地龙活血通络，大腹皮引药走表以治肌表之气滞不行。三诊时，湿瘀渐消，但脾胃气虚仍在，故以补中益气丸巩固治疗。本案治疗以益气健脾固本为主，行气燥湿、活血通络为辅，随症加减，及时调整方药，故能取得较好疗效。

李佩文教授养阴为主治疗肺癌化疗并发症经验

专家介绍：李佩文是国家级名老中医，享受国务院政府特殊津贴，是中西医结合肿瘤内科著名专家，主编十几本知名著作，主持参加多项国家级科研课题，从医50余年，具有丰富的临床经验，擅长运用中医药理论治疗恶性肿瘤及其并发症。

肺癌中医辨证可有多种，并发大咯血、感染、DIC、呼吸性酸中毒者常与肺阴虚有关，病程越到晚期，肺阴虚证出现也就越多。因此，预防和治疗阴虚证，有重要临床意义。他认为，肺癌与中医学的“息贲”“咳嗽”等疾病有许多症状相似，但是中医的“肺痿”与晚期肺癌更有诸多一致之处，虚热肺痿的发生常是重危之症，肺气虚损、津液不足，失于濡养以致“肺叶枯萎”，如《外台秘要·咳嗽门》所云：“昼夜咳常不断，唾白如雪，细沫稠黏。喘息气口，乍寒乍热，发作有时，唇、口、喉、舌干焦，亦有时唾血者，渐觉瘘悴”等，显示了一定的凶险证候。引起肺阴虚的原因有多种：①患者素来是肺肾阴虚的体质，患肺癌后阴虚症状加重。②肺癌手术切除中，体液丢失过多，术后没及时补充。③放射治疗引起热毒伤阳。④在恶性积液治疗中，给予大量利尿剂，造成体液丢失或低钾血症。⑤博莱霉素、平阳霉素、大剂量环磷酰胺化疗或与放疗毒性叠加造成肺纤维化等。防治肺阴虚的发生，常用方为：百合固金汤及清燥救肺汤化裁，以养阴益气、止咳散结。现代研究有提高免疫功能、抑瘤、镇咳作用。如百合除有益气清心、润肺止咳作用外，主要成分含有秋水仙碱，抑制瘤率可达44%，有人认为天门冬复方对动物肺鳞癌及腺癌有明显抑制作用，可使肺转移灶减少，淋巴细胞转化及NK细胞活性提高。枇杷叶、鱼腥草、半枝莲、贝母也是具有软坚散结的肺经要药，加之其他药物的止咳、润肺、止血、清热等功能，每每取得较为明显的临床效果。

【病案举例】

患者，女性，52岁。1986年3月始左上胸背疼痛，夜间加重，咳嗽，少痰，低热37.5℃左右，X线片示：左上胸壁肿物，左肺门圆形阴影，边界不清。CT提示：左肺外带软组织肿块影，自胸壁向内突入肺野，表面不平，厚度为2.8 cm，穿刺取病理：肺低分化腺癌。X线片提示：左第二肋骨溶骨性破坏，符合肺癌肋骨转移。

患者4年来3次住院，化疗2个疗程，主要用药为环磷酰胺（CTX）、阿霉素（ADM）、5－氟尿嘧啶（5-Fu）、长春新碱（VCR）。局部放疗4000 cGy。症状明显减轻，肿块无扩大。1986年11月全身骨扫描及X线片显示：左肋骨转移病灶较前吸收。

放化疗期间，患者乏力、厌食、胸胁满闷、咳嗽、白细胞下降。舌淡红，脉细弱。中医辨证：气血双亏，脾失健运。治则以益气养血、温中健脾为主，除应用扶正解毒冲剂外，重用归芍六君子汤加减：陈皮、清半夏、当归、白芍、白术、茯苓、旋覆花、竹茹、女贞子、枸杞子等。放化疗中使血常规得以稳定。

放化疗后患者长期自觉气短、乏力、轻咳。中医辨证：肺气不敛，肺虚气弱。以九仙散化裁主之：党参、阿胶、川贝、桔梗、款冬、五味子、桑白皮、鱼腥草、半枝莲等。患者自觉良好，服中药半个月后休息半个月，按此规律服药，且定期门诊复查，肿瘤稳定，体力上升，每日早起锻炼，操持家务，照料小孩，除血沉稍高外，化验其他各项均在正常范围，随访4年半，无复发转移征象。

按：肺腺癌除早期手术外，对放化疗均不甚敏感，自然生存期仅1年左右，出现骨转移后平均生存期不足半年。本例为低分化腺癌，早期即出现骨转移，提示恶性程度较大，预后不佳。本例除应用化疗外，长期服用中药，均有一定作用。该患者肺气虚症状明显，中医学有“积之成者也，正气不足而后邪踞之”，以及“正盛邪易去，邪去正易复”和“养正邪自除”之说，本例注重补益肺气，以扶正为主，兼顾以半枝莲、鱼腥草等抗癌中草药祛邪，使诸症得减，肿瘤得以控制。

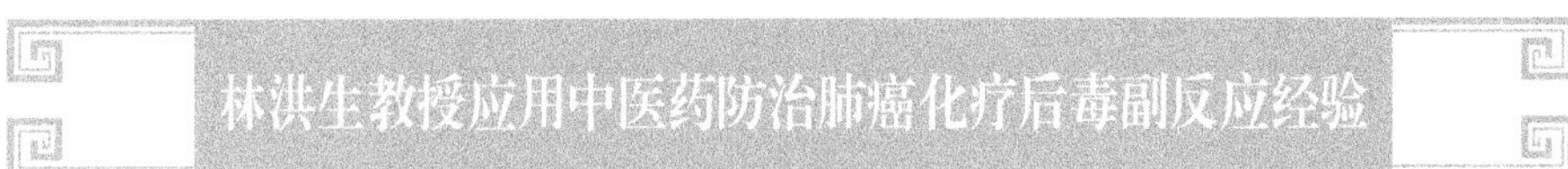

林洪生教授应用中医药防治肺癌化疗后毒副反应经验

专家介绍：林洪生是中国中医科学院广安门医院肿瘤科主任医师，教授，博士研究生导师。擅长中西医结合治疗肺癌、乳腺癌、淋巴瘤、脑瘤、肾癌等疾病，将中医药与手术、放疗、化疗相结合，形成分阶段规范化综合治疗。

林洪生教授在肿瘤的治疗中，强调分阶段规范化论治，重视患者的心理治疗，化疗期间配合中药治疗，从而有效地防治化疗引起的毒副反应。

一、谨守病机，扶正培本

林教授认为肿瘤是整体属虚、局部属实的全身疾病的局部反应，肿瘤的根本病机是正虚邪实，再加上肿瘤治疗过程中的手术、放化疗等治疗手段的损伤，在正虚的基础上进一步加重正气的消耗，故在整个治疗过程中必须全面衡量机体情况。林教授善用扶正培本法以调补全身，尤其注重调补脾肾，同时调节人体阴阳、气血、脏腑、经络功能的平衡稳定，以期增强机体抗病能力，其扶正培本法并不是单纯的补益，而是在辨证论治的基础上，恰当地运用“和”“补”“调”“益”等方法，恢复机体的平衡状态。化疗后患者出现消化道反应时，多辨证为脾胃失和，其中食欲下降的患者用“养胃方”加减进行治疗，恶心、呕吐明显的患者可选用温胆汤加减来达到健脾和胃、调理升降气机以止呕的目的，此为“和”法，以期肝脾调和、脾胃调和、肝胃调和、肠胃调和；“补”即益气养血，适用于化疗后出现面色苍白、神疲乏力、头晕等气血亏虚症状，林教授主张补气养血以平为期，多用玉屏风散、当归补血汤加天冬、麦冬、阿胶珠、白芍、鸡血藤等滋阴养血之品。补气时辅以养血之品，使气有所附，补血时佐以补气之品，以资生化；当患者化疗后出现血细胞下降、骨髓抑制时，侧重使用“益”法，以补益肝肾、益精填髓为主，偏阳虚的用右归丸加减，偏阴虚的用左归丸加减，在用大量养阴药时常加补骨脂、益智仁、肉苁蓉等以补阳使阴有所化，在使用大量补气温肾药时，佐以天冬、生地等以养阴使气有所生，在滋补同时佐以理气之品以防滋腻碍胃，从而促进骨髓功能恢复；“调”法涵盖了调理脾胃、调和肝脾、调畅气血、调和阴阳等，使机体达到相对平衡的状态，“调”法贯穿整个治疗大法。

二、整体调节，有序治疗

林教授认为肿瘤的中医治疗应该是“有序治疗”与“整体治疗”，即根据患者病情、机体邪正消长状态，采取不同的阶段性治疗策略；何时以扶正为主，何时祛邪均应根据患者的具体情况而定，建立合理的“程序化”治疗模式。化疗产生的毒性反应成为化疗限制剂量的关键因素之一，同时亦影响患者的生存质量，林教授认为化疗期间配合中药可增强疗效，减轻化疗毒性，改善化疗引起的不适症状，提高机体免疫力及耐受力，使患者顺利完成化疗周期，避免因毒副反应引起的停药或减量。

1. 消化道症状

大多数抗肿瘤药物引起程度不等、不同类型的胃肠道反应，主要表现为食欲不振，甚或恶心、呕吐、腹泻和便秘。林教授认为化疗药物为药毒之邪，易损伤脾胃，加之患者长期的疾病消耗，脾胃之气阴已虚，导致脾胃运化失调，升降失司，胃气上逆为呕，脾胃以平为贵，治以调理为宜。临床上重视健脾和胃，调理脾胃升降，以温胆汤为基础方，选用半夏、竹茹、枳壳、大腹皮等理气降逆，党参、黄芪、炒白术、麦冬、北沙参、石斛等健脾和胃、培补气阴，恶心明显时加入生姜以加强止呕效果；食欲不振、消化不良则加炒麦芽、焦神曲以助运，食欲的改善能助患者有充分的体力完成化疗周期；脾气不升，分化失利则腹泻，则在上方的基础上加入炒芡实、诃子收敛固涩以求标本兼治；胃气不降，大肠传导失司则便秘，故加入厚朴、肉苁蓉以下气润肠。

2. 骨髓抑制

骨髓抑制是临床中常见且较为危险的副作用，由于患者个体化因素及某些药物引起的迟发型骨髓抑制，严重且不易恢复，所以整个化疗期间都应配合中药，以减轻化疗毒副反应，增强化疗效果。骨髓抑制主要表现为白细胞、血小板及血红蛋白的下降，而患者则感觉全身乏力、懒言嗜睡、面色苍白、头晕、心悸失眠，甚至各种类型的出血。脾胃属中焦，为后天之本，气血生化之源，肾主藏精，主生髓，为先天之本，临床上林教授运用益气养血、滋补肝肾之法，先后天并补，选用当归补血汤及左归丸加减，气虚明显者，则重用黄芪，气虚伴有热象或阴虚体质者，选用太子参，酌情加入鸡血藤、白芍、红景天、阿胶、补骨脂、益智仁等，促进骨髓造血功能的恢复和重建。现代药理研究也表明，黄芪、太子参、党参、枸杞、当归、鸡血藤等单味药有提升白细胞及血小板作用，而且能提高人体的免疫功能。

3. 肝脏损害

大多数化疗药物长期或大量使用时引起肝功能异常，产生中毒性肝炎、肝纤维化、肝脂肪变性等毒性。药物性肝损伤病情轻者仅表现为易疲劳、胁痛、腹胀、食欲不振、皮肤瘙痒等，严重者会出现胆红素及转氨酶升高，甚至腹腔积液、出血。肝主疏泄，疾病造成的心理压力及药物导致肝脏疏泄失职，脾失健运，水湿不化，气血瘀滞，林教授临证以疏肝行气、滋补肝肾为法，以柴胡疏肝散为基础方，加入凌霄花、水红花子等活血，玄参、天冬、麦冬等滋养肝肾之阴，促进肝细胞再生，改善肝脏功能。

4. 周围神经损害

周围神经损伤，主要表现为手足麻木、针刺样疼痛，痛、温觉等浅感觉障碍，甚至出现运动功能障碍，中医辨证为气血亏虚、瘀血内阻，阴血亏虚，气虚运血无力，日久成瘀，筋脉失养而导致周围神经损害的出现。林教授以益气养血、活血通络为大法，在补阳还五汤的基础上，常加入鸡血藤、忍冬藤、伸筋草及威灵仙等药物活血通经、祛瘀通络，补骨脂、桑寄生和续断补肝肾强筋骨，药渣再煎进行手足泡洗，筋脉得以濡养，气血通畅，症状多得到改善。

三、顾护脾胃，适度补养

脾胃作为后天之本，其运化功能正常对机体非常重要，脾胃之气生，药食才能得以消化吸收，因此林教授在遣方用药上强调祛邪不伤正，补益不碍胃，顾护脾胃之气应贯穿疾病的始终。尤其化疗期间，患者脾胃运化功能极差，此时土虚木乘，不仅出现纳呆、嗳气、恶心、呕吐、脘腹胀满等症状，还会出现易怒烦躁、抑郁、两胁胀痛等肝阳上亢、肝气不舒等症候，应用调和肝脾法，补泻同用，调补脾胃的同时加入疏肝之品，如佛手、香附、绿萼梅等，林教授还会适当加入一些健脾消食药，如鸡内金、焦山楂、焦神曲等，并嘱患者饭后服药，以减少药物对胃肠的刺激，脾胃功能正常能增加食欲，增强患者体力，从而提高患者的生活质量，延长生存时间。林教授还指出化疗期间宜适度补养，切不可妄补、滥补，以免引起病情变化。同时补养品不能代替药物、食物，因化疗损伤脾胃，脾胃既虚，虚不受补，不仅不能增强患者体力，还可能导致脾胃壅滞，加重消化道副反应，故应以清淡、易消化食物为主适当活动，以促进脾胃功能的恢复。

四、重视心理，形神兼治

对于准备或正在进行化疗的患者，由于精神紧张、化疗引起的不适等，患者的精神和形体均受到一定程度的影响，林教授重视患者的心理治疗，在就诊之初，重视心理疏导，并适当佐以药物改善患者的精神状态。气血是化生、濡养神的物质基础，气血调和是神发挥功能的基本条件，临床治疗应重视调和气血以安神；尤其对于晚期及女性患者，必须形神兼治，调节二者的平衡，使之恢复和谐，林教授常加入香附行气和血、合欢皮解郁安神、柏子仁和酸枣仁以养心安神等。形神和合，患者身心舒畅，从而消除患者疑虑，提高治疗的依从性，增强患者完成化疗周期的信心和决心。

【病案举例】

患者，男性，74 岁。于2011 年11 月17 日就诊，右肺腺癌术后化疗中，症见咳嗽，痰少，痰中带血，纳差，全身关节痛，乏力，汗出多，舌淡苔白，脉细弦。辨证为气阴两虚，痰瘀阻肺。治法：补益气阴，化痰活血，宣肺止咳。方药：党参 10 g，白术 10 g，防风 10 g，天冬 15 g，麦冬 15 g，延胡索 15 g，桑白皮 10 g，紫苏梗 10 g，蒲公英 10 g，鸡血藤 20 g，佛手 10 g，法半夏 10 g，仙鹤草 15 g，郁金 10 g，桔梗 10 g，续断 10 g，枸杞子 10 g。水煎服，1 剂/日，分早晚 2 次服。

二诊：2012 年 1 月 12 日化疗已经结束，见右侧胸痛，咳嗽、咳痰基本消失，体力差，胃纳欠佳，大便略干，舌红苔白，脉细略弦。辨证：气阴两虚，毒邪内结。立法：补益气阴，解毒散结。方药：天冬 15 g，麦冬 15 g，北沙参 10 g，知母 10 g，石斛 15 g，党参 10 g，焦白术 10 g，防风 10 g，蒲公英 10 g，莪术 10 g，鸡血藤 20 g，续断 10 g，补骨脂 10 g，红景天 10 g，金荞麦 15 g，白英 15 g，半枝莲 15 g，土茯苓 15 g。水煎服，1 剂/日，分早晚 2 次服。

三诊：2012 年 4 月 19 日复查病情稳定，现症见下肢发酸，余无明显不适，舌淡苔白，脉细略弦。证治同前，方药：天冬 15 g，麦冬 15 g，北沙参 10 g，知母 10 g，续断 10 g，茯苓 15 g，鸡血藤 20 g，蒲公英 10 g，玄参 10 g，肉苁蓉 10 g，浙贝母 10 g，牛膝 10 g，郁金 10 g，补骨脂 10 g，陈皮 6 g，金荞麦 15 g，水红花子 15 g。煎服法同上。

按：患者为老年男性，气阴两虚，致痰浊、瘀血内生，阻塞于肺，形成本病。痰少，痰中带血为阴虚有热，表明患者阴虚体质的存在，所以养阴治疗贯穿始终，方中见天冬、麦冬、北沙参等。术后化疗期间，耗伤正气，气虚明显，以养阴扶正为主，用党参代替玉屏风散中的黄芪，取其补中的作用，配合佛手、法半夏减少化疗药的胃肠反应，郁金、延胡索活血止痛，仙鹤草止血，续断、枸杞子、鸡血藤养血补肾。化疗结束后，患者正气仍虚，但需加用清热解毒抗肿瘤的中药，进行维持治疗，选用金荞麦、白英、半枝莲、土茯苓。而在病情稳定时，则以治本加抗肿瘤治疗。

贾立群教授中医外治化疗所致外周神经毒性反应经验

专家介绍：贾立群是国家临床重点专科建设单位负责人、中日友好医院中西医结合肿瘤专科医联体牵头人、国家中医药管理局重点学科负责人，主任医师，博士研究生导师，擅长食管癌、胃癌、肺癌等恶性肿瘤的诊治，临床经验丰富。

外周神经毒性反应是临床常见的化疗所致不良反应，其常见临床表现为末梢感觉异常、麻木、晨僵、遇冷加重等，可影响日常生活，如握笔、系纽扣等精细动作及行走困难，进一步发展可造成夜间步态不稳。中日友好医院贾立群教授经多年的临床研究，针对外周神经毒性反应的发病特点，采用中医外治的方法取得了较好的临床疗效，现将其临证经验分享如下。

导致外周神经毒性反应的主要药物为：顺铂、卡铂、奥沙利铂、长春新碱、紫杉醇、多西紫杉醇、万珂（注射用硼替佐米）等。其中以奥沙利铂和紫杉醇导致的外周神经毒性反应较为常见。

奥沙利铂：奥沙利铂属于第三代铂类制剂，在转移性大肠癌的治疗中占有重要位置，最常见的毒性反应是外周神经毒性，此反应是奥沙利铂的剂量限制性毒性，急性反应一般在输液后 1 小时内出现，数日后消失，可重复出现。迟发型反应一般常出现在化疗后 6～8 个周期，遇冷会激发和加重，发生率为 85%～95%，其发病机制可能与奥沙利铂作用于电压依从性 Na^+ 通道或电压依从性 K^+ 通道引起神经元兴奋性增高有关。

紫杉醇：为广谱抗肿瘤药物，常发生在累积量 100～200 mg/mL 时，可于输液 48 小时后发生，更有甚者于 6 个周期后发生，发生率高达 80% 以上。神经传导研究显示有感觉神经动作电位降低，在部分患者中可观察到运动神经动作电位异常，感觉和运动神经传导速度下降。腓肠神经病理检查有纤维缺失、神经轴突萎缩和再生缺乏。

而中医学认为，外周神经毒性反应的症状、体征属于“麻木”“痹证”“血痹”“不仁”的范畴。《素问・痹论》：“风、寒、湿三气杂至，合而为痹。”《素问・五脏生成》曰：“血凝于肤者，为痹。”汪机《医学原理》曰：“有气虚不能导血荣养筋脉而作麻木者，有因血虚无以荣养筋肉，以致经隧涩而作麻木者。”沈金鳌在《杂病源流犀烛》中指出：“麻，气虚是本，风痰是标；木，死血凝滞于内，而外挟风寒，阳气虚败，不能运动。”《类证治裁・痹证》：“诸痹……良由营卫先虚，腠理不密，风寒湿乘虚内袭。正气为邪阻，不能宣行，气血凝涩，久而成痹。”《素问・逆调论篇》：“荣气虚则不仁，卫气虚则不用，荣卫俱虚，则不仁不用。”《素问・太阴阳明论》：“四肢皆禀气于胃，而不得至经，必因于脾，乃得禀也。”化疗药物在抗癌过程中，使脾胃愈虚，气血无以化生，气滞血瘀，四肢、肌肉筋脉失于濡养，临床上主要表现为上、下肢末梢异常或迟钝。

结合以上化疗药物所致外周神经毒性反应的临床表现，贾立群教授认为，周围神经毒性反应的病因为：寒（遇寒加重）、痰（慢性发作，经久不愈）、虚（麻木不适）、瘀（伴有疼痛）。其病机为：寒凝络阻、痰阻经络、脾肾亏虚、气血不达四肢。其治疗原则为：温经、活血、祛痰、健脾、益肾。有效经验方：外用通络散。药物组成：生附片、淫羊藿、桂枝、川乌、路路通等。制作剂型：配方颗粒洗剂。使用方法：将上述药物配方颗粒：生附片 3 g，淫羊藿 2 g，桂枝 3 g，川乌 2 g，路路通 5 g，溶入 1000 mL 温水中，温度保持在 30 ~ 35 ℃，浸泡手足，每次 20 分钟，早晚各 1 次，7 天为 1 个疗程。

随着新的抗癌药物在临床的广泛应用，其不良反应逐渐出现，给患者带来了严重的心理负担，严重影响患者的生活质量。贾立群教授在此领域潜心观察多年，发现在诸多不良反应中，奥沙利铂、紫杉醇所致的周围神经毒性反应较为明显。而通过对临床症状、发病特点的研究，抓住其主要病机，寒凝络阻，给予辛温大热之品，同时配合活血通络，使寒得祛，瘀得除，诸症得消，减轻了患者的心理负担，改善了生活质量，使得有效的化疗持续使用，有效控制了肿瘤进展，延长了生存期。

王祥麒教授论治恶性肿瘤化疗后神经毒性经验

专家介绍：王祥麒是河南中医药大学第三附属医院副院长，主任医师，医学博士，硕士研究生导师，长期从事肿瘤相关专业的临床诊疗，对肿瘤疾病的论治有丰富的临床经验和独到的学术见解。

现将王教授治疗恶性肿瘤化疗后周围神经病变的经验总结如下。

化疗后周围神经毒性是化疗药物常见的毒性反应，多发生在化疗早期，典型临床表现为四肢末端对称性烧灼感、刺痛感、感觉缺失、麻木等呈“手套—袜子”分布的症状。据报道，在癌症患者中化疗致周围神经毒性总发生率大于 60%，约有 30% 的患者长期受此困扰，特别在铂类、氟尿嘧啶类、微管蛋白抑制剂紫杉类及长春碱类、免疫调节剂沙利度胺、蛋白酶体抑制剂硼替佐米等化疗药物中多见，且多呈剂量依赖性，临床上常通过减少化疗药物剂量或停药来延缓化疗致周围神经毒性，严重影响了化疗疗效及患者生活质量。

一、恶性肿瘤化疗后神经毒性的病机特点

1. 气血亏虚

王祥麒教授认为恶性肿瘤总体上是由于机体正气不固、外感六淫、内伤七情、饮食劳倦等久缚机体，使得脏腑功能失调，气血阴阳失和，导致瘀血内生，而客邪积聚日久又变生癌毒，癌毒留结进而引起癌肿，总体上是一个全身属虚、局部属实、虚实夹杂的疾病。化疗药物本也是大毒之品，会进一步损伤机体，而致原有正气更虚，气能生血，气虚久致血虚，终成气血两亏之势，气血亏虚无以抵达四肢的末端，四肢感觉麻木及感觉减退，正如徐春甫所说："凡麻木多属于四肢及手足之指者，此则四末气血充荣不到，故多麻木也。"

2. 瘀血阻络

《灵素节注类编》中记载："惟络脉既通经之手尾，而又散布周身，其孙络浅在皮腠之间而脉愈细，故受邪则气闭不通。凡麻木、痹痛及游走不定者皆为络病。"以及叶天士提出的"久病入络"学术思想，王祥麒教授根据上述已有气血亏虚证，提出气虚不运血必致瘀血，瘀阻血行，久则入络，四末失养，故见指（趾）末端麻木，感觉减退。

二、恶性肿瘤化疗后神经毒性的治疗原则

1. 益气补血

王祥麒教授指出气血亏虚无以抵达四肢末端是恶性肿瘤化疗后出现神经毒性的主要病机，中医学也认为"气为血之帅""血为气之母"，且《灵枢·邪客》中载："营气者，泌其津液，注之于脉，化以为血"。针对其病机予以益气补血之法。气能行血，血能生气，气血足则可以到达、濡养四肢末端，指（趾）端得以濡养，麻木则愈。

2. 化瘀通络

清代唐容川指出"瘀血不去，新血不生"，瘀血阻滞经络，经络不通，不通则痛，瘀血久存而使新血无以复生，四肢末端就难以得到新血的濡润，故王祥麒教授指出化瘀通络，瘀血去则经络通，新血也得以生成。

三、遣方用药及辨证加减

王祥麒教授根据上述化疗后外周神经毒性病因病机特点，结合自己多年

临床经验，自拟了治疗本病的益气化瘀通络方（川牛膝、木瓜、杜仲、续断、苏木、白芍、当归、川芎、白术、茯苓、薏苡仁、片姜黄、鸡血藤、甘草），本方功在益气补血、化瘀通络。方中川牛膝味甘性平，归肝、肾经，功在活血通经、祛风通络、利尿；川木瓜味酸性微温，功在去湿痹、舒筋活络；杜仲味甘性温，功在补肝肾、强筋骨、调节血压。正如《玉揪药解》所载："益肝肾，养筋骨，去关节湿淫。治腰膝酸痛，腿足拘挛。"续断味苦、辛、甘，性微温，入肝、肾经，功在补益肝肾、活血止痛、续筋骨，本品具有补而能宣、行而不泄的特性，因此，用于治疗腰痛脚弱、崩漏、带下、胎动不安，有补而不滞、行中有止之效，亦可用于治疗关节不利、筋骨折伤，有通利关节、续筋接骨之功，与杜仲相配两药同入肝、肾二经，皆有补肝肾、强筋骨之功。杜仲甘温，偏入肾经气分，长于补养，续断味苦而重，偏入肾经血分，长于活血通络，二药相须为用，止血寓有行血，使止血补血而不留瘀，并能加强补肝肾、利腰膝之功效，常用于肝肾不足之腰膝酸痛、腿软无力、行走不利。以上四药共奏补肝肾、强筋骨、舒筋活络之效。苏木功在活血化瘀、消肿定痛；片姜黄破血行气、通经止痛，本品辛温相合，能外散风寒，内行气血；苦温相合，能外胜寒湿，内破瘀血，故有破血行气、通络止痛、祛风疗痹之效；鸡血藤补血活血通络；上三药合白芍、当归、川芎即半个四物汤，共奏活血化瘀补血、标本同治之功。再加入半个四君子汤（白术、茯苓），补益脾气，气足则血足，合薏苡仁以健脾渗湿，使脾脏得养。兼湿邪者加入苍术除湿利关节，黄柏泻火解毒；麻木时间较长者，加入蜈蚣等虫类药活血舒筋通络；使用引经药，上肢甚者加入桑枝、羌活引药上行，下肢甚者加入伸筋草。

四、病证结合

现代研究表明手足麻木是化疗药物引起的周围神经损伤中常见的症状之一，其主要的机制是化疗药物影响神经微小管，使神经的传导速度下降，轴索变性，发生脱髓鞘作用，从而引起感觉迟钝、指（趾）麻木、运动障碍等。王祥麒教授在辨证论治的基础上针对现在医学中的发病机制提出气血亏虚、瘀血阻络两种病理特点。在治疗上加以营养保护神经，应用生血的药物以改善症状，提高疗效。自拟益气化瘀通络方中的牛膝，现代药理研究具有抗病毒、抗肿瘤、促进红细胞免疫的作用，其中所提取的神经再生素可使神经生长相关基因表达上调，还可以改善神经髓鞘功能。现代药理实验证明杜仲有抗癌和抑癌之功效，其有效成分与所含的木脂素、苯丙素及环烯醚萜类化合物有关，根据报道，杜仲所含的京尼平苷酸甲酯具有抗肿瘤的作用；杜仲水提取液中的乙酸乙萃取物和正丁醇萃取物对细胞增殖有一定的促进作用。王大为等认为杜仲叶中的木质素在抗肿瘤方面具有较高的活性，且现代药理研究表明木瓜具有抗肿瘤、抑菌、保肝的作用。苏木水煎醇提取液能显著促进微动脉血流，促进微循环和管径的恢复，同时苏木水提取液有细胞毒作用，具有抗癌效果。

黄挺教授辨证论治化疗后手足综合征经验

专家介绍：黄挺是杭州市名中医，杭州市中医院肿瘤科主任，从事肿瘤内科临床工作数十载，治疗晚期非小细胞肺癌颇有心得，主张晚期非小细胞肺癌病机总为本虚标实，虚为气阴两虚，实则痰脂癌毒壅肺，以平补气阴、化痰散结、解毒祛瘀为治法，总结出益气养阴散结方，临证加减，屡获奇效。

化疗药物引起的手足综合征属于周围神经病变，临床表现为感觉运动多发性神经病，四肢对称性手套样、袜套样深感觉、浅感觉障碍，伴四肢远端肌力减退、跟腱反射减退或消失，重者出现肌萎缩甚至瘫痪等，不但阻碍治疗进程，而且严重影响了患者的生活质量。而西医学对此缺乏较为有效的治疗手段。近年来，黄挺教授通过中医辨证论治防治化疗药物引起的手足综合征，取得了一定的临床疗效，现将黄教授对本症的认识及中医辨证论治思路概述如下。

一、病因病机

手足麻木是化疗药物引起的周围神经损伤中的常见症状之一，中医学对麻木的致病因素有着深刻的认识，如《灵枢·寿夭刚柔》云："寒痹之为病也，留而不去，时痛而皮不仁"。又《素问·痹论篇》曰："其不痛不仁者，病久入深，营卫之行涩，经络时疏，故不痛，皮肤不营，故为不仁。"张仲景《金匮要略·中风历节脉证并治》载："寸口脉浮而紧，紧则为寒，浮则为虚，寒虚相搏……邪在于络，肌肤不仁。”其所载黄芪桂枝五物汤则更为后世医家所推崇。后世朱丹溪则集诸家之言，强调痰湿瘀血在本症形成发展过程中的重要性。清代沈金鳌对麻木的认识则更具有指导意义，其《杂病源流犀烛·麻木源流》指出，麻的病因是“气虚是本，风痰是标”；木则由“死血凝滞于内，而外挟风寒，阳气虚败，不能运动”。如上所述，麻木一症，其致病因素虽多，但总以风寒湿邪侵袭及痰瘀阻络以致气血运行受阻、皮肉经脉失养为主。而黄教授从临床实践中发现，肿瘤患者化疗后，特别是使用长春碱类、顺铂、奥沙利铂、紫杉醇、希罗达等化疗药物，患者会出现不同程度的手足综合征，他认为本病的致病因素多属身中药毒，以致内伤正气，同时感受风寒湿邪。而对于麻木症状长期不愈，则又多责之于血虚失养及顽痰、死血阻络。故临证时须详审其因，细辨其证，属虚者实之，邪侵者散之，痰瘀阻滞者则以化痰祛瘀之法应对之。

二、辨证论治

根据化疗后所出现的手足综合征的临床征象，黄教授将其概括为风湿袭络、血虚失养、痰瘀阻滞三型。

1. 风湿袭络

临床表现：起病时间短，手足不温，局部喜暖恶寒、重着麻木，遇阴雨天症状或可加剧，或全身恶寒怕冷，关节肌肉疼痛麻木，舌质淡、苔薄白，脉沉迟。此多由患者化疗后，身中药毒，耗伤正气，风寒湿邪乘人体卫表空虚入侵，客于肌表经脉，使气血运行受阻，而致手足麻木疼痛重着。临床治疗多以温经通脉、祛湿散寒为主，方用黄芪桂枝五物汤加减：黄芪、桂枝、炒当归、细辛、炒白芍、防风、白蒺藜、羌活、麻黄等。寒盛者可加以制附片、肉桂，湿盛者酌加苍术、薏苡仁等。

2. 血虚失荣

临床表现：手足麻木，形瘦色苍，面唇淡白无华，爪甲不荣，或现眩晕、心悸等全身症状，舌质淡，脉沉细。患者素体虚弱，营血不足，化疗后更伤气血，气血虚少，经脉空虚，肌肤脉络失养，故见手足麻木不仁。治疗常以益气养血、通脉和络为法，方用桂枝新加汤合当归补血汤加减：生黄芪、桂枝、炒白芍、生晒参、炒当归、枸杞子、鸡血藤、天麻等。血虚甚而见眩晕、心悸者，重用天麻、阿胶珠、琥珀等以养血安神。

3. 痰瘀阻滞

临床表现：患者手足麻木日久不愈，或固定一处，或全然不知痛痒，舌质或有瘀斑，舌苔腻或滑，脉弦滑或沉涩。患者手足麻木，迁延不愈，以致痰瘀阻滞、痰瘀胶结一处，留滞经脉，阻遏气血，气血流通不畅，经脉失养则久麻不愈。治疗以化痰行瘀为法，方用双合汤加减：桃仁、红花、赤芍、白蒺藜、当归、川芎、白芥子、制半夏、陈皮、天麻等。但此证型患者亦应根据痰湿、血瘀的偏盛而用药，若痰湿较甚者，则以温胆汤合指迷茯苓丸加减为宜；若血瘀甚者，则以桃红四物汤加丹参、地龙等活血通络为主。此外，病情较为顽固者，亦可适当选用全蝎、僵蚕、蜈蚣等虫类药物搜剔通络。

三、临床体会

此三种证型中以风湿袭络最为易治，因其起病时间短，邪留肌表，故邪散则愈。治疗上除予以内服温经通脉、祛湿散寒之剂外，采用中药局部熏洗亦可取得快速的疗效。用药以桂枝、川芎、赤芍、附子、老鹳草、红花、黄芪、细辛、紫草为主。而且化疗后患者常可伴有消化道等不良反应，此时患者则更易于接受中药熏洗来缓解手足麻木症状。而对于手足麻木长期不愈，证属血虚失荣、痰瘀阻滞的患者，则须以中药内服为主。临床上虽可按患者的病症特点分为以上 3 型，但从具体治疗上来看，三者之间又是相互交错、相互影响的，所以要掌握治疗的关键，即“散邪”“补虚”“通滞”。而针对肿瘤患者的特殊性，其之所以感邪，乃因身中药毒、正气不充所致，即“邪之所凑，其气必虚”，故黄教授认为，在具体的临床用药时，须注意散邪不忘扶正，通滞寓有补虚，而益气通络之药更是贯穿于治疗始终。如此方可发挥中医治疗手足综合征的优势，提高临床疗效。

【病案举例】

患者，女性，76 岁。2012 年 10 月 9 日患者因“发现肺内占位 2 年余，乏力 3 天”来就诊。患者 2011 年 8 月行胸部 CT 检查，提示右上肺恶性肿瘤伴淋巴结转移考虑，右肺散在结节灶，转移可能。临床诊断肺癌明确，2011 年 8 月 30 日起予 GP 方案化疗 4 个周期，过程顺利，化疗后复查肺内占位及纵隔淋巴结较前明显缩小。2012 年 8 月 23 日予吉西他滨联合奥沙利铂化疗 1 个周期，化疗后骨髓抑制、消化道反应明显，予对症处理后好转。刻下：

患者感乏力，偶有咳嗽、咳痰，活动后略胸闷气急，手足麻木明显，时感针刺样疼痛，纳食一般，口舌干燥，大便偏干难解，小便可，夜寐尚安，舌红、苔少，脉弦数。此乃肺肾亏虚、虚火内炽、灼伤津液、脉络失养所致。法以滋阴清热、养血和络为先。方拟：北沙参 20 g，石斛 15 g，麦冬 12 g，太子参 30 g，五味子 10 g，瓜蒌皮 15 g，白芍 30 g，生地黄 18 g，枸杞子 15 g，炒桑枝 30 g，路路通 20 g，鸡血藤 20 g，天麻 15 g。14 剂。

二诊：2012 年 10 月 25 日，患者述药后胸闷气急、咳嗽、咳痰较前明显好转，手足麻木亦有改善，继予前方加减调治，以观病情变化。前方去五味子、瓜蒌皮，加白僵蚕 10 g、地龙 10 g，继服 14 剂。后患者来诉手足麻木较前明显好转，仅指尖微有针刺样感，嘱患者继续予益气养阴、和血活络方调理，以带病延年。

按：黄老师认为，患者年近八旬，天癸本虚，加之肺癌化疗后，耗伤津液，肺肾阴虚，肾气不摄，肺气不降，而见胸闷气急、咳嗽、咳痰等症；又肺肾阴虚，虚火内炽，津液为火灼竭而血滞不行，血滞则脉络不和，遂见手足麻木不适。依据本案致病因素，施以滋阴清热、养血和络之剂甚为合法。方中北沙参、石斛、杭麦冬、杭白芍、生地黄、枸杞子滋阴、养血、清热，炒桑枝、路路通、鸡血藤、天麻、白僵蚕、地龙和血通络。药进月余，诸症渐愈，纵观全方，黄老师重在详审病机，依证施药。

蔡小平教授内外治兼用治疗手足综合征经验

专家介绍：蔡小平是第二届“河南省名中医”，国家中医药管理局重点专科（中医肿瘤）学术带头人，主任医师，硕士研究生导师，从事临床工作近 30 年，对肺癌、胃癌、乳腺癌等恶性肿瘤的治疗积累了大量的临床经验，在此基础上对肺癌患者形成分阶段诊治的治疗体系。

手足综合征，也称掌指感觉丧失性红斑综合征，是在肿瘤治疗过程中运用化疗药引起的较为常见的四肢病理反应。症状通常在服药后 2～21 日内出现，最初多表现为麻木、疼痛，部分患者出现袜套感，渐渐演变为刺痛感、烧灼感，出现局部红斑、水肿，多见于手指远端脂肪垫外侧，进而水肿发展为水泡，水泡破裂引发溃疡、脱屑等一系列病理表现。西医学对手足综合征发病机制的研究主要分为抗肿瘤药物在机体内引起的手足血管炎性反应、组织病理性改变、活动及行走产生的机械压力对局部小血管产生损伤等3个方面。在中医学辨证论治与整体观念理论的指导下，多位中医学者对手足综合征进行了相应的观察与研究，发现其病因病机及中医证候存在差异。蔡教授治疗手足综合征具有独特经验，现从手足综合征的病因病机及治疗方面，结合蔡教授的临床经验介绍该病的内治和外治法。

一、病因病机

蔡教授认为：手足综合征病机以亏虚为本、以瘀毒为标。中医学认为：癌瘤的出现本就是机体阴阳失衡、邪毒乘虚而入所致，正虚邪盛导致“毒发五脏”。蔡教授在这一理论基础上，根据肿瘤的发生、发展情况提出瘀毒学说，即以瘀毒为标、元气亏虚为本的理论学说。饮食不节，情志不舒，复感外邪，导致痰、湿、瘀郁久化热，痰、湿、瘀、热相互搏结形成癌毒，加之抗肿瘤药物本身即“毒药”，这一毒邪直接伤害四肢末节的皮肤肌肉，且在杀灭肿瘤的同时更伤害脾胃消化功能，因脾胃为气血生化之源，脾胃虚弱则四肢肌肉失去濡养，发为本病。

二、中医内治法

蔡教授根据中医学治病求本、辨证论治的基础理论提出：肿瘤的发生、发展以正虚为本、以邪毒为标，治宜标本兼顾；因抗肿瘤药物更易伤脾胃，脾胃为后天之本、百病之源，脾胃虚弱则五脏无以生养，脏腑功能失调，百病即生，故手足综合征的治疗当辨虚实主次，分湿、热、瘀、寒之轻重辨证论治，标本兼顾。

蔡教授临床主要将手足综合征分为以下4个证型辨证论治。

湿热下注型：主要临床表现为手指、足趾红肿、瘙痒、溃烂，甚至伴有黄液流出，手指不能弯曲、无法抓捏物品，兼纳呆食少，肢体困重，大便黏腻不爽，舌淡红，苔黄腻，脉滑数。常选用四妙散加减，清热燥湿，辅以健脾。

血分瘀热型：主要临床表现为指（趾）红紫、热痛或麻木等症状，兼口渴不欲饮，心中烦躁，舌暗红或伴有瘀斑，苔薄，脉沉。常选用犀角地黄汤加减，清热解毒，凉血散瘀，辅以顾护脾胃。

阴血亏虚型：主要临床表现为手指麻木、疼痛难以忍受、干燥脱屑，手指不能弯曲、无法抓捏物品，伴咽干口燥，舌红，苔少，脉细弱。常选用一贯煎加减，滋补肝肾，兼清热解毒。

寒滞经脉型：主要临床表现为手指麻木、冷痛，疼痛难以忍受，手指弯曲困难，兼口不渴，恶寒，肢体疼痛不温，舌淡，苔白，脉沉细。常选用当归四逆汤加减，温经散寒，活血养血。

三、中医外治法

中医外治法在中医学中也是必不可少的一部分，其以直达病所的优势在肿瘤的治疗与后期调护中发挥着越来越重要的作用。在常规护理的基础上采用煎汤外洗双手、双足的方法能有效降低手足综合征的严重度，增加患者对抗肿瘤药的耐受性，改善患者的生活质量，且中药外洗方便快捷，无明显毒副反应。蔡教授指出：外治也需要辨证论治。蔡教授临证将手足综合征分为湿性皮损和干性皲裂皮损，主要采用以下两个方药煎汤外洗。

1. 四妙活血散

药物组成：桃仁 20 g，红花 50 g，黄柏 60 g，苍术 60 g，牛膝 50 g，薏苡仁 50 g，伸筋草 40 g，苏木 50 g。

每日 1 剂，水煎药汁 1000 mL，分早晚 2 次浸洗双手、双足皮损处，每次 30 分钟以上。本方以四妙散加减，重用苍术、黄柏、薏苡仁清热解毒、化湿止痒，配桃仁、红花、牛膝等活血化瘀、疏通经络，佐以伸筋草、苏木通经活络、消肿止痛。该方临床用于手足瘙痒、水泡或浸出淡黄色液体、溃疡等湿性皮损明显者。

2. 手足浸泡方

药物组成：紫草 30 g，红花 10 g，桂枝 20 g，黄芪 50 g，当归 20 g，细辛 10 g，木瓜 30 g，姜黄 20 g，附子 10 g，生川乌 10 g。

每日 1 剂，水煎药汁 1000 mL，分 3 次浸洗双手、双足皮损处，每次 30 分钟以上。

按：方中附子、细辛、桂枝温通经络，祛寒除痹；红花、紫草、姜黄活血通经；黄芪、当归养血活血；生川乌、木瓜祛风除湿，疏经活络。诸药合用，共奏温阳除痹、活血通络之效，使营卫和、气血行、肌肤得养。该方临床用于皮肤增厚、皲裂、蜕皮及麻木、疼痛感明显的干性皮损者。

抗肿瘤治疗过程中常见不同程度的副反应，如手足综合征、骨髓抑制、血液毒性等，可明显降低患者的生存质量，甚至可能影响治疗的正常进行。西医学对手足综合征的发病机制尚缺乏定论，其治疗方法也相对局限，大多以护理常规加药膏涂抹为主。蔡教授根据多年临床经验提出“瘀毒论”，将瘀毒分为瘀阳毒、瘀阴毒，阴阳之分主要与体质、邪毒性质有关。蔡教授认为：瘀毒是由于机体元气虚弱，无力行血运津，加之外感、情志、饮食、劳倦等内外因素形成顽痰、死血，积久不去，郁积成毒。恶性肿瘤的发生乃“瘀毒”所致，且贯穿于恶性肿瘤的整个发生、发展过程。手足综合征是在抗肿瘤治疗过程中出现的，其辨证治疗的过程离不开肿瘤发生、发展的基本病机，因此在对手足综合征辨证治疗时，培护正气、化瘀解毒的思路必须贯穿始终。临证时中西医结合，内外治兼用，取长补短，才能使患者减轻痛苦。

【病案举例】

患者，女性，74 岁。2018 年 1 月 8 日初诊。主诉：手足皲裂、蜕皮 1 周。患者 1 个月前因咳嗽、咳痰、痰中带血丝于当地某医院就诊，经检查提示右肺占位，遂至某肿瘤医院就诊，确诊为右肺腺癌，基因 *EGFR21* 外显子突变，患者拒绝手术，遂给予吉非替尼靶向治疗。现症：指尖麻木、皲裂、干燥、脱屑，且手指不能弯曲，伴咽干口燥，咳嗽、咳痰，面部及身上起红色皮疹，纳差反酸，舌红，苔少，脉细弱。西医诊断：右肺腺癌。中医诊断：积聚。辨证为肝肾阴虚。治宜滋补肝肾，佐以止咳。方予一贯煎加减，处方：北沙参 15 g，麦冬 15 g，当归 10 g，生地黄 15 g，枸杞子 15 g，川楝子 10 g，黄连 10 g，吴茱萸 2 g，煅瓦楞子 30 g，浙贝母 15 g，鸡内金 15 g，山药 15 g，蜜百部 15 g，炙紫菀 10 g，炙款冬花 10 g。10 剂。每日 1 剂，水煎药汁 400 mL，分早晚 2 次温服。

2018 年 1 月 18 日二诊：手足皲裂、干燥、脱屑及咽干口燥症状缓解，咳嗽有所减轻。守上方，加猫爪草 20 g、夏枯草 20 g、蜂房 15 g、鱼腥草 30 g、全蝎 6 g 等，再服 10 剂。中药方随症加减，联合吉非替尼片口服，已治疗 13 个月，患者病情相对稳定，未出现严重并发症。

按：蔡教授在治疗肺癌时以分阶段治疗为原则，辨病、证、症为思路，将辨病与辨证相结合，同时对症处理。本案患者因服用靶向药导致肝肾阴虚而出现手足综合征，故蔡教授以一贯煎为基本方补肝肾之阴；加黄连、吴茱萸、煅瓦楞子、浙贝母制酸止痛以护胃，其中煅瓦楞子、浙贝母还有化痰消积之效；山药、鸡内金增强醒脾和胃之效；蜜百部、炙紫菀、炙款冬花止咳；猫爪草、夏枯草、全蝎等解毒化瘀。诸药合用，使机体正气恢复，则抗病能力增强。二诊时，患者症状较前好转，故蔡教授在滋补肝肾的同时加入抗癌之品，消积散结，解毒化瘀，治疗原发病灶。

郝迎旭教授中医药防治肿瘤化疗毒副反应临证经验

专家介绍： 郝迎旭，主任医师、硕士研究生导师。从事中西医结合肿瘤内科临床30余年，积累了丰富的临床经验，以中西医两法对晚期肿瘤及并发症的处理疗效显著，尤其在中医药防治肿瘤患者放化疗毒副反应方面，做了大量临床研究，发表了多篇论文及出版了相关专著。

郝迎旭教授从中医角度分析认为化疗药物为有毒之品，毒邪致病出现化疗毒副反应；强调防治化疗毒副反应的中医治疗理念是以未病先防、分期用药、扶正培本为主；中医辨证治疗重在益气健脾、滋补肝肾，对化疗毒副反应有自己独特的用药体会；在常见的化疗毒副反应如骨髓抑制、消化道反应、周围神经病变等方面，采用行之有效的中西医诊治方法，临床疗效显著。郝迎旭教授在应用中西药物治疗的同时，辅以心理辅导治疗，改善患者的心理状态，让患者以正确的心态面对疾病及应对化疗，从而减轻化疗的症状，改善患者的生活质量。

郝迎旭教授认为化疗药物多具有刺激性，化疗毒副反应是化疗的病理产物，有时亦是导致患者疾病加重的直接原因。中医认为化疗药物为毒邪，毒邪的致病特点为：顽固性、多发性、内损性、依附性、峻烈性。中医认为，恶性肿瘤的发病原因是在正气亏虚的基础上，癌毒内蕴，阻碍经络气血的运行，导致气滞血瘀，痰瘀互结，癌毒与痰瘀搏击而成癥积，难用善药取效，非攻不可，故治法上常采用以毒攻毒。化疗药物作为有毒之品，治疗肿瘤亦属以毒攻毒。故化疗时往往加重瘀毒互结，损伤正气，成为加重脾肾亏虚的重要原因。然脾肾亏虚亦可导致瘀血的产生。脾虚气血生化乏源，气不行则血滞，故而血瘀。肾中阳气虚，机体温煦不足，则寒从中生，气血运行无力，导致血瘀。久之出现脏腑虚损。脏腑虚损的同时亦加重血瘀，故由瘀导致虚是一个恶性循环。化疗除了能引起肝肾损伤等虚损症状外，亦可出现毒热伤阴的表现。

郝迎旭教授在化疗过程中的中医治疗理念如下。

1. 未病先防

中医药防治化疗毒副反应，必须未病先防，防重于治。根据常见的化疗毒副反应的中医辨证、治疗原则和常用药物，制定了防治化疗毒副反应的常用基本方。防治化疗毒副反应的常用基本方为：黄芪、党参、白术、茯苓、半夏、陈皮、鸡内金、焦神曲、女贞子、枸杞子、菟丝子。未病先防，指未等到患者出现化疗毒副反应时，在化疗开始前一周左右即开始服用上述中药，每日 1 剂，一直维持到化疗疗程结束后 1 周左右为止。这样能有效地预防或减轻化疗毒副反应。如果患者已经出现化疗毒副反应，才开始服用中药，一般疗效都较差。

2. 分期用药

中医药防治化疗毒副反应，应根据化疗副反应出现的规律性分期用药，化疗前、中、后各期在上述治法上有所侧重，用药亦有所不同，化疗最常见的副反应为骨髓抑制和消化道反应，如果反应过于严重，则影响化疗的顺利完成。化疗前以预防为主，未病先防，宜补气健脾、滋补肝肾，以扶正培本，增强体质，提高机体对化疗的耐受性，预防或减轻化疗副反应的发生。在化疗中则侧重健脾和胃、降逆止呕，以防治消化道反应为主，化疗基本方去黄芪加黄连、竹茹、枇杷叶、苏梗等，如果化疗中也出现呕吐剧烈者，则改用旋覆代赭汤加减，水煎少量多次服用。化疗后宜益气养血、补肾填精，用化疗基本方选加补肾填髓生血药物，如何首乌、熟地、当归、肉苁蓉、补骨脂、鹿角胶、阿胶、龟甲胶等，以激发机体的骨髓造血功能，减轻化疗所致的骨髓抑制。以上是一般规律性的方法，临证时如遇到不同情况，还应具体情况具体分析，辨证论治，灵活用药。

3. 扶正培本

郝迎旭教授认为扶正培本治则是中医防治肿瘤的基本法则，是其最大特色，也是最大优势。尤其是在辨证论治基础上的中药复方在肿瘤防治中，更应充分地发挥其扶正培本的作用。

在临床上应用扶正培本分两种情况，一种是化疗时采用扶正为主，提高患者的免疫力，抵抗化疗对正常细胞的打击。另一种是肿瘤恶性度比较高，但患者体质比较好时，中医在扶正用药的同时，辅以祛邪之药；或在化疗时，药物外漏，皮肤出现红肿热痛，或化疗药导致的手脚麻木等，中药在扶正用药的同时，加用活血化瘀、清热解毒之药，祛除邪毒。所以化疗患者临床上常见的证型为气血亏虚型、痰瘀互阻型、肝肾亏虚型，故采取扶正培本为基础治法，随症加减。

通过多年的临床实践及总结，中西医结合治疗肿瘤的模式：①患者初诊时，尤于邪盛，首先尽可能地打击和消灭肿瘤，但要注意保护机体正气；②待肿瘤负荷大减后，以扶正气，促进骨髓和免疫功能的恢复；③经过扶正治疗后，还可再转入以打击肿瘤为主的巩固治疗，尽可能地扫除潜在残存癌细胞；④以后再转入长期的扶正治疗。在这种治疗模式思想的指导下，一定程度上提高了癌症的治愈率，对许多中晚期肿瘤，虽然不能根治，但可延长患者的生存期，减轻患者的痛苦，提高患者的生活质量，使治疗达到带瘤延年的目的。防治化疗毒副反应常用组方为：四君子汤加减、补中益气汤加减、六味地黄汤加减等。

贾英杰教授辨证施治化疗后肺癌经验

专家介绍：贾英杰是天津中医药大学第一附属医院肿瘤科主任，担任中国抗癌协会肿瘤传统医学专业委员会主任委员，为全国第六批名老中医药专家学术经验继承工作指导老师，博士研究生导师。贾师从事中西医防治肿瘤工作30余年，积累了丰富的治癌经验，并形成特有的学术思想，以“正气内虚、毒瘀并存”为恶性肿瘤的基本病理变化，以“解毒祛瘀、扶正抗癌”为恶性肿瘤治疗的基本思路，以提高疗效、改善临床症状和体征、稳定病灶及延长生存期为基本治疗目的。

贾英杰教授在临床治疗中对肺癌患者化疗的毒副作用从中医辨证论治角度进行了深入的研究，并取得了较好的疗效。中医学认为，化疗既攻伐“癌毒”，也耗损人体脏腑的气血阴阳，化疗这柄双刃剑影响着肺癌的病程进展。

贾师认为肺癌患者，癌毒之邪耗伤人体正气，在人体内积聚日久，耗精伤血，损及元气，致阴阳失衡，气血两虚。化疗药物在攻伐“癌毒”的同时，其药毒可伤及脾肾与其他脏腑气血阴阳。最终化疗药毒与癌毒互结加重毒聚之势，影响着疾病的转归。贾师将化疗后的肺癌分为 5 个证型进行辨治。

1. 气阴两虚型

肺癌患者素体本虚，癌毒之邪进一步耗伤正气，在体内积聚日久，耗精伤血。化疗药物作为药毒之邪侵犯机体，损伤脾胃，脾胃为后天之本，气血化生之源，脾胃损伤则精血无以化生，最终导致气阴亏虚，在临床上表现为干咳，少痰，咳声低微，或痰中带血，倦怠乏力，动则汗出，心悸，自汗，盗汗，舌质淡红，脉细弱。针对癌毒与化疗药毒互结所致的气阴两虚，当注重益气养血，药用黄芪、太子参、党参、陈皮、檀香以补气理气，百合、麦冬、沙参以滋阴。

2. 热毒郁肺型

化疗药物可归属于中医学中“火热毒邪”的范畴。化疗药物反复侵入人体，热邪袭肺，灼伤肺阴导致肺热内壅，宣降失常。故表现为咳嗽，或干咳无痰，痰中带血，咯血，尿赤，便结，舌红绛，苔黄或花剥，脉洪数。化疗药物热毒攻伐，耗伤肺阴，在治疗上应注重清热解毒，凉血通络，药用连翘、葛根、柴胡清热解毒，生地黄、当归、赤芍、桃仁、香附、青皮理气通络。

3. 寒凝肺络型

肺癌之毒邪侵犯机体，久病气阴俱虚。阴液亏耗，累及阳气生化不足，阴损及阳而致阳虚。化疗药物毒性反复攻伐机体，肾阳气虚，机体失于温煦，肺脉凝滞。临床表现为咳嗽，喉中痰鸣，痰多稀薄，胸闷气短，形寒畏寒，舌苔白滑，脉沉弦，或沉紧。久病致虚，药毒耗损肾阳，治以温补肾阳、散寒通脉，药用半夏、干姜、细辛温肺化饮，肉桂、川断、桑寄生、杜仲、内苁蓉、补骨脂温肾阳。

4. 痰湿蕴肺型

肺癌之毒邪居于中焦，损伤脾胃。脾胃受损，运化水谷精微功能减退，产生痰湿等病理产物，蕴结于肺。化疗药物侵袭于肺，灼津成痰，进一步加重痰湿在肺脏的蕴积，以致肺失清肃。故临床表现为咳嗽反复发作，痰黏，色白，质稠量多，或胸闷气短，舌苔浊腻，脉濡缓，或濡滑。痰湿之病理产物为肺癌邪毒与化疗火热毒邪共同损伤肺脾产生，故治疗上重视健脾而生肺气，药用山药、太子参、五味子、薏苡仁、莲子、白术、茯苓、鸡内金、白术、党参健脾益气，瓜蒌、紫苏子、半夏、杏仁、浙贝母、桔梗、枇杷叶、鱼腥草止咳化痰。

5. 气滞血瘀型

患者七情内伤，气机不畅，升降失常，血行受阻，久病成瘀，瘀而发为“肺积”。“火热毒邪”灼伤肺阴，久之肝肾亦受累，致使气滞血瘀。肾精亏虚，气血无以化生，气虚则无力推动血行而致瘀，血虚则脉道空，血流不及而瘀结。临床表现为咳嗽，咳痰不爽，痰中带血，舌质有瘀斑，或紫暗，苔薄黄，脉弦涩。气滞血瘀结于肺部而发为肺癌，化疗损伤肺阴，累及肝肾，进一步加重了血瘀，治疗上应注重养肝滋肾，药用郁金、姜黄、桃仁、红花、牛膝、太子参、黄芪、白术、甘草以健脾益气，沙参、天冬、麦冬、黄精以滋阴，百部、紫菀、桑皮、川贝、瓜蒌以止咳平喘。

【病案举例】

患者，男性，65 岁。2008 年 6 月 23 日主因“咳嗽，咯血 1 年余”就诊。患者 2007 年 8 月主因“咯血”就诊于天津市某院，查胸部 CT 示右肺占位，支气管镜取病理示：肺鳞癌，无淋巴转移。未行手术及放疗。2007 年 11 月于该院行紫杉醇与顺铂联合化疗 7 次。现症见：咳嗽，痰中带血丝，咯血，喘憋，活动尤甚，纳可，寐欠安，大便干结，舌红绛，苔黄，脉洪数。辨证属热毒郁肺、气滞血瘀。方药：瓜蒌 30 g，郁金 10 g，重楼 15 g，冬瓜子 15 g，黄芩 10 g，姜黄 10 g，白花蛇舌草 15 g，川贝 10 g，连翘 15 g，生地 15 g，莱菔子 30 g，厚朴 30 g，预知子 15 g，大黄 6 g，杏仁 12 g，桑白皮 15 g，半夏 10 g，射干 15 g，芦根 30 g。共 14 剂，每天 1 剂。

二诊：患者于 2 周后复诊，咳嗽、咳痰症状较前好转，时有心悸，夜寐差，入睡困难，咽干，声音嘶哑，纳尚可，二便调，舌红苔微黄，脉数。考虑热邪袭肺日久，灼伤肺阴，去冬瓜子、杏仁，加麦冬 15 g、五味子 10 g、玉蝴蝶 10 g。

三诊：2008 年 7 月 21 日再诊，诉好转，心悸较前缓解，夜寐尚可，其他症状较前缓解。又以原方服用 1 个月，服药期间未诉明显不适。

按：患者经过多次化疗后，损伤肺阴，内热壅盛，宣降失常，故表现为咳嗽，痰中带血，便结，舌红绛，苔黄，脉洪数。在治疗上选用重楼、黄芩、白花蛇舌草、连翘清热解毒；选用瓜蒌、冬瓜子、桑白皮泻肺平喘，利水消肿；选用半夏、射干、杏仁、川贝、预知子、芦根化痰止咳；选用生地、郁金、姜黄、大黄凉血通络，通腑降浊，祛瘀除邪；选用厚朴、莱菔子理气防腻脾。患者服后，痰热减轻，但阴伤仍重，故二诊减伤阴之冬瓜子、杏仁，加用滋肺阴之品，三诊诸症较前缓解，辨证较前无变化，则继续守方服用1个月。

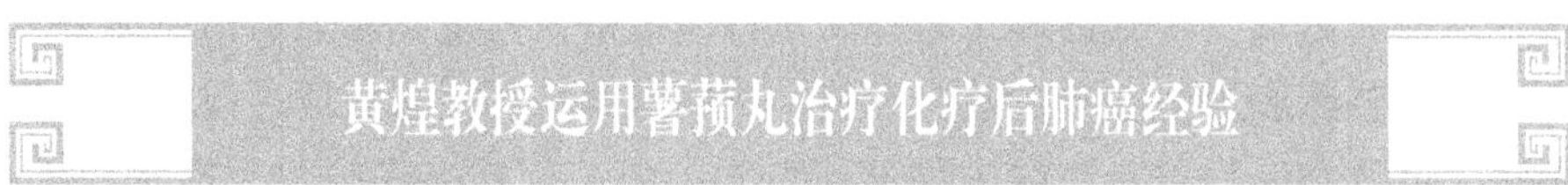

黄煌教授运用薯蓣丸治疗化疗后肺癌经验

专家介绍：黄煌是江苏省名中医，南京中医药大学基础医学院教授、博士研究生导师，从医40余载，以经方医学流派的研究为主攻方向，其中尤以经方的方证与药证为研究重点，擅长运用经方治疗各种疑难杂症，尤其对肺癌的治疗积累了大量的临床经验。

黄煌教授根据肺癌的中医发病机制，常运用薯蓣丸进行加减治疗，临床上取得一定的疗效，现整理于下。

黄师以调补气血、扶正祛邪为该病的基本治疗原则。肺、脾、肾亏损是该病的发病根本，故补益肺、脾、肾之气贯穿本病治疗始终；而外感风邪为该病的又一重要因素，因此祛邪也绝不可少。黄师常说，在治疗身体羸弱，急需顾护正气、强壮体质的肺癌患者，不能单纯地补其虚，亦不能单纯祛邪，而应邪正兼顾，并偏重于扶正，寓祛邪于扶正之中。而薯蓣丸正是扶正与祛邪兼备之方，是仲景用来治疗虚劳的良方。其经典方证是“虚劳诸不足，风气百疾”。黄师认为肺癌患者放、化疗后，身体功能正处于诸不足的状态。此处“风气百疾”有注家认为“风气”为病证名称，指的是“风病”与“气病”。如丹波元简《金匮玉函要略辑义》中云：“风气，盖是两疾。”但黄师认为张仲景所说的“风气百疾”主要是指与风邪相关的多种病证，并非包括“气病”。因而当肺癌患者出现明显的虚劳症状，兼见外感风邪表证，黄师认为薯蓣丸治疗必当取效，此乃方证相应。临证中黄师常以薯蓣丸为主方，佐以补肾之品治疗本病。人以胃气为本，如患者出现食少难咽、胃脘隐痛、喜暖喜按等胃气虚弱的症状，可合小建中汤加减；若患者出现舌红、苔少、口渴、喜饮等胃阴虚证，可合麦门冬汤加减；贫血、乏力严重者可加墨旱莲、女贞子、生地等；发热、汗出较重者可加黄芪、白术、浮小麦等。

【病案举例】

患者，男性，60 岁。就诊时间：2012 年 7 月 16 日。主诉：发现肺癌 6 月余。病史：患者 6 个月前因咳嗽、咳痰加重，至当地医院就诊，发现肺癌，已化疗 4 次，肿瘤已缩至 1 cm 左右，因副反应较大，不能耐受，故停化疗，但肿瘤标志物仍居高不下。刻下：体瘦，面色黧黑，咳嗽痰少，白黏痰，眼睑轻度水肿，恶风，畏寒，偶有低热，神倦乏力，自觉口中无味，纳差，大便稀溏，舌淡苔薄，脉浮细弱。患者年事已高，正气亏损，肺、脾、肾三脏尤为显著，气血阴阳俱不足，且外感风邪，伴有表证。治以调补气血、扶正祛邪。拟方：生晒参 10 g，白术 10 g，茯苓 10 g，生甘草 5 g，当归 10 g，川芎 10 g，白芍 10 g，熟地 15 g，麦冬 10 g，天冬 10 g，肉桂 10 g，阿胶 10 g，柴胡 15 g，防风 15 g，杏仁 10 g，桔梗 5 g，神曲 15 g，豆卷 10 g，干姜 10 g，山药 30 g，红枣 30 g，山萸肉 10 g，车前子 10 g。15 剂，每日 1 剂，早晚温服。

药服 15 剂后，患者精神明显好转，咳嗽减轻，恶风、畏寒不显，胃纳改善，低热频率明显减少，大便好转，眼睑、足背轻度水肿，舌淡苔薄，脉细弱。二诊继续予以调补气血，佐以补肾行水。拟方：生晒参 10 g，白术 10 g，茯苓 10 g，生甘草 5 g，当归 10 g，川芎 10 g，白芍 10 g，熟地 15 g，麦冬 10 g，阿胶 10 g，柴胡 15 g，防风 15 g，杏仁 10 g，桔梗 5 g，豆卷 10 g，干姜 10 g，山药 30 g，红枣 30 g，山萸肉 10 g，车前子 10 g，黄芪 20 g，泽泻 15 g，猪苓 15 g，益智仁 10 g，乌药 10 g，陈皮 10 g。

治疗 3 个月后，诸症皆有好转。黄师嘱其继续服用该方，另每天可食用枸杞山药粥，补益脾肾以收全功。

按：此案乃是肺、脾、肾亏损，气血阴阳俱不足之证，并且外感风邪，故以薯蓣丸扶正祛邪为基础方药，配以补肾行水之品，攻补兼施，故获良效。此外，黄师认为提高肿瘤患者的生活质量，应该是中医治疗肿瘤的重要内容及疗效指标。生存质量的评定重在患者的自我感觉，中医治疗所改善的也主要为机体的功能状态和自我感受等主观指标。对中、晚期患者而言，生存状态的变化较单纯的瘤体及理化指标的变化更有价值。

王晞星教授辨治化疗毒副反应经验

专家介绍： 王晞星是全国首批名中医，第四批全国名老中医学术经验传承指导老师，享受国务院政府特殊津贴，主任医师，博士研究生导师，从事中西医结合治疗肿瘤的临床和科研工作40余年，秉承中医理论、勤于临床实践、创新中医理论体系，成果卓著，对中西医结合防治肿瘤的研究有较深造诣，擅长中西医结合治疗肺癌、胃癌、乳腺癌、肾癌等实体肿瘤及相关并发症，经验丰富。

恶性肿瘤往往起病隐匿，早期常常难以发现，大多数恶性肿瘤患者发现确诊时已属中晚期，失去了手术治愈的机会。目前，化疗仍是许多中晚期肿瘤患者不可或缺的有效的治疗手段之一，但化疗的毒副作用常常令人“望而却步”，也有许多人因为不能耐受其毒副反应而终止治疗。化疗的毒副作用常见的有骨髓抑制、胃肠道反应及周围神经毒性反应，不仅给患者带来莫大的痛苦，甚则影响治疗进程。西医常使用粒细胞集落刺激因子升高白细胞，输注血小板或使用白细胞介素-2升高血小板、促进血小板的生成，使用5-羟色胺抑制剂止呕及营养神经对症处理，但效果差强人意。虽然理化检查治疗可以改善，但生活质量却难以提高。近年来，大量的临证及研究表明，中医中药在化疗的减毒治疗中有明确的疗效和优势，能明显减轻患者的痛苦、提高患者的生活质量。

王晞星教授认为化疗药物可杀伤、杀死肿瘤细胞，有效遏制肿瘤细胞的生长，但同时也可杀伤正常细胞，化疗属于攻伐祛邪手段，属于峻攻之剂。化疗药毒主要伤及五脏、气血，致五脏及气血损伤，五脏又以脾肾、脾胃受损明显，其中胃肠道反应以脾胃受损、脾胃失和、升降失常为主，骨髓抑制以脾肾受损、气血耗伤为主，而周围神经毒性反应以气血失和、络脉失于荣养为病机要点。王晞星教授在化疗减毒的治疗中遣方用药灵活、疗效显著。

一、防治骨髓抑制应脾肾同治，气血同调

近年来，中医药治疗在改善骨髓造血功能、促进骨髓造血功能恢复方面

积累了丰富的临证经验，其中以调补脾肾、补益气血为大法论治者疗效显著。王晞星教授认为，化疗引起的骨髓抑制乃药毒损伤脾肾及气血所致，主要表现为周身软弱无力、白细胞减少，血小板减少，甚则全血细胞减少。表象是气血耗伤，究其根本是脾肾受损。脾土运化，为仓廪之官，后天之本，气血生化之源，所谓“中焦受气取汁，变化而赤，是为血”，肾为先天之本，濡养五脏，主藏精，精生髓，髓生血，精血互生，精血同源，药毒伤脾，则气血生化无源；药毒伤肾，则精不生血，血无以化。治疗当脾肾同治、气血同调，以健脾补肾、益气养血为大法论治。白细胞减少时药选黄芪、太子参、白术、云苓、女贞子、旱莲草、补骨脂、仙灵脾、当归；血小板减少时可选用黄芪、太子参、熟地、山萸肉、石韦、羊蹄根、鹿衔草，其中黄芪用量可逐渐加大，起始剂量为 30 g，可加至 120 g，女贞子、旱莲草 15 ~30 g；全血细胞减少时，再加入黄精、阿胶等。王晞星教授认为骨髓造血功能与脾肾功能密切相关，防治化疗后骨髓抑制时以脾肾同治、健脾补肾为关键。健脾补肾类药物选择宜首选味甘、性温之品，因其药性平和，适宜久服缓图治之。方中补脾益气之黄芪、太子参宜重用以资气血生化之源，当归甘温养血和血，与黄芪相伍则气旺血生，所谓“有形之血不能自生，生于无形之气故也”；白术、云苓健脾益气；仙灵脾、补骨脂性温补肾阳，女贞子、旱莲草味甘滋肾阴养阴血，共用以补肾益精；阿胶味甘，为血肉有情之品，可滋阴补血；若便秘者，可加用甘温之肉苁蓉以补肾阳、益精血，润肠通便；血小板减少时可加用大剂量甘温之熟地补血滋阴，益精填髓，山茱萸补肾益精，并酌加在临证中证实对血小板减少症有一定疗效的凉血止血药，如羊蹄根、石韦等。

二、防治胃肠道反应宜调畅气机

胃肠道反应以脾胃受损为主，脾胃受损、气机升降失常则表现为恶心、呕吐、纳呆食少、大便或溏泄不止或秘结不通。治疗总以调畅脾胃气机为原则。根据虚实寒热及兼夹证灵活选择六君子汤、四逆散、半夏泻心汤、参苓白术散及温胆汤等方剂，或单方，或合方化裁施治。

辨证属脾胃虚弱、脾胃失和者，宜健脾和胃，方选六君子汤加砂仁、谷麦芽；脾虚肝胃不和者，宜健脾疏肝和胃，方选六君子汤合四逆散加减化裁；恶心、呕吐、舌红、苔黄厚者，系痰热中阻，宜清热化痰和胃，方选黄连温胆汤加减，若呕吐剧烈则竹茹、陈皮用量加大至 30 g；寒热错杂证见恶心、呕吐、胃脘胀痞、大便偏稀等，宜辛开苦降、寒温并用、和胃消痞施治，方选半夏泻心汤加减化裁。胃肠道反应以腹泻为主者，则根据寒热虚实选择健脾止泻论治或寒温并调论治，选用参苓白术散或半夏泻心汤加减化裁；若大便秘结不通，可用六君子汤合用四逆散，其中白术宜用生白术，且剂量宜大（30 ~ 60 g），枳实、生白芍用量均为 30 g，并加厚朴 30 g 行气宽中、调理气机。

三、防治周围神经毒性反应注重调和气血，温阳通络

周围神经毒性反应主要因气血受损、气血失和、络脉失于荣养，临证表现为肢端麻木、疼痛、无力，甚至出现肌萎缩，方药选择黄芪、桂枝、当归、川芎、鸡血藤、白芍、威灵仙、丝瓜络、地龙、僵蚕、水蛭等。方药选用特点：①黄芪、当归相伍，益气养血、和血通络，气旺血生。②桂枝、威灵仙辛温通络；③藤类药物的选用，《本草便读》言："凡藤类之属，皆可通经入络。"王晞星教授认为，藤类药物可引诸药直达四末，其临证中多选用鸡血藤养血舒筋；若伴失眠，可选夜交藤养心安神通络。④适当选用虫类药物：虫类药物性善走窜，既可祛风通络，又可化痰通络，可酌情选用地龙、僵蚕、土元、全蝎、水蛭等虫类药物，提高疗效。

【病案举例】

患者，女性，70 岁。2014 年 1 月 15 日初诊。患者于 2013 年 8 月 1 日确诊为小细胞肺癌，后于某医院行 EP 方案化疗 2 个周期，判效 PR，2013 年 10 月 12 日行放疗，共计 DT：60 Gy/30 次/46 天，2013 年 12 月 21 日行 EP 方案第 3 周期化疗（依托泊苷 0.1 g d1 ~ d5，顺铂 d1 ~ d3）后，出现Ⅲ ~ Ⅳ度骨髓抑制，2013 年 12 月 29 日白细胞计数 $1.4 \times 10^9/L$，中性粒细胞 $0.5 \times 10^9/L$，血小板 $13.0 \times 10^9/L$，经于某医院升白细胞、输注血小板对症治疗后缓解，准备行第四周期化疗，寻求中医药减毒增效治疗，就诊时周身软弱无力，纳差，大便调，舌淡胖，有齿痕，苔薄，脉沉，白细胞计数 $7.1 \times 10^9/L$，中性粒细胞 $7.2 \times 10^9/L$，血小板计数 $12.3 \times 10^9/L$，以调补脾肾、益气养血施治。处方：生黄芪 30 g，太子参 30 g，白术 15 g，云苓 15 g，半夏 10 g，麦冬 15 g，五味子 10 g，砂仁 10 g，谷麦芽 15 g，女贞子 15 g，旱莲草 15 g，仙灵脾 30 g，补骨脂 15 g，当归 10 g，阿胶 12 g，甘草 6 g。20 剂，水煎服，日一剂。

2014年2月12日复诊述2014年1月20—25日行第4周期EP方案化疗，化疗后第10天（2014年2月1日）白细胞最低降至2.0×10^9/L，中性粒细胞计数最低1.3×10^9/L，血小板计数最低降至66×10^9/L，2月11日复查血常规白细胞计数8.5×10^9/L，中性粒细胞4.98×10^9/L，血小板125×10^9/L，乏力症状改善，纳食较前增加，舌淡红，有齿痕，苔薄，脉沉。患者第4周期化疗方案仍是EP方案，骨髓抑制Ⅱ度，提示中药减毒干预后骨髓抑制程度减轻且恢复周期缩短。

按：患者为老年女性，小细胞肺癌3个周期化疗后出现严重的骨髓抑制，就诊时患者周身软弱无力，纳差，大便调，舌淡胖，有齿痕，苔薄，脉沉，辨为脾肾两虚、气虚血亏证，治以调补脾肾、益气养血。王晞星教授认为化疗属于攻伐祛邪手段，属于峻攻之剂。其所致的骨髓抑制以脾肾受损、气血耗伤为主，在临证中防治骨髓抑制注重脾肾同治，气血同调。故方中重用生黄芪、太子参以资气血生化之源，当归甘温养血和血，与黄芪相伍则气旺血生，所谓“有形之血不能自生，生于无形之气故也”；白术、云苓健脾益气；仙灵脾、补骨脂性温补肾阳，女贞子、旱莲草味甘滋肾阴养阴血，共用以补肾益精；阿胶味甘，为血肉有情之品，可滋阴补血；酌加半夏、砂仁、谷麦芽等和胃消食之品，固护脾胃。

根据药毒特性提前予以中药干预，即所谓“未病先防”，“先安未受病之脏也”。中药干预提前介入可有效改善临床症状，减轻不良反应，减少患者痛苦，提高患者对化疗的耐受性，使之顺利完成化疗，从而提高疗效。同时，在减毒施治中应时时注意顾护脾胃。脾胃为后天之本，气血生化之源，“四季脾旺不受邪”，脾胃和，则气血化生充足，骨髓抑制及神经毒性反应亦可得到减轻。

刘永业教授治疗肿瘤化疗消化道反应经验

专家介绍：刘永业是第五批全国老中医药专家学术经验继承工作指导老师，从事中医临床工作40余年，善治中医内科疑难杂症，尤擅长脾胃、肝胆等消化系统疾患，对化疗所致消化道反应临床善用香砂六君子汤加减治疗，能明显减轻化疗毒副反应，提高机体对化疗药的耐受性，提高患者的生存质量。

化疗是治疗恶性肿瘤的主要手段之一，但大部分化疗药都有胃肠道毒性，随着联合化疗用药种类的增多和药物剂量的增加，导致消化道不良反应的发生率和严重性亦不断增加。化疗药物所致的消化道不良反应主要表现为：口腔黏膜炎、食管炎及恶心、呕吐、腹泻或便秘、食欲不振等。中医在防治化疗引起的消化道反应方面有独特的优势，是中医药减毒增效作用的重要方面之一。

一、对病因病机的认识

1. 对恶性肿瘤发病的认识

目前，中医对恶性肿瘤发生的原因多归结为虚、邪两方面。其中虚指正气亏虚，既有气、血、阴、阳、营、卫之不同，又有五脏、六腑、先天、后天之差别，但大体为防御功能下降，抗病能力不足，其理论多依据《内经》之“正气存内，邪不可干”“邪之所凑，其气必虚”。

相对于正虚而言，邪则变化多端，有气滞、血瘀、痰结、湿聚、热毒等，多表现为实证，且往往与肿瘤的“占位”影响相关，既是疾病原因，又是病理产物，常与正虚夹杂，如《脉因证治》在论“噎膈”时说：“概因血液俱耗，胃脘亦槁，水饮可行，食物难入，名之曰噎；食虽可入，良久复出，名之曰膈。”《景岳全书》亦认为：“噎膈证……惟中衰耗伤者多有之。”《妇人良方大全》认为：“乳岩……属肝脾郁怒，气血亏损。”

刘永业教授认为，在恶性肿瘤病因病机中正虚、邪实并存，二者互为因果，但仅有二者尚不能导致癌症的必然发生，尚需有第 3 种必然要素的存在——癌毒，此亦是良、恶性肿瘤之间的本质区别所在，如感寒为“伤寒”、受温为“温病”，而“瘟疫”则必由感受疫疠邪气所致，癌毒即为发生恶性肿瘤的必要条件。如《仁斋直指方》指出：“癌者……毒根深藏，穿孔透里。”《外科正宗》云：“蕴毒结于脏腑，火热流注肛门，结而为肿，其患痛连小腹，肛门坠重……无奈饮食不餐，作渴之甚，凡犯此未得见其生。”

2. 对化疗所致消化道反应的认识

化疗药物损伤脾胃，升降失常，运化失司，腐熟、分清泌浊、传导糟粕等功能紊乱，则可致口腔黏膜炎、食管炎，有恶心、呕吐、腹泻或便秘、食欲不振等症。若反复化疗，脾胃、肠道功能反复受损，将导致脾气虚弱，胃阴不足，可出现疲倦、乏力、气短等症，甚者可见气虚下陷，脾阳不足之证，如嗜睡、畏寒、肢冷等。故刘教授将化疗后消化道反应的病机归纳为药毒所致脾胃功能失调，中虚内伤，运化失职，中焦气机失和。其病位在脾、胃、肠，与肝、胆也相互关联。

二、辨证治疗经验

中医学认为，“脾为之卫”“四季脾旺不受邪”“有胃气则生，无胃气则亡”。由于化疗药毒性损伤消化道黏膜，致脾胃功能受损，水谷精微不得化生为气血，五脏六腑、经络血脉皆失其所养，因此在临证辨治中首当护胃气，固本源，治以和胃开胃，后可振脾气，助运化，治以健脾醒脾，由是胃气盛，运化兴，则气血生，正气充。刘教授认为脾胃为后天之本，气血津液皆赖其化生，又可助先天之本。调整脾胃功能是治疗诸病的基础。临床中善用香砂六君子汤加减治疗化疗引起的消化道症状。

方药：太子参 30 g，黄芪 15 g，茯苓 15 g，白术 15 g，清半夏 15 g，木香 6 g，砂仁 10 g，甘草 6 g。恶心、呕吐明显者加旋覆花 15 g，代赭石 30 g，姜竹茹 15 g；纳差、无食欲者加焦神曲、焦麦芽、焦山楂各 15 g，鸡内金 15 g；腹胀者加炒莱菔子 15 g，槟榔 15 g；腹痛明显者加用醋元胡 30 g，白芍 15 g；便秘者加全瓜蒌 30 g，玄参 15 g，火麻仁 30 g；腹泻甚者加石榴皮 30 g，诃子 15 g。本方能使脾胃之气健旺，运化复常，资生气血，具有益气补中、健脾养胃、行气化滞、燥湿除痰、理气降逆的功效。根据患者消化道反应的主症，加减运用效果较好。如患者首次化疗，化疗前 3 天给予香砂六君子汤基础方治疗，化疗期间根据反应的症状随症加减；如患者第二次化疗，根据既往化疗反应随症加减，提前 3 日口服药物治疗，中药汤剂一般口服至化疗结束 1 周。

【病案举例】

患者，男性，72 岁。2014 年 3 月 12 日初诊。主诉：咳嗽、咳痰伴胸闷 1 个月。现病史：患者因阵发性咳嗽、咳白痰，伴活动后胸闷，入郑州某医院治疗，行 CT 检查发现左肺占位，支气管病理示：小细胞未分化癌。既往有高血压、糖尿病、冠心病病史，患者家属拒绝单纯西药化疗转入院，拟 3 天后行 EP（依托泊苷 + 顺铂）方案全身化疗。现阵发性咳嗽，咳白痰易吐，活动后胸闷、气短，全身乏力，纳食减少，无食欲，二便调。舌质淡，苔白腻，脉弦细。西医诊断：左肺小细胞癌。中医诊断：肺癌病，肺脾气虚。患者所用化疗方案很可能导致严重的消化道反应，故提前服药，以益气健脾、燥湿化痰为法。处方：太子参 30 g，黄芪 15 g，茯苓 15 g，白术 15 g，清半夏 12 g，木香 9 g，砂仁 10 g，旋覆花 15 g，代赭石 20 g，焦麦芽 10 g，焦神曲 10 g，焦山楂 10 g，鸡内金 15 g，杏仁 10 g，桔梗 10 g，甘草 6 g。7 剂，每天 1 剂，水煎服。

二诊：2014 年 3 月 19 日来诊，已行 1 个周期化疗，无明显不良反应，咳嗽、咳痰较前好转，纳食一般，乏力，二便调。舌质淡，苔白微腻，脉弦细。上方加鸡血藤 30 g、丹参 15 g。7 剂，每天 1 剂，水煎服。化疗前后服用上方，坚持 6 个周期化疗，无明显不良反应。

2014 年 6 月 5 日复查，提示病灶较前明显缩小，偶有咳嗽、咳痰，纳食可，轻度乏力。

按：患者为老年男性，刻下症见阵发性咳嗽，咳白痰易吐，活动后胸闷、气短，全身乏力，纳食减少，无食欲，二便调。舌质淡，苔白腻，脉弦细。辨证为肺脾气虚，治以益气健脾、燥湿化痰。刘教授在临证中善以香砂六君子汤加减以益气补中、健脾养胃。

方中黄芪、太子参性甘温，健脾益肺，益气补中；白术性甘苦温，健脾燥湿，助太子参、黄芪益气健脾；茯苓性甘淡平，渗湿健脾；半夏行气健脾、燥湿化痰；木香行三焦之滞气，同时配合半夏有行气和胃、健脾燥湿之功，使诸补药补而不腻；砂仁辛香以芳香化浊，醒脾调中，焦三仙、鸡内金消食和胃，畅达气机；旋覆花辛散开肺，消痰下气，以宣为重，代赭石重镇降逆，以降为主，杏仁降气止咳，三药配伍，升降相宜，共奏泄浊化痰、降逆止呕之功。甘草甘缓和中，调和诸药。诸药合用，补而兼通，通为补用，使脾气得补，胃气得降，中气得运，湿浊得化，强后天之本，壮气血生化之源，共达益气健脾，行气和胃之功，药证相合，屡获良效。

刘教授认为化疗药物在祛邪的同时极易伤及脾胃之气，脾主运化，胃主受纳，脾胃失司，则易胃气上逆，将出现不同程度的恶心、呕吐、纳差、腹胀、便秘、便溏、舌淡等一系列症状。治疗应从调理脾胃着手，扶正固本，辨证施治，以减轻化疗毒副反应，提高机体对化疗药的耐受性。

刘伟胜教授辨治肺癌放疗后经验

专家介绍：刘伟胜是广东省名中医，广东省中医院主任医师，教授，博士研究生导师，擅长领域为肿瘤系统疾病、呼吸系统疾病及内科其他疑难杂症的治疗。尤其擅长呼吸系统疾病，特别是呼吸衰竭及肺癌等危重症的监护、诊断、抢救治疗。

在肺癌的非手术治疗中，放疗是现代医学最主要的治疗手段，但在治疗疾病的同时可引起多种并发症和毒副反应，如放射性肺炎、放射性膀胱炎、放射性直肠炎、骨髓抑制等。广东省名中医刘伟胜教授运用中医药治疗恶性肿瘤放疗副作用经验独到，现将其经验加以整理，介绍如下。

一、气阴两虚为肺癌患者放射治疗后主要病机特点

刘教授认为，放射治疗属毒热之邪侵袭人体，耗气伤阴。肺癌患者在经过放射治疗后多表现出气阴两虚或阴虚火旺征象，如咳而短气，痰少或干咳无痰，口干，唇鼻干燥，失眠多梦，潮热盗汗，大便干硬等，舌红、苔少甚或无苔，脉细数。治疗应以益气养阴、清热生津之品为主，常选用生脉散合用沙参麦冬汤加减。肺癌放疗患者虽以肺胃之阴受损为主，但常累及肝肾之阴，刘教授在养肺胃之阴时不忘滋养肝肾之阴，故常在方中酌加女贞子、白芍、生地黄、熟地黄、枸杞子等，并常加用健脾益胃之品如党参、白术、茯苓等以助运化，又可防滋阴之品滋腻碍胃，寓意培土生金。

放疗过程中常出现放射性肺炎，刘教授常用紫菀、款冬花、玉竹、玄参、苦杏仁、茯苓、冬瓜仁、瓜蒌仁、枇杷叶、鱼腥草等止咳、祛痰、平喘治疗。干咳少痰、肺热伤阴者，治以养阴润肺，常加沙参、麦冬、百部、百合、人参叶等。放射治疗的全身反应，常见头昏、乏力、白细胞减少，治以补益气血、滋补肝肾，药用黄芪、党参、生地黄、熟地黄、当归、女贞子、枸杞子、菟丝子、补骨脂等。消化吸收功能失调，如纳呆、腹胀、便溏、恶心甚至呕吐者，治以健脾理气、降逆止呕，药用党参、白术、山药、藿香、紫苏梗、木香、陈皮、法半夏、竹茹、神曲、焦山楂、炒谷芽、炒麦芽、鸡

内金等。

二、攻补兼施，解毒散结

由于癌症在“病”与“症”上的特殊性，刘教授强调辨病与辨证相结合，患者正虚邪盛，正邪交错，在脏腑内虚的情况下，癌毒痰瘀胶结，邪毒肆虐侵凌而导致癌瘤的发生及一系列的并发症和兼症。因而刘教授认为，在补虚的常法中不忘攻除瘀毒，寓攻于补，虚中求实。治法以活血化瘀、软坚散结、以毒攻毒为主。肺癌常用桃仁、莪术、半枝莲、白花蛇舌草、重楼、全蝎、蜈蚣、猫爪草、山慈姑等。

【病案举例】

潘某，男性。2001 年 3 月确诊为左上肺鳞癌，行放疗共 10 余次。既往吸烟史。诊见：患者疲乏，口干喜饮，口苦，纳呆，夜眠差，尿短黄，大便干硬，舌红暗、苔少，脉细弦。辨证为肺癌放疗后火热伤阴、气阴两虚。治宜益气滋阴、泻火解毒。处方：龙胆草 15 g，栀子 15 g，泽泻 15 g，白芍 15 g，野菊花 15 g，黄芩 15 g，天花粉 15 g，车前草 15 g，大黄 10 g，生地黄 20 g，石上柏 25 g，白茅根 30 g。每天 1 剂，水煎服。

二诊：服药 5 天后口干、口苦减轻，夜眠改善，大便通畅，小便转清。舌红、苔少，脉细。处方：沙参 25 g，麦冬 15 g，天花粉 15 g，党参 15 g，五味子 10 g，玄参 20 g，生地黄 20 g，山药 20 g，半枝莲 20 g，猫爪草 20 g，全蝎 10 g，蜈蚣 2 条。每天 1 剂，水煎服。西洋参切片，含服，不限次数。

按：患者左肺鳞癌，为烟毒所伤，烟毒灼伤阴液，耗伤肺气，根本病机为肺气阴两虚。患者接受放疗治疗，放射线为热毒，更伤气阴。初诊时结合患者临床表现及舌脉辨证为火热伤阴、气阴两虚，火热之象更加明显，因此辨证施治以清热为主，以养阴生津为辅，截断火热之邪进一步损伤阴津。二诊时患者热象明显减轻，此时表现为阴津亏虚，治疗以养阴生津为主，加以活血化瘀、解毒散结之品。治疗上符合急则治其标、缓则治其本的治疗原则，辨病与辨证相结合，再结合肿瘤临床特点予以施治。

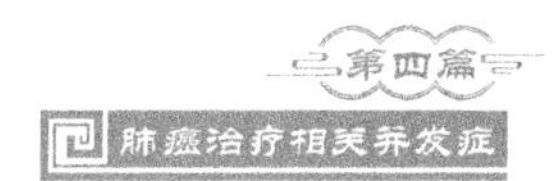

朴炳奎教授论治靶向药相关性皮疹经验

专家介绍：朴炳奎是中国中医科学院首席研究员，全国中医肿瘤医疗中心主任，全国第五批名老中医药专家学术经验继承指导老师，主任医师，博士研究生导师，长期从事恶性肿瘤的中西医结合防治工作，其倡导的“扶正固本”治则防治肿瘤的应用与研究，在国内外学术界得到了较高声誉，在临床实践上得到了广泛应用。

靶向治疗是目前肺癌患者主要治疗手段之一，其中以抑制表皮生长因子酪氨酸激酶抑制剂（EGFR-TKI）为主要药物代表，临床实践表明 EGFR-TKI 能明显延长 *EGFR* 基因突变肺癌患者的生存期，但 EGFR-TKI 亦存在药物相关性皮疹、消化道症状等不良反应，其中皮疹的发生率最高。靶向治疗导致的药物相关性皮疹多在用药后的 7 ~ 15 天出现，表现为散在或融合性的痤疮样皮疹，多见于躯干、面颈部、头皮等部位。朴炳奎教授对药物相关性皮疹的治疗在临床上确有疗效，对其中医的病因病机及用药经验有较深入的认识，现阐述如下。

一、靶向药相关性皮疹的病机

朴炳奎教授认为患者禀赋不耐，肌肤腠理不密，食入刚剂热药，内可攻脏腑，外可淫肌肤，蕴热中毒，伏于血分，血热妄行，溢于肌表则见红斑显现，疹色鲜红；脾虚不运，蕴湿化热感毒，湿热毒邪发于肌肤则糜烂、渗出；热入营血，气血两燔则见高热不退，身热夜甚，局部肿胀，烦渴，头痛，甚则神志不清，皮色紫黯，焮热疼痛；病久反复发作，热伤营阴，气阴两伤则见低热，口干咽燥，倦怠少气，皮疹呈暗红色，舌苔黄燥或焦燥，预后不良。总之，辨证属风热、湿热、血热、火毒及气阴两伤。

二、靶向药相关性皮疹的辨证分型

（1）风热相搏证：全身起风瘾疹，色泽鲜红，高出皮肤，边界清楚，形态不一，大小不等，瘙痒剧烈，头痛，周身不适，舌质红，苔薄白，脉浮数。治当疏风清热止痒，方用银翘散化裁。

（2）血热发斑证：肌肤鲜红成片或有密集针头大小红色粟粒丘疹，压之褪色，自觉瘙痒明显，伴口渴便秘，舌质红，苔薄黄，脉数。治当凉血清营、清解药毒，用荆防汤加减。

（3）湿热发斑证：皮肤红赤，皮疹为圆形或椭圆形红斑，压之褪色，伴有水疱、渗液，局部瘙痒疼痛，可伴有发热、口干不渴，烦躁不安，胃纳欠佳，舌质红，苔黄腻，脉滑数。治当清热利湿、疏风止痒，方用龙胆泻肝汤加减。

（4）毒热发斑证：起病急骤而病情较重，皮疹为弥漫性红斑，迅速波及全身，疹色鲜红，水疱，伴渗液、结痂、糜烂，或大片表皮脱落，常伴有高热、恶寒、恶心、呕吐，舌质红，苔黄腻，脉弦数。治当清热凉血，方用清营汤化裁。

三、清解利湿为靶向药相关性皮疹的治疗大法

靶向药所致皮疹的发病，内因是脏腑功能失调，湿热蕴郁，禀性不耐；外因是药毒之邪侵袭，内外交合，合而为病，外泛于肌肤而成，故临床上可见皮疹潮红肿胀作痒、纳差、腹泻、苔腻等湿蕴热重之症。因此在治疗上清解利湿为本病的基本治疗方法。临证处方常用金银花、连翘、当归、蝉蜕、地肤子、白鲜皮、防风、荆芥、川芎、白芍、生地、赤芍、生薏苡仁、茯苓、甘草等。

1. 表里分治，分清主次

如病情尚属初期阶段，皮疹限于身半以上，尤以头面部为主，皮疹虽红，但不艳红，而焮热作痒较甚，并伴有发热头痛等表证，治以祛风清解为主，宜用轻疏风热之品，选用荆芥、防风、桑叶、菊花、黄芩、连翘、蝉蜕、银花等；如病情逐渐深入，药疹后期，气阴两伤，可见低热烦渴，头昏乏力，口干口渴，皮疹红肿渐退，大片脱屑，舌红绛无苔，脉细数，治宜养阴益气，兼清余毒，宜用养阴解毒之品，选用沙参、玄参、薏米、丹皮、地骨皮、二冬、二地、二芍、当归、地肤子、白鲜皮等。

2. 顾护脾胃，忌寒凉太过

在皮肤病患者中经常出现脾胃功能受损的症状，在临床辨证论治的基础上需要非常重视中焦脾胃的调理，如果药物过于苦寒，久服伤脾胃之气，正气受损而百病难去。脾虚有湿者可用香砂六君子汤化裁；脾胃阳虚者可用理

中汤加减以温阳健脾；脾胃积热者，可用泻黄散加减以泻脾胃伏火；胃阴亏虚者可用益胃汤加减以滋养胃阴。

3. 善用风药，灵活加减

《素问》阐述风邪侵入肌肉之中，则出现真气发散、肌肤表虚，此时又寒邪外侵，腠理大开，风寒之邪浸淫皮肤而作痒，说明风邪是瘙痒的重要原因。风邪分为外风和内风，外风瘙痒可选用疏风清轻的药物，如荆芥、防风、蝉蜕、地肤子、薄荷、金银花、桑叶等，痒甚者可加蝉蜕、刺蒺藜等；内风瘙痒多因体虚或伤及气血、脏腑，从而生风、生燥，宜养血息风，多选用全蝎、蜈蚣、钩藤等。

4. 朴炳奎教授治疗靶向药相关性皮疹用药经验的系统总结

朴炳奎教授治疗肺癌的核心思想以益气健脾为主，结合化痰祛湿、清热解毒为治则，体现出扶正与祛邪、辨病与辨证、局部与整体相结合的学术思想，在靶向药相关性皮疹的治疗过程中常用白芍、金银花、地肤子、蝉蜕等4味药物，并命名为解毒消疹方，并通过前瞻性、随机对照试验验证了该方的有效性。朴炳奎教授认为靶向药相关性皮疹发生证属风热、湿热、血热、火毒及气阴两伤，临床辨证分型可分为风热相搏、血热发斑、湿热发斑、毒热发斑，治疗当以清解利湿大法，辨证用药过程当表里分治、分清主次；顾护脾胃、忌寒凉太过；善用风药，灵活加减。通过对朴炳奎教授临床用药的总结，发现解毒消疹方（白芍、金银花、地肤子、蝉蜕）对于皮疹的治疗具有良好的临床疗效。

崔慧娟教授应用中药治疗波奇替尼相关皮疹经验

专家介绍：崔慧娟是中日友好医院肿瘤科主任医师，硕士研究生导师，从事中西医结合诊治肿瘤临床工作多年，在肺癌、胃癌、食道癌、乳腺癌、肝癌、肠癌、恶性淋巴瘤等恶性肿瘤治疗方面有丰富的临床经验，尤其擅长肺癌及其并发症的中西医综合治疗。

表皮生长因子受体抑制剂相关痤疮样皮疹在不同患者、不同阶段表现出风热、湿热、热毒、气虚、阴虚、血瘀等不同证候，但内在发病机制是一致的，根据“辨证求因，审因论治”的原则，诊疗前应对病因予以分析。

以中医思维观之，一方面“皮肤角化失常、正常结构紊乱，附属腺导管开口堵塞”，皮肤的功能和结构受到破坏，引起营卫失和，腠理失致，导致皮疹，汗液、油脂分泌紊乱，无法正常排出，气血壅滞脉道不通，内风由生，故瘙痒，此病理过程可归纳为“肤表郁滞”；另一方面“炎性因子浸润、致病微生物增殖”，气血津液郁于肤表，聚而化火，再兼卫气散乱，外邪乘虚而入、蕴于肌腠，脓疱形成的同时，往往伴口苦、小便黄等内症，此过程可归纳为“湿热蕴生”，正如《素问·离合真邪论》所言：“邪气复至，而病益蓄”。根据“郁则发之、滞则行之、湿则燥之、热则和之”的治疗原则，将治法进一步明确为祛风解表、清热燥湿，依此治法自拟“止痒平肤液”，主要成分为黄芩、马齿苋、苦参、白鲜皮，煎汤湿敷于患处，具有治疗皮疹、缓解瘙痒的功效。

【病例举例】

患者，女性，68 岁。2016 年 5 月因咽部不适，行胸部 CT 示右肺上叶占位，于某肿瘤医院行 CT 引导下穿刺，病理回报：肺腺癌。基因检查未见敏感突变，未手术。2017 年开始间断化疗“培美 + 卡铂”8 次，2018 年 6 月复查胸部 CT，评效进展，行帕博丽珠单抗治疗 2 次，2018 年 9 月头颅核磁提示脑转移，后行头部放疗 10 次，2019 年 3 月复测基因：*EGFR20* 外显子插入突变。2019 年 4 月开始口服波奇替尼，服药 1 个月后逐渐出现皮疹，且随用药时间延长而加重，口服米诺环素缓解不明显。2019 年 6 月 27 日就诊于中西医结合肿瘤科门诊。初诊诉全身红疹，瘙痒，伴口干、口腔溃疡，鼻部易出血，睡眠质量较差，饮食可，腹泻。查体：全身多发皮疹，以颈后、双手、双腿为著，颜色嫩红，质软，散见脓头，MASCC 分级为 3B，舌质暗，苔少，脉弦涩，辨证为“表郁湿热、阴虚血瘀”，以“解表清热，滋阴活血”为治则，开立外用及内服方剂各 7 剂。外用方为“止痒平肤液”化裁：黄柏 30 g，凌霄花 30 g，马齿苋 30 g，黄芩 10 g，秦艽 10 g，红景天 20 g。

水煎液浸润无纺布，敷于患处 2 ~ 3 次/日，每次 20 ~ 30 分钟；内服方治以健脾益气，少佐清热化湿。具体方药为：鸡内金 15 g，生山楂 15 g，人参叶 12 g，紫芝 6 g，升麻 10 g，白芍 30 g，甘草 10 g，大枣 20 g，黄柏 10 g，苦参 10 g，盐车前子 10 g，茯苓 15 g，炒薏米 20 g，石榴皮 30 g。

二诊：2019 年 7 月 4 日，患者复诊，自诉服药后皮肤瘙痒症状明显减轻，口干缓解，二便调。查体：皮疹较前平复，红肿减退，颈后、手部改善明显，舌质红，苔少，脉弦。辨证同前，治则同前，守方继进，复予外用、内服方各 7 剂。

三诊：2019 年 7 月 11 日，瘙痒症状完全消失，睡眠质量提高，精力较前改善明显。查体：皮疹基本消退，仅双腿余少量红斑，停用中药，嘱不适随诊。2019 年 8 月 13 日随访，诉皮疹症状消失，未复发，无明显不适。

按：此例患者皮疹仅稍突起于皮肤，颜色嫩红，质地较软，脓头较少，状若热入营血之斑疹，提示湿热郁表，但邪实不著，仍以正虚为本；脉弦涩、舌质暗提示气滞血瘀；口干、口腔溃疡、睡眠质量较差、苔少提示肝肾阴虚，综合辨证为“表郁湿热、阴虚血瘀”，遂以“解表清热，滋阴活血”为治则，开立外用及内服方剂。

患者以阴虚内热为著，肤表风、湿、热邪相对较轻，故而外用药保留止痒平肤液原方中的黄芩、马齿苋，而去苦参以减药力，将白鲜皮改为凌霄花，以祛风行气、凉血化瘀，再加秦艽祛风通络、清热渗湿，红景天健脾益气、活血化瘀，诸药合用，取“治风先治血，血行则风自灭”之意，肤表之气血得以归化，气血和利，肤表畅爽，皮疹自消。在内服药中，鸡内金、生山楂健脾养胃活血；人参叶、紫芝、升麻助阳益气安神；白芍、甘草、大枣酸甘化阴，养血敛阴和中；黄柏、苦参清热燥湿；盐车前子、茯苓、炒薏米、石榴皮化湿止泻，与外用方相配合，扶正以祛邪，正安则邪无可乘之机。

林丽珠教授运用荆防四物汤论治靶向药相关性皮疹经验

专家介绍：林丽珠是广州中医药大学教授，广州中医药大学第一附属医院肿瘤中心兼教研室主任，享受国务院政府特殊津贴，主任医师，博士研究生导师，从事医、教、研工作 30 余年，注重中医、中西医结合肿瘤治疗模式，提出“以人为本，多学科、个体化治疗”理念，率先提出将生存质量评价引入中医肿瘤疗效评价，制定了实体瘤的中医肿瘤疗效评定标准。

林丽珠教授对靶向药相关性皮疹的中医病因病机及辨证治疗有其独特体会。对于应用表皮生长因子受体抑制剂出现药疹的肺癌患者，林丽珠教授以肺肾阴虚论其体质，以内外合邪论其病因，结合卫气营血理论分析其发展变化，认为药疹的根本病机乃阴虚血燥在内而毒邪结聚在外，治疗上宜养阴润燥以扶其本虚，再根据病邪的不同阶段以宣肺、清热、凉血以解其标实，常以荆防四物汤加减，配合皮肤外洗治疗，疗效显著。现将其治疗经验总结如下。

一、肺肾阴虚为发病之基础

林丽珠教授认为靶向药相关性皮疹的病因不外乎内、外因也。禀赋不耐，复受邪毒侵犯。禀赋不耐，指肺癌患者肺肾阴虚之体质。初病伤气，久病伤阴，肺癌发生、发展是一渐进过程，当邪毒日久，耗伤阴血，损及元气，并见肺肾两脏亏虚，阴阳失衡，而易受邪扰；邪毒者，为药毒及外界之虚邪贼风。肺癌患者经癌毒及各种治疗手段的攻伐，脏腑亏虚、气血津液暗耗而邪毒残留，表现为阴虚内热之体质，在此基础上易受邪毒引触而加重脏腑功能紊乱，内不稳则外不固，外邪乘虚入侵，与外泛之药毒相合，客于皮毛肌表，使皮毛失养、气血失和，发为药疹，其本质是阴虚血燥在内而毒邪结聚在外。靶向药相关性皮疹患者常伴牙龈肿痛、手足心热、口干舌红、苔少、脉沉细或脉细数等各种阴虚表现。

二、从卫气营血分析靶向药相关性皮疹的发病机制

叶天士在《温热论》曰："斑疹皆是邪气外露之象"，因此靶向药相关性皮疹的演变过程和症候特点与温病卫气营血理论中斑疹性病变相似，按病邪深浅症候轻重同样可分为卫、气、营、血四个阶段。根据卫气营血辨证理论，靶向药相关性皮疹发病机制可阐述如下。首先，肺合皮毛而主表，疾病初起，因肺癌患者肺肾阴虚，受药毒引触，肺卫失固，风热之邪乘虚从皮毛侵入，首先犯及肺卫，肺卫受遏，风热药毒合邪郁闭腠理，不得泄越，发为药疹，是为卫分，辨为风热证。故《六因条辨》曰："斑为阳明热毒，疹为太阴风热。"若卫分之邪不解，由表入里，内传肺胃、大肠等脏腑，或邪毒直接由气分外发，肺胃热盛，热盛肉腐，发于皮外，见脓瘢样皮疹及皮肤红斑，是为气分，可辨为胃热型，若热毒进一步内陷，劫灼营阴，扰动心神，外灼血络，泛于肌肤皮毛，发为斑疹密布，皮肤紫斑，灼热痒痛、心烦不

痱，是为营分。甚则温热之毒深入血分，或患者享血热之体，火毒内盛，受药毒引触，蟠灼营血，血热妄行，经血络外发皮肤，直接发为营血之证，见斑疹紫黑、神昏谵语，此乃危急之侯，可辨为血热型，此时宜按《外感温病篇》所言："人血就恐耗血动血，直须凉血散血"，急予凉血散血，解毒护阴，若邪在卫、气，治之得当，为邪去阴伤之轻症，症状多轻微，见皮肤干燥、脱屑；或邪在营血日久，病至后期，邪少虚多，营阴耗损严重，内生燥热，此为邪去阴伤之重症，常为肺、肝、肾三脏同虚，因阴血亏虚，皮毛失濡养，见皮肤干燥、脱屑益甚，枯槁，肌肤甲错，色素沉着。此两者可辨为阴虚型，根据阴伤轻重程度不同而治疗略异。靶向药相关性皮疹大致可分为以上 4 型，但这四者并无明确的界限，常有合病、并病、越期、反复等表现，其中，阴虚体质贯穿靶向药相关性皮疹发生、发展的全过程。

三、靶向药相关性皮疹的辨证用药

林丽珠教授认为，有别于温病中斑疹病的外因（温热邪气）致病，靶向药相关性皮疹则更多倾向于肿瘤患者独特的阴虚体质引起的内伤病，在病情发展过程中，外邪只是推动因素，因此单纯治疗表面的"症"并不能截断以后的传变，即使在疾病早期表现为邪在卫分的症状，若只是拘泥于局部的表现，而单用一般的解表清热，只能暂时祛除表邪，实则邪毒早已乘虚深入营血潜伏，极易受外因引触而再发或加重。故而治疗应首从调和机体阴阳角度出发，从根部上改善患者阴虚内燥的状况，以养阴润燥为根本大法，方有可能阻断疾病的发展演变此外，肺主皮毛，疾病初期在顾护本虚基础上，及早予宣肺解毒之剂，可有效防邪毒进一步内陷。若已现邪毒内陷之象，根据温病"疹为血络中病、皮疹为火之苗"理论，多为血络火毒外透肌肤皮毛所致，故而应加用清热凉血之法解血络之热毒以治其标。治疗上宜养阴润燥以扶其本虚，再根据病邪的不同阶段以宣肺、清热、凉血、化瘀以解其标实，将皮疹患者分为肺经风热、肠胃湿热、阴虚内热、瘀热痰结四证进行辨证论治，内服以经验方加减荆防四物汤化裁，随症加减，并结合消疹止痒汤外洗，具体辨证分型如下。

主方：加减荆防四物汤。

组成：荆芥 10 g、防风 10 g、生地黄 20 g、赤芍 10 g、当归 10 g、川芎 10 g、白鲜皮 15 g、紫草 10 g、蝉蜕 10 g、甘草 6 g。

功效：祛风清肺，凉血润燥。

主治：风热阴虚血燥之皮疹。症见丘疹色红，或有脓疱，或有小结节，或有痒痛，伴口渴喜饮，或见心烦、失眠多梦，大便干结、小便短赤，舌红苔薄黄，脉弦、细数。

风热型：以针头至粟米大小淡红色丘疹为主，或见脓疱，分布于颜面、鼻唇、颈项、胸背周围，限于上半身，此起彼伏，瘙痒，微触痛，自觉干燥，皮色红或不变，口干，舌红苔薄黄，脉浮数。辨证加减：金银花 15 g、蒲公英 15 g。

胃热型：以脓疱性痤疮样皮疹为主，或见于全身，皮疹色红，触痛瘙痒明显，或抓之易破，糜烂渗液，皮红，口臭，瘦黄，便秘，舌红苔黄腻，脉洪数或滑数。辨证加减：黄芩 15 g、苦参 10 g。

血热型：全身广泛性脓疱性痤疮样皮疹，疹色鲜红或深红，灼热痒痛，发疹密集，周围皮肤灼热，皮色紫红，口唇焦躁，口干不欲饮，大便燥结，小便短赤，舌红绛苔少，脉洪数或细数。辨证加减：水牛角 30 g、丹皮 15 g。

阴虚型：皮疹稀疏，皮肤干燥，有紧绷感，瘙痒不甚，脱屑，皮色暗红，伴疲乏、口干，或牙龈肿痛，舌质红，苔少，脉细数或沉细。辨证加减：熟地黄 20 g、首乌 20 g，阴虚火旺者加知母 15 g、黄柏 15 g。

皮肤外洗方：消疹止痒汤（黄柏 30 g、苦参 30 g、徐长卿 30 g、地肤子 30 g、白鲜皮 30 g、百部 30 g、山楂 30 g、乌梅 30 g、当归 30 g、飞扬草 30 g）。功效：清热凉血，祛瘀止痒。

荆防四物汤由当归、川芎、白芍、生地黄、荆芥、防风组成，后世医家在原方基础上灵活加裁，广泛用于阴虚血燥风动、肌肤皮毛失养、内毒外邪客表所致的皮肤疾患。方中荆芥、防风祛风宣肺，透邪外出而治其表，四物汤凉血养血活血，滋阴润燥而固其本，其中生地、赤芍有清热凉血之功，生地入心、肺经，清热泻火之余还可滋阴润燥，赤芍清热而不伤阴，兼有散瘀止痛之效；当归活血养血、川芎行血以祛风。故《医宗必读》曰："治风先治血，血行风自灭。"诸药合用，虚实兼顾，标本同治，共奏祛风清肺、凉血润燥之功。在以上方药的基础上，根据邪正虚实变化，酌情加入祛风、胜湿、清热、解毒、益气、养阴之品，随症灵活加减。同时为加强表证治疗，予自拟方药皮肤外洗，方中银花藤、野菊花、地丁、蚤休清热解毒，地肤子利湿止痒，丹皮、赤芍凉血，五倍子收敛肺降火，除湿敛疮，数药同用，起宣肺清热、凉血解毒之效。

叶小卫教授以“火郁发之”论治靶向药相关性皮疹经验

专家介绍： 叶小卫是广州中医药大学第一附属医院肿瘤二科副主任，主任医师，硕士研究生导师，长期从事中西医结合防治恶性肿瘤临床医疗工作，擅长肺癌、胃癌、肝癌等恶性肿瘤的中西医结合治疗，尤其是肿瘤的微创介入治疗，临床经验丰富。

靶向药相关性皮疹属于中医“药毒”范畴，其症状多表现为红肿热痛等阳热证特点，故临床医家多以风热证、湿热证、血热证等立论，以清热、祛湿、凉血等法立方，其中部分患者用药后症状得以缓解，但亦有部分患者却收效甚微。叶小卫教授受《内经》中“火郁发之”理论启发，运用“发”法治疗肺癌靶向药相关性皮疹，临床疗效显著。现具体治法、用药经验总结如下。

一、“火郁发之”学术源流

中医学中“火”属六气之一，为阳热之邪，“火者热之甚，热者火之初”，有表里虚实之分。在表之火为外感六淫，腠理闭塞，卫气郁滞化火；在里之火为情志不遂，气机失调，壅遏不畅，郁而化热而致；虚火责之于内伤劳倦，脾胃气虚，不能升提反而下陷，郁积于下致火热内郁，即气虚发热；实火则因食滞、痰饮、瘀血等内滞，阻遏气机而化，若气机郁滞不通，则阴阳失衡，百病由生，故凡由外感或内伤所化之“火”不能发越于外，郁滞于内者皆为“火郁”。凡具有因势利导作用，能祛除火郁之因的治疗方法，如发汗、宣散、疏通、和解、通阳、通利、化瘀等均可谓之“发”。火为阳邪，其性炎上，故治火郁之证当顺从火热病邪向上向外的特性，以升散、透达、宣散之品治之，使郁开气达，则火热多可自散。

二、靶向药相关性皮疹“火郁”的病机

肺与皮毛密切相关，肺气宣降，宣散卫气于皮毛，发挥其“温分肉，肥腠理，司开阖，御外邪”的功能。肺气亏虚，腠理开阖失司，风、湿邪

外蕴肌表，加之中焦湿热熏蒸，则生疮疡诸疾，当代医家多从肺辨治靶向药相关性皮疹，认为其常由外感六淫、内热炽盛所致，多以风热、湿热等证立论。叶小卫教授则认为此观点过于单一，其参《素问·生气通天论》中“劳汗当风，寒薄为皶，郁乃痤”及《素问·至真要大论》中“太阴之胜，火气内郁，疮疡于中，流散于外”要义，认为“火郁”乃靶向药相关性皮疹主要病机，且其尚与肺、脾、肝、大肠等多脏相关。

1. 邪遏卫阳，内郁化火

叶小卫教授认为肺癌发病以肺气亏虚、阴虚内燥为本，加之长期受癌毒侵袭，手术、放化疗药毒攻伐，正气亏虚，气血津液暗耗，不耐邪攻。风为百病之长，易袭阳位，肺气亏虚，腠理不固，更易为风邪所犯；风邪外袭，郁遏卫阳，内郁化火，气机失畅，气滞血瘀，蕴滞肌肤皮毛，发为皮疹。此型皮疹以针尖至粟米大小淡红色丘疹为主，多分布于颜面、颈项，一般局限于上半身，此起彼伏，伴瘙痒，轻微触痛，自觉干燥，口干，舌红苔薄黄，脉浮数。

2. 湿热搏结，气郁化火

脾为后天之本，肺金之母，受纳五谷，化生气血以濡养全身。肺主呼吸，脾主运化，其化生之水谷精微也为肺的生理活动提供了营养基础，肺癌患者病程日久，药毒攻伐过度，脾胃虚损，母病及子，肺气更虚，水液输布失调而致痰湿内生，阻滞气机。表皮生长因子受体酪氨酸激酶抑制剂（EGFR-TKI）为刚烈燥热之品，药毒入胃，热郁中土。热为阳邪，其性炎上，易伤津耗气。湿热搏结，如油裹面，难解难分，湿郁热炽，热蒸湿动，易成弥漫表里，充斥于三焦之势，三焦不畅，又进一步加重气机不通，内郁化火。此型皮疹多为脓疱性痤疮样皮疹，或见于全身，色红，触痛明显，瘙痒，或抓之易破，糜烂渗液，舌红苔黄腻，脉滑数。

3. 阴津亏虚，内燥化火

肺癌患者肺阴亏虚于内，阴不敛阳，阳亢于上，发为阴虚之火，浮越于上，虚火灼肺耗津，炼液成痰，阻滞气机，燥火内郁。此外，肺阴不足，水不涵木，致肝阴亏虚，阴虚阳亢，肝经郁热，热阻气机；加之肝失疏泄，气机不畅，脏腑功能紊乱，痰、热、湿、瘀乃生，进一步加重气机郁滞，火郁于内，发为皮疹。此型皮疹多稀疏，皮色暗红，皮肤干燥，有紧绷感，层层脱屑，如糠似秕，伴口渴欲饮，便干溲赤，舌绛少苔，甚则龟裂，脉象细数。

三、靶向药相关性皮疹“火郁发之”临证体会及用药经验

1. 审证求因，因势利导

“火郁”为靶向药相关性皮疹发病机制，“郁”为其主要病理，故治疗当以宣散发越，开通郁闭为治疗关键，使郁开气达，则火热才能顺遂其性，泄越外出，即“火郁发之”之理也。临证应根据“火郁”形成的病因，祛除致郁之缘由，方可使郁火自消。如邪遏卫阳，内郁化火者，在清热的同时配合解表散邪，则火郁能溃；如中焦湿热搏结，气郁化火者，则利湿化浊，火郁自消；如阴津亏虚，内燥化火者，则配以养阴润燥透邪，则火郁可泻。此即经云“随其所得而攻之”也。

2. 重视整体，多脏调摄

中医强调人体是一个有机的整体，构成人体的各个组成部分之间在结构上不可分割，在功能上相互协调、互为补充，在病理上则相互影响。肝经上循散布于肺，肝主升发，肺主肃降；肺主治节，调控心血运行；心肾水火相济，水火既济方使肾水不寒、心火不亢；肺为水之上源，脾主运化，肺脾健运使水液正常输布；肺与大肠相表里，肺气得畅，腑气得通。故靶向药相关性皮疹虽病位在肺，但与他脏相关，不可拘泥于单从肺经论治，而应多脏调摄。叶小卫教授尤重固护脾胃及通畅腑气，针对湿浊内生、内外合邪、病情反复的患者，选方时可加用四君子汤健脾祛湿。而“肺合大肠”，皮肤病的发生与大肠传导功能失常有密切的关系，故应保持肠腑畅通。

3. 用药经验

叶小卫教授治疗靶向药相关性皮疹尤崇升降散，方中白僵蚕、蝉蜕升清化浊；姜黄行气活血散郁；大黄通腑泄热，诸药合用，升降相循，条达气血，故气机宣畅，火郁发越。升降散为治火郁之良方，外感内伤，诸多火郁，皆可用之。赵绍琴谓：“该方虽然药味简单，但配伍精当，寒温并用，升降相因，宣通三焦，条达气血，可使周身气血流畅，火郁得散。”具体运用时可根据“火郁”形成原因灵活加减，务在输布气机，使郁火得以透发，切不可一见火郁，动辄苦寒降泄，易冰伏气机，反致热炽。外邪袭肺致火郁者，加豆豉、栀皮、连翘、薄荷、牛蒡子等；因湿热遏阻火郁者，加藿香、佩兰、石菖蒲、半夏、杏仁、白蔻仁、薏苡仁等；火郁重者，加栀子、黄芩、连翘、黄连等；如阴虚内燥火郁者，酌加石斛、沙参、麦门冬、生地等品；如气虚火郁者，加黄芪、党参、升麻等。

在单药运用上，叶小卫教授喜用风药，如防风、白蒺藜之类。防风，其药性升浮，禀轻灵之性，一方面能畅达肝气以顺应肝木之曲直，彰显木气升发之象，条畅全身气机，使郁火得散；另一方面能宣发肺气，疏通肌腠，使湿邪从汗而解，热亦随之而散，对于因气滞或湿热所致火郁者均可用之。白蒺藜擅散风疗疮，《本草再新》中称其："镇肝风，泻肝火，益气化痰，散湿破血，消痈疽，散疮毒"。可见其治风消疮之功甚。

叶小卫教授靶向药相关性皮疹的病机为火郁于内，故治疗当遵"火郁发之"的原则，以宣发郁火为要，使气机宣畅，闭郁得解，郁火得溃。治疗靶向药相关性皮疹运用"火郁发之"理论，在因势利导、祛邪外出的同时，又培补正气，从而使脏腑、气机恢复正常生理功能，为靶向药相关性皮疹的治疗提供了新的思路与方法。

赵远红教授从"心"论治靶向药相关性皮疹经验

专家介绍： 赵远红师从津门名医李振华和中西结合名家曹克光，是天津中医药大学第一附属医院主任医师、教授、硕士研究生导师，长期从事中医、中西医结合内科临床、教学与科研，中医基础扎实，治学态度严谨，注重阐古启新，钻研辨治规律，擅长恶性肿瘤中西医结合诊治，临床经验颇丰。

靶向药相关性皮疹的发生影响靶向药临床疗效的评估和患者的生活质量。赵远红教授对于靶向药相关性皮疹具有丰富的诊疗经验，在临床辨证论治过程中注重辨病与辨证相结合，认为治疗应注重从"心"而治，将清心抑肝扶脾贯穿治疗始终，同时注意清肺、泻肺、宣肺，并结合肺癌分期辨病施用虫类药物。

一、"诸痛痒疮，皆属于心"为施治切入关键

靶向药相关性皮疹临床表现为面部和躯干部的丘疹或脓疱性皮疹、皮肤干燥瘙痒、甲周炎伴或不伴畸形、脱发、睫毛或面部毛发增生，属中医学"瘙痒""发斑""疹疮""血燥"范畴等。"诸痛痒疮，皆属于心"概括了

多种疼痛、瘙痒、疮疡、疮疹病证，大多属心的病变。大多医家认为，此处“心”可理解为“火”，如张景岳曰：“心主火，其化热，故疮疡皆属于心”。刘完素《素问玄机原病式》曰：“诸痛痒疮，皆属心火。”《素问·灵兰秘典论》曰：“心者，君主之官，神明出焉。”一主血脉，二主藏神，为“五脏六腑之大主”，充分体现了心在生命活动中的主宰作用。肿瘤患者长期受紧张、焦虑等负面情绪刺激，EGFR-TKI 的使用无形中增加了对治疗效果的期待，然而可诱发或是加重皮肤病损，出现皮肤干燥瘙痒、爪甲不荣等。因此，肿瘤患者情绪障碍贯穿疾病始终，盖“心藏神”，心静则神藏，故应注重从“心”而治，清“心”（清心火，安心神）解“郁”（解瘀毒）。如在靶向药物相关性皮疹的临证中，常选用“清心莲子饮”为主方加连翘、黄连、栀子、酸枣仁等化裁。

二、清心抑肝扶脾法贯穿治疗始终

恶性肿瘤患者有其独特的心理特征，存在“心理－生理”的共病，情志因素作为肿瘤发生、发展，甚至影响预后的重要因素，病机均不离脾虚肝旺，郁热扰心，脏腑气血失调。情志不遂、肝郁气滞贯穿各类型肿瘤不同分期审因论治的始终。靶向药相关性皮疹病位虽在皮表，实则在肺（卫），与心、肝、脾三脏密切相关。积想在心、肝失疏泄、忧思伤脾，五脏失和，木火刑金，致营卫难和是肺癌相关靶向药物导致皮肤损伤的关键，故清心抑肝扶脾法切中皮损机要。心属火，肝属木，木能生火，肝郁气滞、疏泄失司，肝郁化火、耗伤阴血，子病及母，心肝火旺，终致皮损缠绵，辨治宜清心抑肝为要，清心火的同时兼顾凉血清（平）肝扶脾，多以清心扶脾抑肝法辨治贯穿始终，实现“异病同治”。

三、明辨病位不忘肺主皮毛

肺癌相关靶向药物所致的皮损临床按皮疹程度分为 4 级：Ⅰ级表现为丘疹、脓疱、无症状的红斑，一般不需治疗；Ⅱ级为丘疹脓疱的覆盖面积 $<50\%$，日常活动不受限；Ⅲ级、Ⅳ级由于丘疹、脓疱、皮疹干扰了日常生活需采取一定措施。无论病变程度如何主病责之肺脏，《素问·经脉别论》曰：“肺朝百脉，输精于皮毛。”“肺主皮毛”，皮毛功能的实现有赖于肺气的宣发，“邪在肺，则病皮肤痛”。靶向药物相关性皮疹最终属肺络受损，肺失宣降，病邪由气入营，由内达外，毛窍不和，阴虚燥热更甚，毒邪贼风

易侵，故辨证治疗应时时不忘选择主入“肺”经的药物，以清解肺热、泻肺火、宣肺表，如桑叶、桑白皮、枇杷叶、郁金、桔梗、黄芩、苦杏仁、玉竹等，且桑白皮、枇杷叶、郁金用药剂量多在 15 ~30 g。

四、注重辨证酌情施用虫类药

肺癌因于正气亏损、情志内伤、饮食不节、劳逸调摄失度，致邪毒乘虚入肺，脏腑功能失调，肺气郁滞，宣降失司，津液失于输布，津聚为痰，痰凝气滞，瘀阻脉络，日久形成。气滞、血瘀、痰凝、湿聚、火热、毒聚胶结既是病理产物，也是致病因素，临证应首辨病情虚实，其次明辨病理属性。针对皮疹临证强调结合肺癌辨病分期用药适度有别：以瘙痒、发疹为主者多为毒邪聚表，对症予解表祛邪，引邪出表，适加少量虫类药如乌梢蛇、蕲蛇、蝉蜕等在解表的同时搜风解毒；夹疮、斑脓疱者多为湿热、瘀毒积聚，以清心抑肝虚实并调时，加地龙、蜂房解毒通络，久病入络，阴血耗伤，加全蝎、僵蚕等以搜风剔络、凉血平肝、息风祛痰。

【病案举例】

患者，女性，62 岁。2012 年 4 月确诊为肺腺癌，行全身化疗 4 个周期，2012 年 9 月行基因敏感性检测后开始口服厄洛替尼，2012 年 10 月出现周身散在皮疹，以眉间、鼻翼及两颊为主，皮肤干燥、瘙痒、局部破溃脱屑，曾予短期激素治疗，因考虑其不良反应故停药而求治于中医。刻诊：眉间及鼻翼、两颊皮疹色红、瘙痒难耐，周身皮肤干燥、局部破溃脱屑，咽干，偶痰中带血，心烦，纳少，夜寐欠安，大便每 2 日一行，舌尖红、苔薄黄少津，脉弦细而数。诊断靶向药相关性皮疹Ⅲ度损伤，处方：防风 10 g，北柴胡 10 g，黄连 10 g，焦栀子 10 g，川楝子 10 g，天麻 10 g，川贝母 10 g，羌活 15 g，北沙参 15 g，石斛 15 g，枇杷叶 15 g，白鲜皮 15 g，枸杞子 15 g，生地黄 20 g，赤芍 30 g，桑白皮 30 g，当归 6 g，吴茱萸 3 g，全蝎 3 g，三七 1. 5 g（冲服）。7 剂，水煎服，每日 1 剂。

7 剂后颜面部皮疹较前色淡，瘙痒减轻，局部破溃，咽中异物感，口干欲饮，时有心悸、气短，纳增，夜寐较前改善，二便调，舌尖红、苔薄白少津，脉弦滑小数。上方加钩藤 15 g（后下），枇杷叶加至 30 g，去焦栀子。继服 14 剂后，颜面部及周身皮疹范围明显缩小，瘙痒明显减轻，皮肤干燥减轻，局部破溃结痂，余诸症明显缓解。后定期随诊，阶段性复查跟踪辨证，完成厄洛替尼靶向治疗6个疗程，病情稳定皮损未有再现。

按：此案治疗重视从“心”而治，清“心”（清心火，安心神）解“郁”（解瘀毒），凉血平肝，同时注重对患者情志的调畅。方以宣肺利表、除烦安神、凉血平肝、搜风剔络为主治疗。防风、羌活解表祛风止痒，白鲜皮“治一切热毒风、恶风、风疮疥癣赤烂”。桑白皮、枇杷叶性寒，主入肺经，泻肺中火热，味甘、性微寒之川贝母既可清泻肺热，又兼润肺养阴之效。黄连“大苦大寒，入心泻火”，焦栀子苦、寒，归心、肺、三焦经，可通泻三焦，泻心火而除烦。生地黄、北沙参、当归、枸杞子、川楝子为一贯煎主方，加天麻可抑肝，柴胡可解表疏肝，赤芍苦、微寒，入肝经血分，清泻肝火凉血。全方加少量吴茱萸一使肝木条达，郁结得散，二制黄连之寒，使泻火而无凉遏之弊。全蝎以毒攻毒，搜风剔络，三七化瘀止血对症治疗。再诊加钩藤以增抑肝凉肝之功，加量枇杷叶以泻肺热，去焦栀子以防大剂量苦寒碍胃。组方凉血平肝止痒，临床疗效显著。

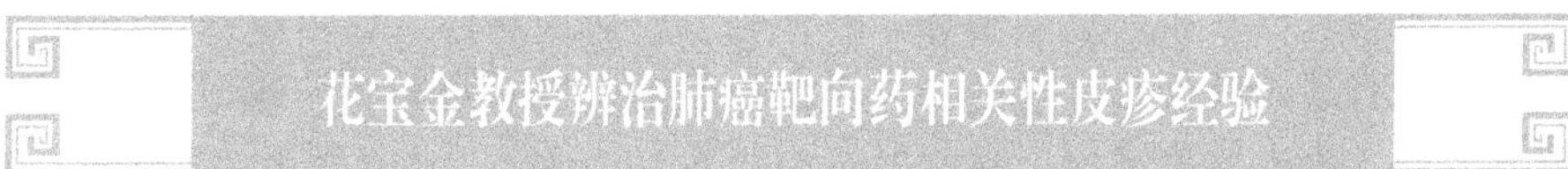

花宝金教授辨治肺癌靶向药相关性皮疹经验

专家介绍：花宝金为中国中医科学院广安门医院肿瘤科主任医师，现任国家中医药管理局中医肿瘤重点学科带头人、从事中西医结合临床工作30余年，贯穿运用中西医结合的科研思路和方法治疗肿瘤，尤其是在防治肺结节、肺癌及其并发症方面，运用中西医结合的方法，取得了较好的疗效，积累了丰富的临床经验。

随着肿瘤分子生物学研究的进展，越来越多的肺癌靶向药物被应用于临床且发挥良好疗效，其中表皮细胞生长因子受体（epidermal growth factor receptor，EGFR）酪氨酸激酶抑制剂（tyrosine kinase inhibitor，TKI）作为最先成功开发成为靶向治疗的抗肿瘤药物之一，目前应用最为广泛。但在分子靶向药物显著改善肺癌患者生存的同时，其特有的不良反应也给患者的生活质量带来了困扰，其中皮疹的发生率较高，症状也相对严重。靶向药物相关性皮疹属药疹的范畴，即指药物通过口服、注射、吸入、外用等途径进入人体引起皮肤黏膜的炎症反应。中医文献中虽无明确的药疹记载，但如《诸病源候论》中提到凡是有毒性或大毒的药物，都能使人气血紊乱、身体受损，甚或致死的结果。

一、靶向药物相关性皮疹的中医发病机制

花宝金教授认为，正虚是肿瘤发病的根本原因，气虚、阴虚为肺癌的基本证候要素，肺失宣降引起机体气机升降失调致气血津液代谢失常，逐步演变为“湿、痰、瘀、毒”等肿瘤病理产物聚积而形成肺癌。靶向药物属于刚剂热药，能够精准对抗癌毒，但因其自身特有的药毒性，在内攻脏腑的同时热毒亦外淫肌肤，因此其抗癌疗效越显著，皮疹也越严重。其所致皮疹通常出现于头面部，其次是上背部、胸部，少数发生于四肢，其表现为脓疱性丘疹和痤疮，临床上皮疹患者常有干皮脱皮、皮肤红斑肿胀、瘙痒、触痛、烧灼感、流水流脓等症状。具体发病机制如下。

1. 肺气虚损，热溢肌肤

肺为娇脏，感邪易先受之，其在体合皮，其华在毛，因此药疹发于肌肤与肺中郁热关系密切。热为阳邪，其性炎上，易伤津耗气；药毒入体，郁久化热，热邪深入营血，血热妄行，外溢于肌表，故《温热论》明言：“斑属血者恒多，疹属气者不少。斑疹皆是邪气外露之象”，《温病条辨》进一步阐明病机：“疹系红点高起，麻、瘖、痧皆一类，系血络中病”。肺癌患者本身癌毒内结，靶向药物的药毒性属火热毒邪，其疗法可同于《伤寒论》中的“火迫”，易导致一些火逆证候的产生，药物作用于癌毒的同时也损伤其肺卫，加重肺气郁滞，影响气的宣发及热邪的发散，因而血热妄行，导致热毒由内向外至皮肤腠理。

2. 药毒性热，湿热蕴结

肺癌病位虽在肺，但与脾胃关系甚密，肺癌患者正气之虚常表现为脾胃气血不足及功能的减弱，脾失健运，胃失降浊，则痰浊内生。湿阻中焦，复感药物热毒，湿热相合，难以化解；且药物攻伐力度强悍，加重脾胃的损伤，母病及子，肺气更虚，宣降失司，湿遏卫阳，郁而化热，湿热蕴滞肌肤皮毛，发为药疹。

3. 阴津亏虚，内燥化火

《血证论》曰：“如肺叶枯焦，不能覆下……外应皮毛不荣，下则二便不调。”靶向药物通常应用于肿瘤晚期患者，晚期肺癌患者久病体虚，长期抗癌药物的使用销铄营阴，使人体处于阴津亏虚的状态，阴不敛阳，阴虚之

火浮越于上，虚火灼肺耗津，燥火内郁；加之靶向药物的热毒属性，攻伐日久，热盛伤阴，加重火毒燔灼营血，内燥化火，发于肌表而致皮疹。长期服药所发皮疹多为疾病后期，热毒耗伤阴血，不能荣润肌肤，常见肌肤干燥脱屑，结合舌象，舌红少苔，更加证实阴液已伤。

二、靶向药物相关性皮疹的辨证论治

靶向药物所致皮疹，内由于体虚脏腑功能失调，湿热蕴郁，外由于药毒之邪侵袭，内外合而为病，外泛于肌肤而成，故临床上可见皮疹潮红肿胀，触痛，烧灼感，皮损处呈红斑、水疱，甚则表皮剥脱，湿烂浸渍，流水流脓，剧烈瘙痒，烦躁，口干，大便燥结，小便黄赤，或有发热、舌质红、苔黄腻、脉滑数等湿蕴热重之症；后期可见周身皮肤潮红，皮疹层层脱屑，隐隐作痒，肌肤干燥，伴口渴欲饮，便干溲赤，舌绛少苔，甚则龟裂、脉象细数等热毒伤阴之症。花宝金教授认为在治疗上应以清热利湿解毒为本病的基本治疗方法，根据皮疹发病的不同程度进行辨证论治。药疹早期，病情尚属初期阶段，皮疹限于身半以上，尤以头面部为主，皮疹微红，瘙痒感，并伴有发热头痛等表证，治宜祛风清解为主，临证处方常以消风散加减为基础，疏风养血，清热除湿。方中荆芥、防风、蝉蜕疏风透邪，消疹止痒；苦参苦寒清热燥湿；石膏、知母清热泻火。亦可加金银花、野菊花、桑叶、连翘、黄芩等疏风清热，养血息风。

病情逐渐深入，皮疹色深红，湿烂浸渍，或有发热、纳呆、便溏等湿热蕴结等症状，“阳明主肌肉，斑家遍体皆赤”，又有“救肾水以济心火，托斑外出”，治宜清热利湿为主，临证处方常以三仁汤合二妙散加减为基础，宣畅气机，清热利湿解毒。方中杏仁苦辛，善入肺经，通宣上焦肺气，使气化则湿化；白豆蔻芳香苦辛，行气化湿，宣畅中焦；薏苡仁甘淡，渗湿健脾，疏导下焦；黄柏清热燥湿，苍术燥湿健脾。亦可加石膏、地肤子、白鲜皮、蛇床子、车前子、泽泻、莲子心、山栀子等清热燥湿，祛风解毒。

药疹后期，气阴两伤，可见低热烦渴，头昏乏力，口干、口渴，皮疹红肿渐退，大片脱屑等热毒伤阴等症状，此时“留得一分津液，便有一分生机”，治宜养阴清热为主，临证处方常以沙参麦冬汤或青蒿鳖甲汤加减为基础，清热润燥，益气养阴。方中沙参、麦冬滋养肺胃之阴，桑叶轻宣凉润；青蒿、鳖甲清虚热，滋肝肾阴；亦可加知母、玄参、石斛、白芍、丹皮、地骨皮等益气养阴，凉血解毒。

考虑晚期肺癌患者正气亏虚，脾胃功能受损，若药物过于苦寒易加重脾胃之气的损伤，因此还应秉持扶正培本的原则，重视中焦脾胃的调理。脾气虚者可用四君子汤；脾虚湿盛腹泻者可用参苓白术散；脾胃阳虚者可用理中汤等。

【病案举例】

患者，女性，50 岁。2017 年 9 月 13 日初诊。患者 2016 年 10 月 19 日确诊为左肺上叶恶性肿瘤伴左肺门、左侧锁骨淋巴结、多发骨转移，分期为 $T_{1c}N_3M_{1c}$ ⅣB 期。患者因体质过于虚弱故未行化疗。2016 年 11 月 14 日行 *EGFR* 基因检测示 E19 突变，遂予吉非替尼片（易瑞沙）250 mg，每天一粒，口服靶向治疗。2017 年 9 月 13 日患者已服易瑞沙 10 个月就诊，面部、胸口皮疹发作，皮肤潮红、干燥、脱皮，纳可，眠差，口干欲饮，大便溏不成形，小便调，体重稳定，舌红质干，苔少，脉滑。西医诊断：肺癌，药物性皮炎。中医诊断：肺积，药疹。证属热盛伤阴，治宜养阴清热。拟方沙参麦冬汤加减，药用：南沙参 15 g，北沙参 15 g，麦冬 15 g，桑叶 12 g，杏仁 10 g，女贞子 15 g，旱莲草 30 g，柴胡 12 g，黄芩 15 g，夏枯草 15 g，半枝莲 30 g，生黄芪 80 g，太子参 15 g，白扁豆 15 g，山药 30 g，珍珠母 30 g，酸枣仁 30 g，首乌藤 20 g，盐杜仲 15 g，川牛膝 15 g，红景天 15 g，生姜 20 g，大枣 5 枚。水煎服，每日 1 剂，分 2 次服。

二诊：2017 年 12 月 13 日复诊，面部、胸口皮疹减轻，偶有瘙痒，晨起腹胀，上眼睑水肿，纳可，眠差，烦躁，口中黏腻，大便 2～3 次/日，成形，小便调，体重稳定，舌红，苔黄腻，脉弦滑。上方去夏枯草、半枝莲，加苍术 15 g、黄柏 15 g、金荞麦 30 g、蒲公英 30 g。服法同前。

三诊：2018 年 3 月 15 日复诊，头面、胸口皮肤未见皮疹，无瘙痒。后患者坚持门诊中药治疗，直至 2018 年 6 月未再发疹，肿瘤控制可。

按：此患者确诊时已属晚期，存在淋巴结、多发骨转移，服用靶向药物治疗 10 个月，气阴虚损，药毒入体。初诊时患者已发药疹时久，为疾病后期，热毒未除，阴血已伤，皮肤潮红、干燥、脱皮，结合余症及舌脉，辨为热盛伤阴证，治当养阴清热，遂以沙参麦冬汤为主方，辅以柴胡、黄芩清热，夏枯草、半枝莲解毒抗癌，生黄芪、太子参、山药健脾益气扶正，珍珠母、酸枣仁、首乌藤安神安眠，女贞子、旱莲草、盐杜仲、川牛膝滋补肝肾，生姜、大枣顾护脾胃。全方重在扶正培本，标本兼治，益气养阴兼以清热解毒抗癌。二诊时患者皮疹还未消退，津液稍复，然脾虚湿蕴，热象犹存，遂在前方基础上加苍术、黄柏清热燥湿。三诊皮疹已尽数消退。靶向药的应用在肺癌晚期的治疗中十分重要，但其带来疗效的同时也伴随着许多不良反应，其中皮疹不仅增加患者痛苦，若治疗不及时皮肤发生破溃，易引发感染而诱发肿瘤的进展。中医药治疗肿瘤的优势在于其多层次、多方面的整体作用，通过改善患者因治疗引起的不良反应，缓解其症状，从而达到带瘤生存时间延长和生活质量的提高。

庞德湘教授治疗肺癌靶向药物所致腹泻经验

专家介绍： 庞德湘是浙江中医药大学附属第二医院主任医师，教授。擅长肿瘤的中医治疗，特别是对肺癌、胃癌、肝癌、乳腺癌、大肠癌等各种实体肿瘤的治疗，对于控制、预防肿瘤的复发和转移，肿瘤术后、放化疗后的中医药配合，都取得了较好的治疗效果。

靶向药物引起的腹泻与一般性腹泻不同，两者在病因、发病机制上皆有差异，故治疗方法也不一样。庞师认为分子靶向药物虽然副作用较化疗小，但仍属攻伐之品，应归于中医里的“药毒”范畴，认为肺癌靶向药物之毒最易侵犯上焦与中焦。药毒之邪直中脏腑，侵犯上焦，直接犯肺，肺主宣发肃降，肺气虚损，则通调水道功能失常，水液不行膀胱而走大肠，大肠传导失常，水液吸收发生障碍，精浊不分，混杂而下，发为泄泻；侵犯中焦则损害脾脏，脾主运化功能异常，水饮痰湿内生，壅滞中焦，清浊不能正常升降，并走肠道，则为泄泻。且靶向药物其性峻烈，需长时间服用，日久药毒累积，加之肺癌患者原就素体虚弱，肺气不足，肺为脾之子，子病及母，肺气虚弱则累及脾脏，二者共同作用下，发生泄泻为意料之中。总而言之，与平常腹泻相比较，靶向药物引起的腹泻病机主要为药毒损害脏腑，少或兼夹他邪，以肺、脾二脏为主，而平常之泄泻所病脏腑主要在脾，病理因素主要是湿邪为患，湿邪每易夹他邪致病，故可夹热、夹寒、夹滞等，病理因素较靶向药物所致腹泻复杂。

庞德湘教授根据临床常见的靶向药物治疗肺癌的不良反应主要有皮疹、

腹泻、皮肤干燥、口腔溃疡、手足综合征等，指出肺癌靶向治疗药物多属热性之“药毒”，热毒犯胃，循经上炎，热灼口腔，口疮乃作；燥热之毒侵及肌表，熏蒸津液，肌表失于濡养，故皮肤干燥；肺合皮毛，热毒袭肺，邪毒内蕴于肺，随肺遍布周身，发为皮疹，且皮疹色红；热毒灼伤气血津液，津亏血虚，加之肺脾之气虚弱，无力推动气血津液运行，气血不能达于四肢，故出现手足综合征。临床治疗以清热解毒、健脾益肺为主，加以散结。庞师认为，肺癌病因不外乎内因、外因两方面，内因主要是正气虚弱，不能抵御外邪，正所谓“正气内存，邪不可干”；外加六淫侵袭人体，或烟尘、雾霾、化学等有害物质的损害，导致脏腑气血阴阳失调，虚、痰、瘀、毒内生，内外因素掺杂，相互搏结于肺，形成癌肿，中医讲究治病必求于本，故临证时必当加以散结，或行气散结，或化痰散结，或破瘀散结，或温阳散结等。

临床上，庞德湘教授常用千金苇茎汤加参苓白术散加减，具体方药：生晒参 9 g，白术 12 g，茯苓 15 g，薏苡仁 30 g，山药 30 g，芦根 15 g，鱼腥草 12 g，桃仁 9 g，陈皮 12 g，制半夏 9 g，石见穿 12 g，半枝莲 30 g，白花蛇舌草 20 g，石斛 15 g，焦三仙各 30 g，炙甘草 6 g。

方中的千金苇茎汤以芦根代替苇茎，符合现代用药习惯，用鱼腥草代替冬瓜子，加强清热解毒之功，以加减之千金苇茎汤配合陈皮、半夏，起清热、化痰、解毒之效；方中以参苓白术散加减（生晒参、白术、茯苓、薏苡仁、陈皮）健脾以补肺，正所谓培土生金，配合石斛能够直接滋养肺阴，赵学敏在《本草纲目拾遗》中称石斛为“滋阴补益珍品”，可谓双管齐下；配合石见穿活血化瘀以散结，白花蛇舌草、半枝莲解毒散结，且陈皮行气散结，半夏化痰散结，诸药共助散结之功，最后以焦三仙顾护中焦，增食欲，助消食，脾健则正气足，正气足则能奋力抗邪。

靶向药物治疗肺癌除了腹泻之外，尚有其他不良反应。若见全身多发红色皮疹、皮肤瘙痒者，加黄芩、黄连、北沙参清热养阴，防风、荆芥、蝉蜕等解表止痒；若出现手足综合征，即四肢皮肤感觉迟钝，或刺痛、麻木等，可加天龙、鸡血藤、红藤等活血通络；若见恶心、呕吐者，可加小半夏汤止呕，若呕吐仍不止，则需用旋覆代赭汤重镇降逆以止呕；若口腔糜烂者，可加牡丹皮、莲子心、栀子等清热凉血；若肢体水肿，按之凹陷者，可加泽泻、冬瓜皮、猪苓等利水消肿；若心悸、失眠者，可加远志、酸枣仁、珍珠母等养心安神；若咯血者，加当归炭、白及、仙鹤草等止血；若血压升高者，可加钩藤、丹参、附子等，但鉴于中药不如西医降血压药物立竿见影，故仅当作辅助手段。中医认为病程长久者必伤及肾，“五脏之阳，非此不能发，五脏之阴，非此不能滋”，肾为一身阴阳之根本，故临床上庞师常强调补肾的必要性和重要性。肺癌者，本就肺气已虚，母病及子，致肺肾俱虚，出现易疲乏，自汗出，气促，动则喘甚，腹泻，或肢体水肿等，与靶向治疗所致腹泻不同，此处腹泻以五更泄泻为主，容易鉴别，治疗以上方加参蛤散即可。

【病案举例】

患者，女性，53 岁。于 2013 年 3 月 15 日前来就诊。患者于 2009 年 12 月因“咯血 2 周”就诊某院，临床诊断为右下叶肺癌，遂于该院手术，病理检查示低分化腺癌，大小为4.1 cm×3.3 cm×1.5 cm；表皮生长因子受体（+）；淋巴结阳性：1/12，手术切缘（－）；临床分期：Ⅱ期（$T_2N_1M_0$）。术后行“紫杉醇+顺铂”方案化疗 6 次，效果评价：SD（稳定）。2 个月前患者复查 CT 时发现肺内有不规则高密度影，经活检确诊为肺癌术后复发，患者不愿化疗，服用吉非替尼（250 mg，每日 1 次）1 周余，并求助于中医治疗。现患者诉咳嗽，咳痰，痰色白，皮肤瘙痒，胸闷气急，乏力易疲劳，腹泻，呈水样便，无发热，无胸痛、腹痛，纳少，小便正常。舌红苔白，脉细数。中医辨证：肺脾气虚证，兼邪毒内结。治法：培土生金，清热解毒，加以散结。处方：生晒参 9 g，白术 12 g，茯苓 15 g，薏苡仁 30 g，芦根 15 g，鱼腥草 12 g，金银花 12 g，桃仁 9 g，陈皮 12 g，制半夏 9 g，石见穿 12 g，半枝莲 30 g，荆芥 12 g，防风 12 g，石斛 15 g，焦麦芽 30 g，焦稻芽 30 g，炙甘草 6 g。共 14 剂。

二诊：患者于 3 月 30 日复诊，自诉咳嗽明显减轻，进食、乏力好转，无腹泻，手足稍麻木，皮疹仍有，遂在原方上去茯苓、桃仁、鱼腥草，加红藤 12 g、全蝎 6 g、当归 15 g，改生晒参为党参，仍以 14 剂。患者服用靶向药物加中药半年期间，庞师在原方基础上随症加减治疗，收获良好效果，提高了患者的生存质量，有效预防和减轻了靶向药物治疗的毒副作用。

按：患者服用吉非替尼，药毒直中，侵入肺脏，肺失通调，水液下渗大肠，侵入中焦，脾失升清降浊。方中以参苓白术散为底加千金苇茎汤，肺脾通调，因吉非替尼属药毒，增加解毒散结药物，考虑患者存在其他并发症，对症加减。

朱世杰教授攻补兼施为主治疗肺癌术后咳嗽经验

专家介绍：朱世杰师承国家级名老中医李佩文教授，是中国中医科学院望京医院肿瘤科主任，全国第五批名老中医学术继承人，博士研究生导师，在中医药内服外治恶性肿瘤并发症方面有深入研究，其从事中西医结合治疗肿瘤20余年，擅长中西医治疗肺癌、胃癌、胰腺癌，临床疗效显著，经验颇丰。

朱世杰教授认为肺癌术后咳嗽不同于普通咳嗽，传统止咳药物对其疗效甚微，治疗时应根据疾病的病因病机，结合证候的虚实及病情的轻重加以论治。根据肺癌术后咳嗽的特点，朱教授认为其总病机属本虚标实，以气、阴亏虚为本，瘀、毒阻络为标，肺的宣肃功能失常是导致肺癌术后咳嗽发生的根本所在。临床治疗以攻补兼施为主，注重宣畅气机，同时也应重视调理脾胃。在用药上，重用海浮石为君药，运用常用药对如海浮石和旋覆花、牛膝和桔梗、桃仁和芦根等。临证时随症加减，灵活变通。

【病案举例】

刘某，男性，69岁。初诊日期：2018年5月8日。患者有吸烟史30余年，因咳嗽1年多，痰中带血于某医院行胸部CT扫描提示：右肺上叶占位性病变，右肺组织萎缩，无淋巴结转移。病理诊断：中－低分化鳞癌。2018年3月23日于某医院行右肺癌根治术，术后病理提示：右肺上叶中－低分化鳞癌 $T_{1c}N_0M_0$，ⅠA期。血清肿瘤标志物水平、血常规均正常。术后患者常咳嗽、气短、乏力，并伴有右侧胸腔中等量积液，KPS评分约70分。术后2个月即求诊于导师门诊。就诊时见：咳嗽，咳白稀痰，痰中带血，气短乏力、自汗，食欲不振，舌红，苔薄黄腻，脉细。朱师拟益气养阴基础上，活血化瘀、清热解毒治之。予处方：海浮石60 g，旋覆花10 g，白英10 g，蜂房10 g，预知子10 g，太子参20 g，麦冬10 g，五味子10 g，生龙骨30 g，生牡蛎30 g，牛膝10 g，桔梗10 g，黄芩10 g，夏枯草10 g，白花蛇舌草30 g，益母草30 g，桃仁10 g，芦根10 g，全蝎10 g，金荞麦30 g，甘草

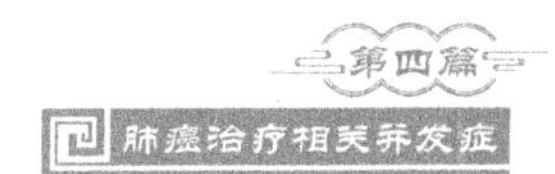

10 g。14 剂，每日 1 剂，水煎服，并嘱咐患者调整生活方式。服药后患者自觉咳嗽、咳痰症状改善，无痰中带血，体力逐渐恢复，KPS 评分约 80 分。遂守原方，随症加减，眠差加炒酸枣仁、柏子仁、百合等；气喘、痰多加葶苈子、百部等；小便不利加茯苓、泽泻、车前草等；热毒偏盛，加栀子、皂角刺、白花蛇舌草、蒲公英等。继服 2 个月，患者不适症状基本消除，KPS 评分维持在 90 分以上，影像学及肿瘤指标未提示明显复发迹象，生活质量佳。

按：本案患者为老年男性，肺癌术后咳嗽 1 年余，由于手术耗伤机体正气，术后患者多见乏力、气短等表现；“肺为水上之源”，外合皮毛，肺气不足，卫外不固，则可见自汗；肺宣发肃降功能失常，其气上逆，出现咳嗽、咳痰等症；子盗母气，肺气不足累及脾气受损，脾失运化，则可见食欲不振等，同时瘀血、毒邪留积体内，导致病情迁延难愈。此方中以大剂量海浮石与旋覆花配伍共为君药，两药一升一降，属相使为用，清宣肃降，俾肺金痰热清消，而咳喘平；牛膝、桔梗一降一升，引药入肺，宣畅气机同时兼以活血化瘀；桃仁、芦根活血化瘀、清热养阴；预知子、夏枯草、白英、蜂房、全蝎、黄芩、金荞麦等清热解毒、通络止痛；五味子、生龙骨、生牡蛎、太子参、麦冬收敛固涩，健脾滋阴益气，诸药合用，通宣气机，共奏益气养阴、活血祛瘀、清热解毒之功。

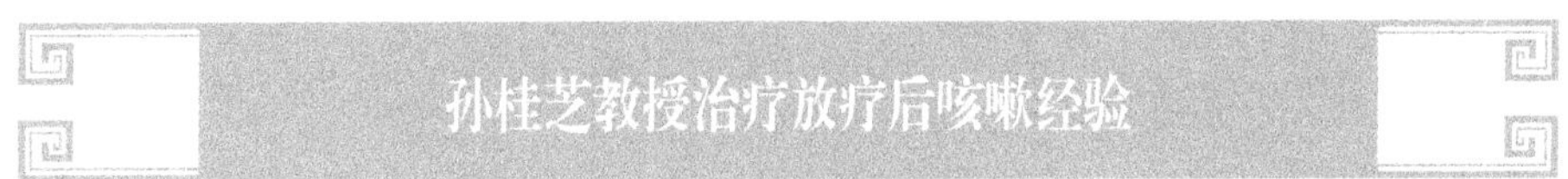

孙桂芝教授治疗放疗后咳嗽经验

专家介绍：孙桂芝是全国首批名中医专家，第二批博士后全国老中医药专家学术经验传承指导老师，第四、第五批全国老中医药专家学术经验传承指导老师，享受国务院政府特殊津贴，主任医师，教授，博士研究生导师。其采用整体辨证和微观辨病相结合诊治，确立了扶正培本治则与方药的中西医结合综合治疗及系统研究。创建了健脾益肾、扶正培本法配合化疗治疗肿瘤的系列研究。

一、病因病机

孙桂芝教授认为，放射性肺炎的病机主要是正气不足。放射线是火热邪毒，外袭肺脏，耗伤津液，炼液为痰，痰凝气滞。射线灼伤肺络，肺热津伤。放疗日久，火毒内蕴，耗气伤阴，逐步损伤人体正气，进而损伤脾胃，使脾胃运化失司，最后脾肺两虚。

所以放射性肺炎病机为正虚邪实、本虚标实。正虚表现为气虚、津亏、阴虚、肺燥，邪实表现为热毒、气滞、血瘀、痰凝。故治疗时，治则以扶正培本为基本，同时祛邪，配伍清热生津、润肺化痰、解毒抗癌、软坚散结的中药。

对于疾病的辨证论治，孙教授认为，早期放射性肺炎主要临床表现为气促、干咳、咳痰、发热、胸部不适，可以参考肺痈、息贲治疗。晚期呼吸困难和干咳加重，或出现肺心病的症状和体征，可以参照肺痿治疗，并将放射性肺炎分为痰热壅肺、肺燥津伤、肺肾阴虚 3 型。其中以肺燥津伤证最为多见。

二、辨证论治

1. 痰热壅肺证

病因病机：放射性肺炎患者初期发病，多外来火热毒邪，侵袭肺脏，气滞血瘀、痰热壅肺，导致肺络痹阻，肺失宣肃而为病。

临床表现：身微热，咳嗽痰多，甚则咳吐腥臭脓血，胸中隐隐作痛，舌红苔黄腻，脉滑数。

治法：清肺化痰，逐瘀排脓。

代表方：以苇茎汤加减。

《金要略论注》言："此治肺痈之阳剂也。盖咳而有微热，是在阳分也；烦满，则挟湿矣；至胸中甲错，是内之形体为病，故甲错独见于胸中，乃胸上之气血两病也。故以苇茎之轻浮而甘寒者，解阳分之气热；桃仁泻血分之结热；薏苡下肺中之湿；瓜瓣清结热而吐其败浊，所谓在上者越之耳。"若肺痈脓未成者，宜加金银花、连翘、鱼腥草以增加清热解毒之功效，如脓已成，可加桔梗、贝母以增加化痰排脓之功。

【病案举例】

案一：患者，男性，65 岁。2016 年 3 月 3 日初诊。胸腺癌发现 3 年余，鳞状细胞癌，放化疗后。2016 年 2 月 23 日胸部 CT 示：右纵隔不规则肿物，现最大截面 4.3 cm×3.6 cm，平扫边界欠清，侵及心包，与右肺关系密切，系纵隔、右肺门肿大淋巴结；双肺纵隔散在多发条索影，考虑放疗后改变；双侧胸腔少量积液。现症见：口渴，咽干，遇凉风后咳嗽，少量黄白黏痰，易咳出，右侧胸胁痛，食后腹胀，心烦失眠，舌暗苔黄腻，脉沉细。证属热燥伤肺，痰热蕴肺。治宜清肺化痰，逐瘀排脓。采用千金苇茎汤加减，药用：沙参 15 g，麦冬 12 g，桑叶 10 g，菊花 10 g，芦根 30 g，杏仁 9 g，生薏苡仁 15 g，麻黄 8 g，桂枝 8 g，干姜 5 g，细辛 3 g，五味子 10 g，清半夏 9 g，杭白芍 15 g，浮萍 15 g，蝉蜕 6 g，炒莱菔子 15 g，苏子 10 g，白芥子 10 g，生蒲黄 10 g，蜂房 5 g，炮山甲 6 g，鳖甲 10 g，地龙 10 g，三七 6 g，菝葜 15 g，鲜龙葵果 10 g，重楼 15 g，生甘草 10 g，佛手 10 g。14 剂，每 2 日 1 剂。每剂煎 2 次，每次服 50～100 mL，每日早晚各服一次。

按：患者咳嗽痰黄质黏，心烦影响睡眠，舌暗苔黄腻，属于痰热壅肺之证，采用苇茎汤以清肺化痰。患者同时伴有口渴咽干的津伤表现，故以沙参、麦冬滋阴润燥。遇风即咳，故以桑叶、菊花、麻黄、桂枝祛风解表，以炒莱菔子、苏子、白芥子组成三子养亲汤，发挥温肺化痰、降气消食之功效。浮萍与蝉蜕、山甲与鳖甲、生蒲黄与蜂房为肺癌治疗的常用对药，起到软坚散结、化癥消积之效。干姜、细辛可温肺化饮。3 个月后复诊，患者各症状均有所缓解。

2. 肺燥津伤证

病因病机：放射线为火热邪气，一方面具有发散之性，致腠理开张，破津外泄；另一方面，热邪能消灼煎熬阴津，导致津液暗耗，气随津耗。《成方便读》云："此必六淫火邪，外伤于肺，而肺之津液素亏，为火刑逼，是以见诸气膹郁，诸痿喘呕之象。"

临床表现：身热头痛，干咳无痰，气逆而喘，口渴心烦，咽干鼻燥，胸满胁痛，倦怠疲乏，小便短赤，大便秘结。

治法：清燥伤肺，养阴益气。

代表方：清燥救肺汤加减。

方中重用桑叶质轻性寒，轻宣肺燥，透邪外出。温燥犯肺，温者属热宜清，燥胜则干宜润，故以石膏辛甘而寒，清泄肺热；麦冬甘寒，养阴润肺。枇杷叶苦降肺气。沙参清热养阴，润肺止咳。若为温燥伤肺之轻证、肺燥有痰者，症状以咳痰不爽、涩而难出、咽喉干燥为特征，宜以贝母瓜蒌散加减，发挥润燥清肺、理气化痰之功，常用药物为贝母、瓜蒌、花粉、茯苓、橘红、桔梗。若温燥伤肺胃阴分、津液亏损明显者，症见咽干口渴明显，干咳痰少而黏，或发热，脉细数，舌红少苔者，常以沙参麦冬汤加减，增加滋阴润燥之效。热甚者，加羚羊角、水牛角以清热凉血。

【病案举例】

案二：患者，男性，56 岁。2016 年 5 月 4 日初诊，左肺癌术后 2 年 6 个月，大细胞肺癌，LM1/5，化疗 4 个周期后，化疗用药：培美曲塞 + 顺铂，放疗 32 次，既往高血压病史。近日复查稳定，舌暗苔腻，脉沉细。现症见：胸闷、胸痛、气短，干咳无痰，咽干咽哑，口干舌燥。纳一般，眠可，二便调。舌红少苔，苔薄黄。证属肺燥津伤、肺失清肃。治宜清燥润肺、宽胸通阳。方以清燥救肺汤加减，药用：桑叶 15 g，枇杷叶 15 g，麦冬 15 g，沙参 12 g，生石膏 30 g，瓜蒌皮 15 g，薤白 10 g，清半夏 9 g，苏木 6 g，生黄芪 30 g，天花粉 10 g，玉竹 15 g，石斛 15 g，木蝴蝶 6 g，蝉蜕 6 g，浮萍 15 g，炮山甲 6 g，鳖甲 10 g，鼠妇 10 g，僵蚕 10 g，生蒲黄 10 g，蜂房 5 g，生麦芽 30 g，鸡内金 30 g，菝葜 15 g，仙龙葵果 10 g，重楼 10 g，甘草 10 g。14 剂，每 2 日 1 剂。每剂煎 2 次，每次服 50 ~ 100 mL，每日早晚各服一次。

按：患者口干舌燥，口渴喜饮，干咳无痰，舌红少苔，属肺燥津伤之证，故以清燥救肺汤以清热化痰、养阴润肺，又加玉竹、石斛加强养阴润肺之效。木蝴蝶、蝉蜕利咽润肺以止咳，取瓜蒌薤白半夏汤以通阳散结、祛痰宽胸。3 个月后复诊，患者各症状均有所缓解。

3. 肺肾阴虚证

病因病机：肺为气之主、主出，肾为气之根、主入，一出一入，才能完成人体气机交换。放射性肺炎后期导致肺纤维化，肺纤维化缠绵难愈，进入疾病晚期，病机转化由气及血，由肺及肾，肺肾两虚，气血不足，痰浊内生，瘀血阻滞，肺脏失于儒养，失于肃降。

临床表现：胸闷气逆、咳吐浊黏涎沫、质黏稠不易咳出，痰带血丝或咯血，咽喉燥痛，手足心热、骨蒸盗汗，舌红少苔，脉细数。

治法：养阴润肺，化痰止咳。

代表方：以百合固金汤加减。

生地、熟地助肾滋水退热为君；百合保肺安神；麦冬清热润燥；玄参助二地以生水；贝母散肺郁而除痰；归、芍养血兼以平肝；甘、桔清金，成功上部。若痰稠难咳，加瓜蒌仁、桑白皮、天花粉清润化痰，或以旋覆花、海浮石软坚化痰，稀释痰液，利于排出体外；若咯血甚者，加侧柏叶、仙鹤草、白茅根以凉血止血。

【病案举例】

案三：患者，女性，53 岁。2015 年 7 月 23 日初诊。左前上纵隔 B2 型胸腺瘤术后 2 个月，放疗后，颈部多发淋巴结转移。现症见：咳嗽，咳痰，色黑，量不多，胸闷气短。胃部反酸、胃灼热，纳差，眠可，二便调，舌红，苔少，脉弦细。既往史：甲状腺功能亢进。证属燥热伤肺，肺肾阴虚，治宜清热润肺、补益肺肾。方选百合固金汤加减，药用：瓜蒌皮 15 g，薤白 10 g，椒目 10 g，猪苓 30 g，泽泻 30 g，生地 10 g，熟地 10 g，山药 20 g，山萸肉 15 g，土茯苓 30 g，丹皮 10 g，炮山甲 6 g，鳖甲 10 g，龟板 10 g，生龙骨 15 g，生牡蛎 15 g，浙贝母 10 g，夏枯草 10 g，百合 30 g，川贝 6 g，桔梗 10 g，款冬花 10 g，代赭石 15 g，鸡内金 30 g，生麦芽 30 g，黄连 12 g，吴茱萸 6 g，煅瓦楞子 10 g，重楼 15 g，菝葜 15 g，生甘草 10 g，双花 10 g，连翘 10 g。14 剂，每 2 日 1 剂。每剂煎 2 次，每次服 50 ~ 100 mL，每日早晚各服一次。

按： 胸腺属于免疫器官，胸腺瘤患者常伴免疫功能低下，孙桂芝教授常以肾虚论治，再加放射线之火毒邪伤阴，更加重肺肾阴虚。故治以补益肺肾，采用百合固金汤以补益肺肾之阴。患者胸闷气短，故以瓜蒌皮、薤白、椒目、猪苓、泽泻以宽胸通阳并利水。生龙骨、生牡蛎、浙贝母、夏枯草、穿山甲、鳖甲以软坚散结而消癥。以左金丸并煅瓦楞子清肝泻火，降逆止呕以制胃酸。以代赭石、鸡内金、生麦芽组成的升降小方以调胃气、降逆止呕。患者 3 个月后复诊，各症状均有不同程度的改善。

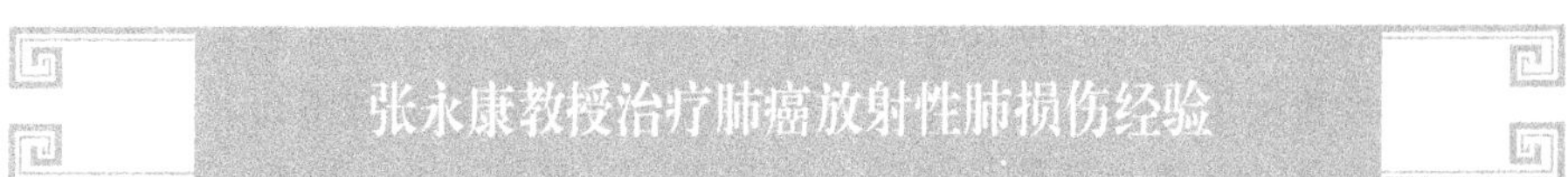

张永康教授治疗肺癌放射性肺损伤经验

专家介绍： 张永康师从全国名老中医原明忠教授，是全国第二批名老中医药专家学术经验继承人，山西省人民医院主任医师，北京中医药大学中医临床特聘专家。从医 30 载，擅长中医内科、妇科，尤对心系疾病有独到见解。擅长运用原明忠导师的经验方益气通脉汤、益气强心汤、益气复脉汤，临床常加减化裁用于治疗气阴两虚证的心肺疾病。

在治疗肿瘤方面，张永康教授结合自身临床经验，据临证观察，审证求因，在原明忠教授应用保肺汤基础上加养阴润肺、益气活血之品，自拟保肺抑纤汤（其组成及用量为：薏苡仁 10～20 g，浙贝 10～15 g，桔梗 10～15 g，葶苈子 6～10 g，金银花 20～30 g，紫草 10～15 g，百合 30 g，郁金 10～15 g，沙参 20～30 g，元参 20～30 g，胆星 6～10 g，竹茹 10～15 g，黄芪 20～30 g，山茱萸 6～10 g，甘草 6～10 g）用于放疗前后的预防和治疗，尤其对肺癌放疗后气阴两虚、痰热互结证的急性期疗效甚佳。在此方中薏苡仁甘淡凉，归脾、胃、肺经，既可清肺肠之热，排脓消痈以示“肺与大肠相表里”之意，又能健脾利湿以达“补土生金”脾肺同补之效；浙贝苦寒，《本草正》言其“最降痰气，善开郁结”，可治肺痈肺痿、咳喘；桔梗开宣肺气，祛痰排脓；葶苈子性寒清热，苦降辛散，专泻肺中水饮痰火而平喘咳，四药合用，气雄力专，使邪气速溃；金银花、紫草清热解毒凉血以防渗出；胆星、竹茹化痰清热以防痰凝；百合、沙参、元参养阴润肺以防津伤；肿瘤日久必气虚血瘀，故加郁金活血行气，气机调畅而痰瘀尽消；山茱萸补肾益肺，金水相生，肾精充则肺气旺，且黄芪补肺健脾，两药合用，一阳一阴，相互为用，补益更强；甘草清热解毒，调和诸药，合桔梗利咽止咳，合山茱萸酸甘化阴以益肾润肺。

【病案举例】

患者，男性，57 岁。2014 年 3 月 14 日初诊。肺癌放疗 3 个月后，咳嗽、咳少量红黄稠痰，咳时胸痛，口干，纳差，形消疲乏，大便干，2 日 1 行，舌质稍暗苔黄厚，脉沉细滑数，右寸虚微无力。胸部 X 线片示：右肺门区弥漫性高密度阴影，周围斑片影形成。西医诊断为放射性肺炎。中医辨为肺痿，证属痰热内蕴、肺气亏虚证。方以保肺抑纤汤加减治之，嘱其戒烟酒，清淡饮食。组成：薏苡仁 20 g，浙贝 10 g，桔梗 15 g，葶苈子 10 g，金银花 20 g，紫草 10 g，百合 30 g，郁金 10 g，沙参 20 g，黄芪 20 g，山茱萸 10 g，葛根 20 g，红景天 10 g，生槟榔 10 g，神曲 10 g，甘草 10 g，6 剂。水煎服，每日 2 次。

2014 年 3 月 22 日二诊。咳嗽，血痰减少，余症好转。效不更方，2014 年 3 月 14 日方加三七 10 g，继服 12 剂。

2014 年 4 月 6 日三诊。患者精神、食欲可，已无血痰，诸症好转，舌暗苔白，脉沉细。2014 年 3 月 14 日方去生槟榔，加茯苓 20 g、党参 15 g，再进 12 剂。随访半年，患者病情平稳，复查胸片未见肺纤维化形成。

按：患者肺癌放疗后，胸片提示放射性肺炎，辨为痰热肺虚之肺痿，以保肺抑纤汤为主方，结合兼证加减而用。二诊加用三七，以加强活血、止血之功；三诊诸症好转，久病体虚，故去苦泄之生槟榔，加茯苓、党参健脾益气以扶正。服药治疗 1 个月后，症状显著改善，且无进一步纤维化进展。针对此类患者，应清热化痰治其标，益气养阴固其本，辨证施治，屡获奇效。

王飞雪教授用益气养阴、清热解毒法治疗肺癌放疗后肺损伤经验

专家介绍：王飞雪是辽宁省大连市第二人民医院专家，从事肿瘤临床工作 20 余年，以中西医结合治疗肿瘤为专长，运用中药抗癌，配合化疗、靶向治疗等联合抗肿瘤，倡导个体化治疗，以中药配合以减轻放化疗毒性，尤其擅长肺癌的治疗，并积累了大量的临床经验。

王飞雪教授认为肺癌放疗后肺损伤病理基础是气阴两伤，致病主因是热毒之邪；病理特点是本虚标实，以气阴两虚为本、火热毒邪为标。气虚、阴虚、热毒是放射性肺炎的三大基本病机。临床上采取益气养阴、清热解毒方法辨证施治，取得了较好的疗效。用药上多以补气养阴的药物为主，如黄芪、白术、茯苓、麦冬、生地黄等；患者体内多有火毒之邪，故温性药宜少用，而宜用具有清肺、润肺功效的药物如芦根、沙参、黄芩等；叶天士认为“大凡络虚，通补最宜”，所谓通补，即在补气阴的同时，必佐宣行通络之品，如当归、桃仁等；同时兼以清热解毒的药物，如黄连、黄柏、白花蛇舌草等。基本方组成为黄芪 30 g，白术 15 g，茯苓 20 g，麦冬 20 g，生地黄 15 g，芦根 15 g，百部 15 g，桔梗 5 g，苦杏仁 15 g，黄芩 10 g，黄连 5 g，白花蛇舌草 15 g，当归 15 g，炙甘草 6 g。方中黄芪、白术、茯苓健脾益气；麦冬、生地黄、芦根养阴润燥；百部、桔梗、苦杏仁润肺止咳；黄芩、黄连、白花蛇舌草清热解毒；当归宣行通络；炙甘草调和诸药。

【病案举例】

患者，男性，57岁。2007年12月因咳痰带血于某肿瘤医院诊断为“左肺上叶周围型肺癌”，行左肺上叶切除术，术后病理提示：“低分化腺癌”，$T_2N_1M_0$ⅡB期。术后患者本人拒绝化疗，未使用药物治疗。术后半年复查胸部CT，发现右肺上叶转移灶1.5 cm×1.0 cm，行右肺放疗一个疗程，总量达6000 cGy。放疗后复查CT病灶消失。来诊时为放疗结束后6周。现症见：神疲乏力、食少、干咳无痰、胸闷气短、胸痛活动后加重、口干咽燥、便秘、小便短赤。无吸烟、饮酒史。查体示左肺上叶呼吸音消失，右肺呼吸音粗，舌尖红，苔薄黄，脉细数。胸部X线片示：左肺上叶术后改变，右肺中上叶见斑片状模糊阴影，诊为放射性肺炎。证属肺积术后，气血损伤，肺气不足，又因放疗后热毒伤阴耗气而致肺气亏虚、阴津不足、热毒内蕴之证。治以益气养阴、清热解毒。中医诊断：肺积术后。西医诊断：左肺周围型肺癌术后（低分化腺癌）$T_2N_1M_0$ⅡB期，放射性肺炎。治则：益气养阴、清热解毒。方药：黄芪30 g，白术15 g，茯苓20 g，麦冬20 g，生地黄15 g，芦根15 g，百合15 g，百部15 g，紫菀15 g，桔梗5 g，苦杏仁15 g，黄芩10 g，黄连5 g，白花蛇舌草15 g，当归15 g，炙甘草6 g。水煎服，每日1剂，早晚分服。服用10剂后，症状较前缓解，自觉体力增加，进食量增加，口干缓解，咳嗽减轻，仍觉胸闷、气短，活动后加重。上方改白术为20 g，加天冬15 g，服用20剂后，诸症好转，无明显不适。查胸片示右肺中上叶阴影消失。

按：患者肺癌放疗后，胸片提示放射性肺炎，属肺积术后，气血损伤，肺气不足，又因放疗后热毒伤阴耗气而致肺气亏虚、阴津不足、热毒内蕴。在治法上重视补肺气，养肺阴，组方以黄芪、白术、茯苓健脾益气；麦冬、生地黄、芦根、百合养阴润燥；百部、紫菀、桔梗、苦杏仁润肺止咳；黄芩、黄连、白花蛇舌草清热解毒；当归宣行通络；炙甘草调和诸药。诸药合用，共奏益气养阴、清热毒之功。

罗玲教授运用补肺清肝化瘀方治疗放疗后咳嗽经验

专家介绍：罗玲是重庆市名中医，是全国第五批、第六批名老中医药专家学术经验继承工作指导老师，硕士研究生导师，从事中医临床30余年，临床长于肺系疾病、中医肿瘤和中医急症的中医、中西医诊治。其学术思想以“调气、调津、调血”为核心，并以“阴虚血瘀互为因果论”辨证论治恶性肿瘤晚期，临床疗效显著。

罗玲教授治疗放疗后放射性肺炎，以补肺清肝化瘀法，自拟补肺清肝化瘀方治疗，每每见效。急性放射性肺炎是肺、食道、乳腺、纵隔等胸部恶性肿瘤在放射治疗中常见的并发症，一般发生在放疗后的第1到第3个月。其主要临床表现为咳嗽、干咳、咯血，甚至气短或呼吸困难，严重者可能出现呼吸衰竭，甚至肺动脉高压和急性心脏功能衰竭。

一、病因病机

罗玲教授依据“五脏皆令人咳，非独肺也”的理论，结合临床观察与脏腑的联系，分析急性放射性肺炎的病因病机特点为热毒损肺、肺虚肝旺、木火刑金、气滞血瘀。射线为热毒之邪，毒热袭肺，耗气伤阴，导致肺气虚、肺阴虚。虚则补之，故当补肺，以补肺气、补肺阴为主，补肺之气阴虚损，实则阴阳同补。肺虚，金不生水，水不涵木，木火过旺，木旺不为金所克，反侮肺金，故放射性肺炎常见木火刑金、肝火犯肺之证，如干咳、胸胁疼痛、口苦目赤等症状，且肿瘤患者常精神焦虑、抑郁，放疗进一步加重患者的症状，实为郁上加郁，久郁、急郁则易化火，木郁化火则为肝火，正常情况木火为金所克，今肝旺肺虚，木火刑金，治以清肝平木、补肺扶金，常用佐金抑木法，维持金木平衡。射线乃热毒之邪，壅滞气机，患者久病重病而肝气郁结，气机不畅则气血运行不畅，故气滞则血瘀；热毒伤阴则津液亏虚，津血同源，津亏血少，津亏则血滞，故阴虚则血瘀；热毒耗气则气虚，气虚则无力行血，血行不畅，故气虚则血瘀。根据以上病因病机分析，罗玲教授主张治以补肺清肝化瘀法，随症加减。

补肺清肝化瘀方：太子参 30 g，麦冬 15 g，百合 15 g，地龙 10 g，桃仁 10 g，红花 10 g，赤芍 12 g，川芎 12 g，青黛 3 g（冲服），杏仁 12 g，莪术 12 g，当归 15 g，夏枯草 15 g，浙贝母 15 g，地骨皮 15 g，桑白皮 15 g。加减：干咳明显，加诃子 10 g 或罂粟壳 5 g；痰血重，加三七粉 10 g、侧柏叶 15 g；白痰多，加细心 3 g、半夏 12 g；黄痰，加鱼腥草 30 g、黄芩 15 g。

方中太子参、麦冬、百合等益气养阴，补肺之气阴，补肺之阴阳，扶正固本以祛邪，益补肺金共为君药。青黛、夏枯草、地骨皮、桑白皮、黄芩、地龙等清肝、平肝、凉肝，平抑肝木共为臣药。桃仁、杏仁、红花、赤芍、川芎、地龙、当归、莪术等活血化瘀、通络散结，共为佐使药，与太子参合用则益气化瘀，与百合、麦冬合用则养阴化瘀，方中川芎为血中气药，自身即可行气化瘀。另有杏仁、浙贝母、罂粟壳对症止咳，尤其罂粟壳随症用之。诸药合用，共奏清肝补肺化瘀之功。

二、辨证论治

1. 虚证

（1）气阴两虚证

临床表现：咳嗽少痰或干咳，痰中带血，口、鼻及皮肤干燥，咽干口燥，潮热盗汗，低热消瘦，舌质暗红少津、少苔或无苔，脉沉细无力或细数。

治法：益气养阴、清热解毒

代表方：沙参麦冬汤加野菊花、猫爪草、百部、百合等

（2）肺脾两虚证

临床表现：咳嗽气短，身软乏力，痰质黏腻或稠厚成块、色白或灰白，早晨咳痰较多，食欲不振，纳呆便溏，伴脘痞、呕恶、自汗，小便短，舌质暗、苔白腻或黄腻，脉濡而滑。

治法：补气益肺、健脾助运

代表方：四君子汤、参苓白术散等加味

（3）肺肾两虚证

临床表现：咳嗽，痰少而黏或痰中带血，喘促气逆，或声音嘶哑，常伴腰膝酸软，颧红，盗汗，男子遗精，女子经少，舌红少苔，脉细数。

治法：补肺益肾

代表方：百合固金汤加味

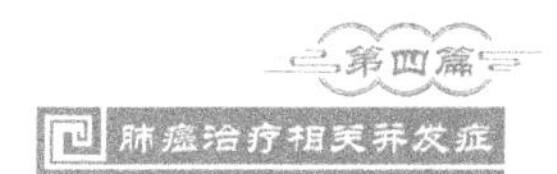

（4）阳虚水泛证

临床表现：持续咳嗽，咳痰清稀水滑，胸闷气短，喘促不可平卧，烦躁不安，面色晦暗，唇甲青紫，四肢水肿，舌质暗红、苔白滑或厚腻，脉沉细无力。

治法：温阳化气利水

代表方：济生肾气丸合真武汤加味

2. 实证

（1）痰（毒）热蕴肺证

临床表现：发热，汗出热不退，咳嗽，干咳少痰或无痰，或咳腥臭脓痰、痰较多，或痰中带血，伴有胸痛，喘促气急，舌红苔黄或黄厚，脉弦数或滑数。

治法：清热解毒、清肺化痰

代表方：清金化痰汤或千金苇茎汤

（2）痰湿（浊）阻肺证

临床表现：咳嗽痰多，多为白痰、黏腻、易咳，咳声重浊，胸闷，气短，痰鸣，纳呆，早晨或餐后咳甚痰多，常伴有大便稀溏，小便清长，舌淡苔白腻，脉滑。

治法：燥湿健脾、化痰止咳

代表方：二陈汤合三子养亲汤加味

（3）气虚血瘀证

临床表现：反复发作的咳嗽、喘促，咳白色或带灰色痰，纳差呕恶，不规则热，自汗，乏力，气短，大便稀溏，小便频数，舌质紫黯伴有瘀斑、苔白，脉沉或细滑。

代表方：生脉散合桃红四物汤或生姜甘草汤合二陈汤加川芎、当归

（4）肝火犯肺证

临床表现：咳嗽气逆，咳时引胁疼痛，面红咽干，急躁易怒，甚至情绪激动则引起咳嗽不止，口干苦，舌红苔薄黄少津或黄腻，脉弦。

治法：清肝降火，润肺化痰

代表方：泻白散合黛蛤散加味

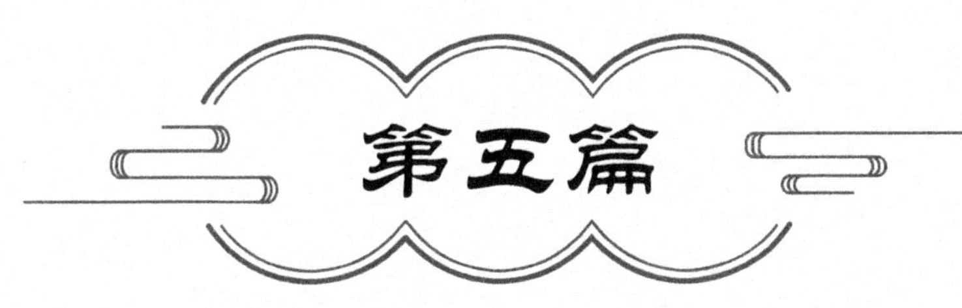

第五篇

肺癌姑息与康复

第九章　肺癌姑息与康复的中西医概述

一、西医对肺癌姑息与康复的认识

姑息治疗是肿瘤综合治疗的重要部分，其地位日益重要。尽管早期姑息治疗的理念被倡议，但是实际上大部分患者还是较晚接受姑息治疗，经常到了临终时候或者在用尽所有抗肿瘤药物之后才选择姑息治疗。肺癌姑息治疗的开展，一方面是由于肺癌起病隐匿，早期可能与其他呼吸系统疾病症状难以鉴别，延误早期诊断和治疗的时机，一经发现已是晚期，发生其他组织、器官浸润或转移，难以通过根治性切除术治疗；另一方面肺癌的发病人群以老年人为主，本身身体状态较年轻人弱，多数患者并发老年性心脑血管疾病，身体承受能力差。虽然规范放疗、化疗对晚期肺癌治疗有效，但晚期肺癌，尤其是老年肺癌患者往往出现呼吸功能衰退、多器官代谢和功能衰退，对放疗和化疗的耐受能力不佳，导致副作用和不良反应较严重，影响患者的生存质量，且仅能在有限范围内延长患者的生存期，给患者和家属带来较大的经济和心理负担。基于此，肺癌姑息治疗的理念适用于临床。肺癌的姑息治疗并非放弃治疗，而是在综合评估患者生理、心理情况和需求后，进行合理的对症和支持治疗、营养和心理治疗、姑息性手术及放化疗等，旨在最大程度缓解患者身体不适和心理应激，提高患者的生存质量。姑息治疗的方式包括姑息性支持治疗、姑息性手术、姑息性放疗、姑息性化疗、姑息性营养支持及心理治疗、姑息性护理等。目前已有研究发现通过开展肺癌姑息治疗可有助于提高晚期肺癌患者的生存质量，减轻患者疼痛、焦虑紧张情绪，提高患者的心理和社会能力，改善患者的营养状态、延长其生存时间，具有临床推广意义。

康复是肺癌患者及家属关注的话题，也是临床医师值得重点关注的问题。在临床上，根据肺癌康复内容分为康复教育及康复指导两大类。

首选，肺癌康复教育是针对肺癌患者开展的最首要的健康教育，旨在减缓病情的发展和促进功能的恢复，以达到提高患者生活质量和延长生命时间的目的。对肺癌患者需求开展有针对性的康复教育，可以提高患者的治疗信心和康复效果，而疾病的康复不仅依赖于患者，还依赖于患者家属。患者家属是患者最重要的看护者和社会支持者，家属能否给患者精神上的支持对患者的病情和转归起着重要的作用，因此，肺癌患者和患者家属均是康复教育的关键受众人群。有研究显示：互联网是肺癌患者和患者家属获知康复教育知识的最主要渠道，尤其是肺癌患者占到了70.8%。基于互联网平台的健康教育，是通过网络手段缩短医患、护患等在空间和时间上的距离，实现从医院延伸至家庭、社会的健康教育模式。它是一种传播快、效果好、投入少的途径，为患者主动获取健康相关信息提供了便捷通道，但也要接受社会和国家对互联网科普信息的监测、评估和通报。医疗机构也是患者和家属获得康复教育知识的主要渠道，这与医疗机构在健康教育上具备针对性强、权威性高和教育对象集中稳定等有利条件相关。健康中国行动计划倡导，个人应优先选择医疗卫生专业机构等正规途径获取健康知识。目前，肺癌患者及患者家属可通过多种途径、多种形式了解康复教育知识，但国家如何依托专业的力量，整合资源，加强对康复教育正规途径的推介和管理，仍是未来亟须解决的问题。肺癌患者和患者家属希望获知的最主要内容均为肺癌诊疗科普知识指导、疾病康复的指导与建议和疾病医学及药品知识。有研究表明，绝大多数恶性肿瘤患者想了解有关癌症治疗的信息，希望了解与自身有关的疾病信息。近年来，随着癌症治疗手段的不断进步，恶性肿瘤患者的生存时间不断延长。在治疗方面，恶性肿瘤患者希望了解自己的治疗方案及后期功能恢复。在康复方面，针对相关治疗中带来的疲劳、焦虑和疼痛等问题，患者的康复需求也越来越多，希望能提高有限时间内的生活质量。患者和家属对诊疗和康复知识需求的满足，有利于患者的治疗、预后和康复进程的推进。从获知肺癌疾病知识的途径来看，仅有8.3%的患者家属选择“无信息途径”，患者家属对患者的康复教育非常重视。恶性肿瘤是威胁人类健康的主要疾病之一，尤其是肺癌，发病率和致死率极高，患者确诊后不免受到较大的心理冲击，极度恐惧、绝望，甚至出现情绪休克，无法对自己的治疗和康复进行正确的评估和判断。而癌症作为一种负性生活事件，不仅给患者也给家属造成了极大的心理刺激。因此，作为康复教育最关键的受众，患者和家属互为一体又各为个体。互为一体体现为“家庭系统理论”。理论认为，患者发生变化时，家庭成员也必定会出现变化；当患者患有威胁生命的疾病时，家属渴望了解与疾病有关的知识与技能，以便使自己能有效参与到疾病的治疗与康复过程中，帮助患者尽快恢复健康，家属作为最了解患者心理状态、性格、行为方式和生活习惯的照顾者，所能提供的关爱和支持是他人无法替代的。而患者家属作为独立个体，在陪伴患者诊疗的过程中，也承受着巨大的压力和沉重的经济负担，容易产生焦虑等心理问题，家属的不良情绪本身也不利于患者积极心理的形成。因此，开展针对肺癌患者和患者家属的同步健康教育，对患者的病情和转归起到非常重要的作用。同时，不同性别的肺癌患者家属在康复教育需求上存在差异，专家讲座、医患交流和科普文章是患者家属最希望采取的形式，但女性患者家属更希望采用患友经验分享（13.1%）形式，男性患者家属更希望采用专家视频讲座（14.6%）形式开展肺癌康复教育。由于在遭受心理应激时，女性可能较男性更容易出现心理障碍，临床上恶性肿瘤患者的女性家属心理需求较高，所以患友经验分享的形式可能更有利于女性家属的心理疏导。肺癌患者的康复教育内容有明显的阶段性，每个阶段有较大的不同且有个体差异，根据患者和患者家属的知识水平、性别等特征给予相应的指导，可以给患者最大的支持。

其次，肺癌康复训练根据时间节点及治疗方式不同，分为术前康复、术后康复、化疗后康复、放疗后康复等。有研究显示：术前肺康复可有效改善患者的功能状态，减少因心肺功能受限而不能手术的患者比例，降低术后并发症发生率，缩短住院时间。术前肺康复的时间多为4周，但术前<10天短期的肺康复训练亦有效，临床上可行性更高。术后常规气道廓清、早期移动、上肢的活动对患者有益，出院后进行康复训练可改善患者术后的功能状态，改善生存质量。术前联合术后肺康复可能使患者获益更大，特别是针对手术高危患者。临床上根据肺癌康复训练形式的不同，将其分为以下几种。①呼吸肌训练：早期呼吸训练对于提高患者呼吸功能及改善患者肺功能有重要意义。训练时医护人员需要指导患者进行系统、科学的呼吸肌训练，开始以腹式呼吸为主，即指导患者在吸气时腹部隆起，吸气完成后屏气2~3秒，缓慢吐气腹部下陷，在此过程中医护人员还可以指导患者将双手放于患者腹部，亲身感受腹部变化情况。吐气时可以使用缩唇吐气，在吸满腹部后，以吹口哨的方式缓慢地将气体吐出，为进一步提高呼吸训练效率，医护人员可以通过指导做呼吸体操、八段锦、太极等，指导患者跟着节奏进行训练，以此提高训练质量和效率。②运动训练：早期医护人员根据患者治疗情况及身体恢复情况，需要制定个体化运动康复训练，对于长期卧床患者可以以被动

训练方式为主，即指导家属学习翻身、被动训练的方法，定期对患者进行手法康复以促进局部血液循环，减少压疮风险，也可以做床上空中蹬车训练，根据患者的耐受程度，可以采用主被动联合训练。对于能够自行活动的患者，可以先做床上热身训练，然后起身和坐卧训练，待其能够下床行走之后指导其进行缓慢的步行及爬楼梯训练，在保证患者的安全情况下，所有运动训练强度由小到大进行，运动时间从短到长。③营养支持：早期医护人员需要充分的评估患者的饮食和生活习惯，并根据其爱好和每日运动量制订科学的饮食计划和方案，叮嘱患者少食多餐，日常多食用富含维生素和蛋白质的水果、蔬菜和肉类等，保证患者训练过程中能够维持肌肉生理功能。④心理护理：因为肺癌疾病较为危重，治疗方式复杂且具备一定的危害性，极易导致患者内心出现恐惧和焦虑的情绪。为此，加强心理护理尤为重要，医护人员需要直接建立和患者及家属的交流，以谈话或者其他方式了解患者内心需求和心理状况变化，若患者存在明显的负性情绪倾向，医护人员可以利用播放轻柔的音乐、搞笑的视频及加强沟通等方式缓解患者情绪，确保其保持一个良好的心态，对于后续临床工作及治疗工作的实施有重要促进作用。⑤质量控制：在肺康复运动干预结束后，护理人员需要加强对患者生命体征变化的检测，并告知患者可能会出现的并发症及不良反应，同时告知患者预防和处理的措施。为保证训练计划进度的实施，应邀请多位专家对肺康复训练计划进行筛检，弥补其中的不足，纠正问题的所在，并及时收集患者反馈意见便于后续持续质量改进。目前针对肺癌人群不同，基础肺功能状态不同，所采用的肺康复方法应该有所区别。在今后的研究中，如何根据患者不同病情、不同基础心肺功能状态，制定出更有针对性、更实用、更易于推广及标准化的肺康复训练方案仍需进一步探讨。

二、中医对肺癌姑息与康复的认识

在我国的肿瘤学模式中，中医肿瘤学是姑息治疗的重要组成部分，其贯穿整个治疗过程，也体现了早期姑息医学介入的治疗模式。“带瘤生存”是中医肿瘤学姑息治疗的重要学术特色，也是中医肿瘤姑息治疗的核心。肺癌在目前还不能完全治愈，大部分的中晚期患者会选择中医药治疗，中医药是晚期肺癌很重要的姑息手段。晚期肺癌患者应用中医药治疗可以收到良好的治疗效果，尤其在改善患者痛苦症状、提高患者生活质量、延长患者生存期方面疗效显著。现分别论述如下。

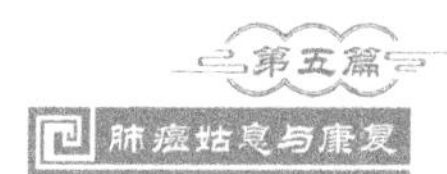

中医药可以防止肺癌患者的并发症：①恶性胸腔积液，肺癌确诊时约15%伴有恶性胸腔积液，长期以来合并恶性胸腔积液的晚期肺癌预后极差，多在胸腔积液出现后1~6个月内死亡。恶性胸腔积液治疗困难，多以局部治疗为主，单纯胸腔引流胸腔积液控制有效率仅11%~40%，在肺癌患者晚期阶段，恶性胸腔积液的发病率明显增加，且由于体质的因素，不能耐受上述治疗，中药外敷是简便易行的有效治疗方法。根据传统中医理论，立健脾益气、温阳利水之法，以黄芪、薏苡仁、茯苓健脾益气扶正为主，协同桂枝、车前子等温阳利水，酌加莪术、红花等活血化瘀、抗癌解毒之药，组成抗癌消水膏，用于治疗恶性胸腔积液，每日给药1次，每周用药5次，治疗4周为1个疗程，结果恶性胸腔积液的治愈率达56.6%，患者的生存质量明显改善，生存期也明显延长。②肺部感染：肺癌患者易出现肺部感染，特别是术后复发转移，联合化疗期间，老年及晚期衰竭的患者免疫力下降、白细胞低下时，各种细菌感染的诱发因素较多。在治疗方面，西药抗生素虽可取得一定疗效，但在患者免疫力低下的情况下，抗生素的疗效也随之减低，且易发生二重感染，使疾病变得迁延难治。在这种情况下，中药治疗往往可以收到较好的疗效，可选用清开灵软胶囊，该药具有清热解毒、化痰通络、醒脑开窍之功能，每次1~2粒，每日3次口服或辨证选用银翘散、清营汤、白虎汤、桑杏汤、麻杏石甘汤、清金化痰汤等，常用中药有板蓝根、藿香、四季青、大青叶、金银花、连翘、野荞麦根、荆芥、防风、杏仁、鱼腥草、败酱草、蒲公英、猫爪草、金银花、仙鹤草、生石膏、炒山栀、知母、黄芩、元参、丹皮、黄连、淡竹叶等，明显降低了重度感染的发生率，在提高肺癌生存期方面发挥了重要作用。

同时，中医药可以改善肺癌患者痛苦症状。①疼痛：胸痛是晚期肺癌患者最常见和最痛苦的症状之一，有时它比死亡更令患者恐惧。50%患者癌痛为中至重度，30%患者为难以忍受的重度疼痛，严重影响患者的生存质量。中药在癌痛治疗方面有重要作用，首先应用中药可以降低肺癌患者胸痛的发生率，减少西药止痛药的用量。李佩文教授研究发现，在中医院治疗并长期坚持服用中药的患者，进入晚期阶段后癌痛发生率较不服中药的患者明显降低。中医认为癌痛病机可分为虚实两类，实证由于病邪侵袭与结聚，导致经络气血运行不畅，不通则痛；虚证由于气血阴阳不足，脏腑经络失于润养或温煦而致不荣则痛。但临床所见既有实证也有虚证，还有虚实夹杂之证。中药辨治方法如下。a. 毒邪蕴结：持续疼痛，肿块坚硬，舌青紫，脉象弦实，治法为化毒散结，选方为五味消毒饮，常用药为野菊花、公英、草河车、莪术、白屈菜等；b. 气滞不通：胀痛，时缓时急、气短肢重、舌暗、脉弦，治法行气导滞，选方为理气丸，常用药为柴胡、郁金、川芎、当归、白芍、穿山龙；c. 血瘀经络：刺痛，痛有定痛，加压时剧痛，舌紫、脉涩，治法为活血通经，方用桃红四物汤，常用药为桃仁、红花、川芎、当归、五灵脂、元胡、莪术；d. 风寒客邪：窜痛、痛无定处，得温减轻，苔白脉紧，治法为疏风散寒，可选用蠲痹汤，常用药为羌活、姜黄、当归或定痛丸；e. 脾虚寒凝：隐痛，绵绵而痛，遇寒痛剧，苔白腻厚，脉迟，治法为温中健脾，可选用大建中汤，常用药为川椒、干姜、人参、白术、艾叶。②咯血：咯血是肺癌的常见症状，除少数肺癌患者大咯血外，多数患者咯血量较小，如血丝痰。肺癌咯血常反复出现，甚至持续咯血，特别是中心性肺癌，发病早期即可咯血。大咯血需要抢救治疗，而一般少量咯血在西药治疗无效时，中药常能奏效，以四物汤为基本方，酌加白茅根 30 g，仙鹤草 30 g，白及 9 g，花蕊石 3 g，三七粉 3 g（分冲），血余炭 9 g，旱莲草 20 g，地榆炭 10 g，茜草 9 g，藕节 9 g 等。③疲乏：疲乏是肺癌患者最常见的主要症状之一，它可以由癌症本身引起，也可以是癌症治疗的结果，极大地影响了患者的自理能力和生活质量，具有能量消耗大、持续时间长、休息后很难缓解等特点。现代医学认为，疲乏主要是由于能量的需求超过能量供应造成的，治疗上主要以静脉高营养为主。但由于肿瘤患者吸收营养物质能力的改变，单纯补充营养物质并不能被机体利用，患者的疲乏感也就不会因此而改善。中医认为肺癌患者疲乏的主要病机是气虚不能充养四肢，而含有益气中药的组方可以改善疲乏。如王云启用黎月恒自拟肺复方治疗肺癌 30 例，药物组成有百合、熟地、生地、玄参、当归、麦冬、白芍、沙参、桑皮、黄芪、臭牡丹、蚤休、白花蛇舌草等，每日 1 剂，连用两个月为 1 个疗程，每例患者至少住院治疗 1 个疗程以上，与 30 例西医单纯化疗组进行随机对照研究，发现两组的病灶变化虽无明显差别，但在改善疲乏等症状方面，纯中药组优于化疗组。近年开发的一些可供静脉注射的中药制剂如康莱特注射液、榄香烯乳注射液等，在抗肿瘤的同时，也调节了患者的能量代谢，可改善患者的疲乏状态。中药参麦注射液、生脉注射液是中医常用的益气养阴药，对肺癌患者也有很好的改善疲乏作用。

随着肺癌发病率的逐年提高，肺癌术后康复治疗受到越来越多的重视，目前的康复医学对肺癌术后功能恢复及症状改善方面的研究较少，且缺乏个体化的综合康复治疗方案。中医药在对肺癌术后患者出现的切口疼痛、呼吸短促、疲乏、咳嗽、咳痰、焦虑情绪等多个方面均具有一定的疗效，对肺癌术后康复具有积极意义，既发挥中医综合康复“简便廉效”的优势，降低大量的医疗费用，又能减少单纯西医治疗不良反应大的劣势，但目前仍需在更大规模的随机对照试验中检验中医疗法作用于肺癌术后康复的有效性；中医治疗方法虽多，但缺乏更细致的个体化辨证，中医康复手段的介入时间、疗程长短尚无统一认识，从而无法形成规范的个体化肺癌术后中医综合康复治疗指导方案。中医疗法，尤其是中医外治法，包括针刺、艾灸、膏摩等已被部分临床试验证明在缓解肺癌术后相关症状方面具有一定的疗效，但尚未被完全开发，仍有巨大的发展空间。如中药外敷、火罐疗法、放血疗法、推拿、导引术等均有可能在改善肺癌术后生活质量，乃至整个恶性肿瘤防治过程中扮演重要角色。在西方医学关注肺癌患者生命长度的同时，中医药学以其更重视肺癌患者生命质量的特点，与西医形成互补。中医药联合康复疗法具有改善临床症状、提高生活质量的优势，正好弥补了现代医学手段的局限性。因此，肺癌术后具有中医特色的综合康复不仅在国内推广，也必将走上世界舞台。

第十章　各家对肺癌姑息与康复治疗的经验探讨

张代钊教授运用中药注重肺癌患者的生活质量经验

专家介绍：张代钊是北京中医药大学教授，主任医师、博士研究生导师，从事中西结合防治研究肿瘤60余年，积累了大量临床经验，在肺癌、乳腺癌、淋巴瘤、脑瘤、肾癌等恶性肿瘤的治疗上，特别是在肿瘤中西医结合治疗的疗程设计和康复疗养方面有较好的经验和疗效。

肺癌常见症候的中医治疗

（1）咳嗽：加杏仁12 g，桔梗9 g，川贝9 g，百部9 g，前胡9 g，桑白皮9 g，紫菀9 g，五味子9 g，枇杷叶15 g等。

（2）咳嗽痰多黏稠：加清半夏9 g，制南星9 g，全瓜蒌30 g，夏枯草15 g，桑叶9 g，橘络9 g，马兜铃9 g，海藻9 g，莱菔子15 g，贝母15 g，竹茹15 g，桔梗9 g等。

（3）咯血：加白茅根30 g，仙鹤草30 g，白及9 g，花蕊石3 g，三七粉3 g（分冲），血余炭9 g，旱莲草20 g，地榆15 g，茜草9 g，藕节9 g等。

（4）喘息气短：蜜麻黄3 g，桔梗9 g，苏子9 g，杏仁15 g，知母12 g，诃子6 g，银杏6 g，黄芪30 g，冬虫夏草3 g等。

（5）胸痛：加元胡12 g，瓜蒌30 g，薤白9 g，郁金9 g，杭白芍15 g，丝瓜络15 g，枳壳9 g，丹参20 g，徐长卿9 g，白屈菜15 g，乌药9 g，莪术9 g等。

（6）发热：高热不退者，加生石膏20 g，大青叶9 g，炒栀子9 g，银花30 g，羚羊粉3 g（分冲），丹皮12 g，紫草9 g及紫雪散、牛黄清热散、安宫牛黄丸等；低热或午后潮热者，加地骨皮 15 g，银柴胡 9 g，青蒿 12 g，鳖甲 15 g，知母 12 g，丹皮 9 g，黄芩 9 g，麦冬 9 g，花粉 30 g 等。

（7）自汗气短：加炙黄芪 30 g，党参 20 g，太子参 20 g，浮小麦 30 g，红枣 9 g，煅龙牡 15 g，炒白术 9 g，五倍子 9 g，茜草 12 g，仙鹤草 30 g 等。

（8）胸腔积液：加葶苈子 9 g，龙葵 20 g，猪苓 30 g，茯苓 20 g，泽泻 9 g，芫花 6 g，薏米 30 g，海藻 9 g，车前子 20 g，赤小豆 9 g，桑白皮 9 g，赤芍 15 g 等。

（9）瘰疬：加山慈姑 15 g，夏枯草 15 g，海藻 9 g，生贝母 3 g，黄药子 9 g，昆布 9 g，穿山甲 9 g，鳖甲 9 g，全蝎 6 g 及西黄丸、小金丹等。

（10）骨痛（骨转移）：酌加徐长卿 12 g，透骨草 15 g，补骨脂 15 g，海风藤 20 g，桂枝 6 g，元胡 12 g，白屈菜 20 g，罂粟壳 6 g，草河车 15 g，川乌 2 g 等。

【病案举例】

案一：患者，男性，37 岁。1965 年 2 月 26 日因高热、咳嗽，经北京某医院胸透诊断为“肺炎”，经抗感染治疗后高热退，但咳嗽经久不愈。同年 4 月到北京某 A 医院就诊，经 X 线检查，拟诊为“右肺中心型肺癌”，于 1965 年 4 月 20 日在北京某医院行右肺叶全切术，术后病理诊断为“右肺黏液表皮癌”。于 1965 年 5 月 19 日到 1965 年 6 月 21 日对肺部进行放疗，总量 6000 cGy。此后一直服中药治疗，十余年来采用益气养肺、健脾和胃及解毒抗癌之剂治疗，主要药物有生黄芪、沙参、枇杷叶、甜杏仁、川贝母、全瓜蒌、薏仁米、冬瓜仁、焦六曲、鸡内金、半枝莲、鱼腥草、白花蛇舌草等，胸闷时加郁金、檀香、丝瓜络、罂粟壳；干咳无痰时加服养阴清肺膏或二冬膏，并同时口服抗癌乙丸。目前患者全身一般状况良好，无复发及转移，已生存 32 年。

按：患者因发热就诊确诊肺癌，后行手术及放疗，失血耗气，损伤气血津液，此后一直服中药治疗，张老在辨证基础上采用益气养肺，健脾和胃及解毒抗癌之剂治疗，主要药物有生黄芪补益肺气，沙参、枇杷叶、甜杏仁、川贝母、全瓜蒌养肺阴，清肺热，薏仁米、冬瓜仁、焦六曲、鸡内金健脾和胃，而肺癌术后加放疗，仍可能有余毒未清，加半枝莲、鱼腥草、白花蛇舌草清热解毒，胸闷时加郁金、檀香、丝瓜络、罂粟壳；干咳无痰时加服养阴清肺膏或二冬膏，并同时口服抗癌乙丸。经补益清解，患者一般状况良好，无复发及转移，长期生存。

案二：患者，女性，52 岁。1986 年 3 月右上胸疼痛，夜间加重，咳嗽、少痰，低热 37.5 ℃左右，X 线片示：右上胸壁肿物，左肺门圆形阴影，边界不清。CT 提示：左肺外带较组织肿块影，自胸壁向内突入肺野，表现不平，厚度 2.8 cm。穿刺后病理回报“肺低分化腺癌”。X 线片提示：左第二肋骨溶骨性破坏，符合肺癌肋骨转移。

患者因 1986 年到 1990 年四年中，三次住院治疗，应用化疗 6 个周期，主要用药为环磷酰胺（CTX）、阿霉素（ADM）、5 - 氟尿嘧啶（5-Fu）、长春新碱（VCR），并行局部放疗，总量 4000 cGy。患者症状明显减轻，肿物无扩大，1986 年 11 月全身骨扫描及 X 线片显示：左肋骨转移病灶较前吸收。

放化疗期间，患者乏力、厌食、胸胁满闷、咳嗽、白细胞下降、舌淡红脉细弱。中医辨证：气血双亏、脾失健运。治则以益气养血、温中健脾为主，除应用科室监制的扶正解毒冲剂外，重用归芍六君子汤加减：陈皮、清半夏、当归、白芍、白术、茯苓、旋覆花、竹茹、女贞子、枸杞子等。放化疗中使血常规得以稳定，顺利完成放化疗。

放化疗后患者长期自觉气短、乏力、轻咳。中医辨证：肺气不敛，肺虚气弱。以九仙散化裁主治，方用：党参、阿胶、川贝、桔梗、款冬花、五味子、桑白皮、鱼腥草、半枝莲等。服中药半个月休息半个月，定期门诊复查，患者自觉良好，肿瘤稳定，体力上升，每月坚持锻炼、操持家务，照料孙子，除血沉稍快外，化验其他各项均在正常范围，至 1997 年 7 月随访，患者无复发转移迹象。

肺腺癌除早期手术外，对放、化疗均不甚敏感，自然生存期仅一年左右，出现骨转移后平均生存期不足半年。本例为低分化腺癌，早期即出现骨转移，提示恶性程度较大，预后不佳。本例除应用放化疗外，长期服用中药，也有一定作用。该患者肺气虚症状明显。中医学有“积之成者也，正气不足而后邪踞之”“正盛邪易增，邪去正易复”和“养正邪易除”之说，本例注重补益肺气，以扶正为主，兼以半枝莲、鱼腥草等抗癌中草以祛邪，使诸证得减，肿瘤得以控制。

按：该患者行多次化疗及放疗治疗，气血双亏、脾失健运，故患者乏力、厌食、胸胁满闷、咳嗽、白细胞下降、舌淡红脉细弱。放化疗过程中治以益气养血、温中健脾，方重用当归、白芍养阴生血，白术、茯苓健脾升清，放化疗中使血常规得以稳定，顺利完成放化疗。放化疗后，药物余毒加之放疗损伤津液，肺气不敛，肺虚气弱，故自觉气短、乏力、轻咳。重用党参、阿胶补气生血，川贝、桔梗、款冬花、五味子、桑白皮、鱼腥草、半枝莲补肺阴，清肺热，全方共奏宣益气健脾，养阴清热之效，中药服半个月休息半个月，定期门诊复查，肿瘤稳定，体力上升，日常活动恢复正常，患者无复发转移迹象。

李佩文教授运用中药提高肺癌姑息患者生活质量经验

专家介绍：李佩文师从余桂清、段凤舞、张代钊，是国家级名老中医，享受国务院政府特殊津贴，是中西医结合肿瘤内科著名专家。他博览古籍，精研中西医理，致力于肿瘤临床及科研工作，造诣颇深。在中西医结合治疗肿瘤方面有近50年的临床、科研和教学经验，主持参加多项国家科研课题并通过鉴定及获奖。擅长治疗肺癌、食道癌、胃癌、肠癌和肝胆胰腺癌等各类肿瘤。

李佩文教授擅于运用中药来减轻肺癌姑息患者痛苦，提升患者生活质量，延长患者生存期。在临床中统计了146张李老治疗肺癌姑息患者的处方，这些处方共使用了192味中药，对其用药规律进行了分析，发现如下。

1. 药频统计（排名前十）

金荞麦（97次）、木蝴蝶（95次）、浙贝母（90次）、百部（83次）、枇杷叶（77次）、党参（71次）、鱼腥草（67次）、白花蛇舌草（64次）、枸杞子（48次）、炙鳖甲（43次）。

2. 四气五味归经统计

（1）四气：寒性药（921次，42.36%）；温性药（581次，26.72%）；平性药（411次，18.91%）；凉性药（261次，12.01%）。

（2）五味：甘味药（1 280次，33.49%）；苦味药（1 174次，33.32%）；辛味药（681次，19.33%）；涩味药（203次，5.76%）、酸味药（192次，5.45%）；咸味药（93次，2.64%）。

（3）归经（排名前十）：肺经（1 252次）、肝经（852次）、胃经（663次）、肾经（544次）、脾经（485次）、心经（442次）、大肠经（248

次)、膀胱经(135次)、小肠经(101次)、胆经(57次)。

3. 药物模式(支持度40,置信度0.8)

浙贝母、金荞麦(66次),浙贝母、木蝴蝶(61次),浙贝母、党参(41次),浙贝母、百部(57次),浙贝母、枇杷叶(47次),浙贝母、白花蛇舌草(40次),浙贝母、鱼腥草(42次),金荞麦、木蝴蝶(73次),金荞麦、党参(47次),金荞麦、百部(58次),金荞麦、枇杷叶(59次),金荞麦、白花蛇舌草(41次),木蝴蝶、党参(45次),木蝴蝶、百部(60次),木蝴蝶、枇杷叶(63次),木蝴蝶、白花蛇舌草(44次),鱼腥草、木蝴蝶(61次),百部、枇杷叶(44次),白花蛇舌草、枇杷叶(40次),鱼腥草、枇杷叶(52次),浙贝母、金荞麦、木蝴蝶(52次),浙贝母、金荞麦、百部(41次),浙贝母、木蝴蝶、百部(41次),浙贝母、木蝴蝶、枇杷叶(40次),金荞麦、木蝴蝶、百部(48次),金荞麦、木蝴蝶、枇杷叶(49次),鱼腥草、金荞麦、木蝴蝶(43次),鱼腥草、木蝴蝶、枇杷叶(48次)。

4. 基于复杂系统熵聚类的核心组合

党参-牡丹皮-仙鹤草、旱莲草-地骨皮-蝉蜕、炙鳖甲-陈皮-肉苁蓉、柏子仁-鸡血藤-藤梨根、生黄芪-蔓荆子-谷精草、蔓荆子-谷精草-五味子、木瓜-桑枝-怀牛膝、木瓜-鸡血藤-怀牛膝、白及-槐花-枸杞子、白及-槐花-地榆、乌药-刘寄奴-法半夏、乌药-徐长卿-炙甘草、石斛-清半夏-紫苏子、清半夏-紫苏子-北沙参。

5. 基于熵层次聚类的新处方

党参-牡丹皮-仙鹤草-旱莲草-地骨皮-蝉蜕、炙鳖甲-陈皮-肉苁蓉-柏子仁-鸡血藤-藤梨根、生黄芪-蔓荆子-谷精草-五味子、木瓜-桑枝-怀牛膝-鸡血藤、白及-槐花-枸杞子-地榆、乌药-刘寄奴-法半夏-徐长卿-炙甘草、石斛-清半夏-紫苏子-北沙参。

总结其用药规律,发现李老治疗肺癌姑息患者用药经验丰富。主要体现在以下几个方面。

1. 用药思路灵活、药物种类多

李佩文教授临床用药有明显的个体化特征,对于相同的肺癌疾病,也能做到区别对待,用药各有不同。通过统计处方发现,李佩文教授用药种类达192种,远超一般医家所用药物种类,反映李教授临诊胆大心细,用药思路极为灵活。在随诊中发现李教授关心患者主观感受,用药中有针对症状的个体化考量，既有针对肺癌相关症状的中药，也有针对患者不对体质表现的调理用药，在应用具有抗癌作用的中药方面，不喜攻伐太过，喜用植物类抗肿瘤中药，如白花蛇舌草、贝母、半枝莲等。

2. 师古不泥古，遣方多化裁

李佩文教授对中医方剂有深刻认识，在教学查房时能做到运用自如，其中四物汤、四君子汤、逍遥散、六味地黄丸、贝母瓜蒌散、补中益气汤为临床喜用，但很少单用原方，多根据具体病情行化裁。以四物汤为例，如果用于肺热咯血，表现为咳嗽声急，身热胸痛，痰黄黏稠，口渴喜冷饮，血痰腥臭，舌红脉数，治宜清肺凉血止血。四物汤加茜草、槐花、茅根。方中重用生地、白芍、减量用当归、川芎。如果症见喘促气短，体倦声微，面色无华，咳嗽无力，血痰淡红，舌色淡白，脉弱。证属血虚咯血，治宜固涩止血，四物汤加仙鹤草、棕榈炭、藕节炭。方中重用当归、白芍及生熟二地。

3. 药理做指导，精准用中药

李佩文教授对中药的研究应用不限于传统中医理论，在临床上注意收集中药的现代药理研究进展。现代药理学证实清热解毒中药有很好的抗癌作用，这可能是李教授用药多偏寒凉的原因。尤其是肺癌姑息的患者，很难耐受西医较强的放、化疗，为了更好地控制疾病，多选用白花蛇舌草、鱼腥草这类清热解毒、具有抗癌功效的中草药来治疗疾病，从而达到祛邪的目的。

4. 重视引经药，作用有靶向

药物归经，是依据脏腑经络学说并结合具体实践所产生的中医基本理论，经过多年的发现，已渗透到中医临床之中，经初步实验证实其在抗肿瘤转移方面有其科学性。在李佩文教授的用药思路之中，脏腑归经是其重要的一个方面。如李教授治疗肺癌姑息患者喜用麦冬、桔梗、黄芪等归肺经药。对于肺癌合并骨转移癌的患者治疗，更能体现李教授喜用引经药的学术思想，其补骨脂、透骨草、骨碎补入肾经、功能壮腰健肾、通经活络，其意在引药入肾。对于肺癌合并脑转移的患者，李教授认为毒邪聚于脑髓，病位在上、在头，故选药宜轻清上扬。李老师于处方中常加引经药物或药性属升的药物，如川芎、藁本、桔梗、柴胡等，引导诸药上行，直达病所。

林洪生教授注重肺癌康复方面的固本、清源经验

专家介绍：林洪生是中国中医科学院广安门医院肿瘤科主任医师，教授，博士研究生导师，从医50余年，擅长中西医结合治疗肺癌、乳腺癌、淋巴瘤、脑瘤、肾癌等疾病，尤其在治疗肺癌时首重病机，强调三因制宜，在继承段凤舞、余桂清、朴炳奎等名老中医“扶正培本”学术思想的同时，结合自己的临床实践，提出“固本清源”的学术思想，并提出中西医结合分阶段规范化治疗肿瘤的原则体系，将中医药与手术、放疗、化疗相结合，形成分阶段规范化综合治疗。

林洪生教授认为以肾为先天之本、五脏之根，脾为后天之本、气血生化之源作为理论依据，根据多年临床辨证用药经验，经对比验证筛选，创立脾肾方。方药以四君子汤加减，同时不忘针对癌邪的治疗，肺癌加用鱼腥草、七叶一枝花、半枝莲等遵循辨病及辨证原则，常选用蛇莓、山慈姑、半枝莲、山豆根等抗癌中药。林师继承了导师余桂清扶正祛邪的肿瘤治疗核心思想，并创新性地提出固本、清源治疗肿瘤的学术思想。唐代魏征曾说过：“求木之长者，必固其根本；欲茂之远者，必浚其源泉。”就是说要想使树木生长得茂盛，必须稳固它的根部，因为根深方能叶茂；要想水流潺潺，经久不息，必须疏通它的源头，源远才能流长。林洪生教授通过对先贤及近代医家肿瘤认识及治疗方面的学习，发现治国理论与肿瘤的治疗如出一辙，均需要遵循“固本清源”的基本思想。

由于肺癌细胞的特殊性，在术后、放化疗后，用先进的仪器可能也暂时找不到癌瘤，但转移、复发仍是其最本质的特性之一。所以林主任在临床上特别重视肺癌患者病后的康复。她认为肺癌患者病后的康复治疗包括饮食、运动、心理、用药等方面。对于肺癌患者来说，病后的康复亦应该遵循固本、清源的原则。

1. 固护根本，养精调神，合理饮食

林洪生教授认为，合理饮食、科学营养、心神调理、强身健体是强化机体物质的基础，增强人体自身免疫能力和抗病拒邪能力是肿瘤患者康复的最

根本内容。在饮食上，人之气血、津液、精血均来自于脾胃的生化。合理饮食则不病或病轻，反之则多病或病重。因此，治病当以食为本，主张“饮食有节”及主副搭配、荤素结合，宜选择清淡、新鲜、易消化的健康食谱。在心理调理方面，她认为医生为患者解决的不仅是身病，而且是心病，强调心神调理，这不仅是一种治疗方法，更是医生应具备的基本医德。其经常应用开导、鼓励、暗示、转移等心理疗法，为患者开出可操作的精神疗法处方，使患者最大限度地消除对肿瘤的恐惧，更积极地配合治疗，以良好的心理状态对待疾病。而在运动方面，林教授特别注重肿瘤患者康复中的运动疗法，认为体育锻炼在疾病预防、治疗、康复中的作用是其他方法无法替代的。“运则立，动则健”，机体正气的强弱、血液循环状况的良否、新陈代谢质量的高低、抗病能力的强弱、疾病治疗和恢复的快慢等都与运动息息相关。她根据患者的具体情况，制定出各种运动处方，包括跑步、打太极拳、散步、按摩脚心等，既有利于肿瘤患者病体的恢复、身体素质的增强，又能对药物治疗起到积极的辅助作用。

2. 因病忌口，科学用药，防微杜渐

林洪生教授认为“癌毒”潜伏体内，伏而不发是肿瘤患者病后复发转移的根本原因。所以在康复方面，除了要固护根本、养精调神、合理饮食以外，还要借鉴《本草纲目》提出的“因病忌口”原则，禁忌与肿瘤复发转移相关的常见饮食因素、生活习惯等。如饮食方面，林教授强调忌烟和酒，忌腥膻走窜之品、温热躁动之物，以防伤及阴血，诱发肿瘤转移。但不必过多忌口，食后无不适，都可以适量食之，过多的忌口反而会造成精神上的负担。还有就是适量的使用有一定抑制癌瘤作用的保健药品，做到以药防病、以药减病、以药治病，但必须做到用药准、精、便、廉。林洪生教授指出“在一定条件下，药物是人类的朋友，但本质上他是一个危险的朋友”“凡药有毒也，非止大毒、小毒谓之毒，虽甘草，人参，不可不谓之毒，久服必有偏性”，坚持合理用药，坚决反对滥用药物及保健品的做法。

总之，林洪生教授在临床及科研实践中，始终坚持固本、清源的原则，在肿瘤的预防、治疗、康复方面形成了自己独特的临床实践方法和科学研究思路，并且将自身的经验及全国优秀的治疗经验进行科学总结，出书立著，为中西医结合肿瘤治疗的规范化、标准化提供了可以参照的标准，值得广大临床中医师学习及推广应用。

参考文献

[1] 魏华民，朱瑞丽，刘瑞，等. 从痰瘀窠囊论治肺结节［J］. 世界中医药，2018，13（11）：2701－2705.

[2] 冯瑞英，董环，刘彧杉，等. 姜良铎从状态论治肺结节病经验［J］. 中华中医药杂志，2020，35（10）：5012－5014.

[3] 朱丽娜，刘丽坤. 中医治疗孤立性肺结节思路探讨［J］. 亚太传统医药，2019，15（2）：79－81.

[4] 王福平，付玲. 罗玲主任中医师辨治肺结节的经验［J］. 医学信息，2019，32（17）：152－154.

[5] 林圣乐，朱佳. 朱佳教授治疗肺结节经验［J］. 四川中医，2018，36（8）：5－8.

[6] 朱世杰李佩文. 中医药在晚期肺癌姑息治疗中的应用［J］. 中国肿瘤临床与康复，2003（6）：74－75.

[7] 邓运宗，孙宏新，郑锡军. 周岱翰教授治疗肺癌经验［J］. 中医学报，2017，32（3）：318－321.

[8] 李东芳黎月恒. 黎月恒教授治疗肺癌经验［J］. 四川中医，2005（6）：3－4.

[9] 郑翠娥. 顾振东治疗肺癌经验［J］. 山东中医杂志，1996（5）：225－226.

[10] 吴继，刘嘉湘. 刘嘉湘扶正治疗肺癌用药经验［J］. 辽宁中医杂志，2012，39（4）：617－619.

[11] 梁学强. 杨少山老中医治疗肺癌验案［J］. 福建中医药，1992（4）：6.

[12] 周高峰. 郁仁存主任医师治疗肺癌经验［J］. 吉林中医药，2002（5）：4－5.

[13] 周兴兆. 唐福安论肺癌证治［J］. 浙江中医学院学报，2000（2）：45－46.

[14] 王中奇，邓海滨，徐振晔. 徐振晔教授中医治疗肺癌学术思想探讨［J］. 中医药通报，2010，9（6）：21－23.

[15] 杨晓东，王笑民. 王笑民辨证论治配合靶向药物治疗肺癌验案 2 则［J］. 北京中医药，2009，28（11）：889－890.

[16] 孙焱，李灵常，李丹，等. 霍介格教授从伏毒论治小细胞肺癌经验［J］. 浙江中医药大学学报，2020，44（2）：165－169.

[17] 徐筱青，张润顺，王达洋. 张培彤治疗小细胞肺癌用药规律［J］. 中医学报，2019，34（11）：2353－2357.

[18] 王珊珊，郭茗，朱垚，等．国医大师周仲瑛教授辨治肺癌经验［J］．中华中医药杂志，2015，30（12）：4332－4335.

[19] 魏显鳗，杨柱，龙奉玺，等．国医大师刘尚义运用虫类药缓解癌痛临床经验［J］．中华中医药杂志，2020，35（4）：1794－1796.

[20] 田建辉，席志超，罗斌，等．"扶正治癌"理论的科学内涵［J］．世界科学技术－中医药现代化，2019，21（5）：943－948.

[21] 冯利张培彤朴炳奎．肺瘤平膏与朴炳奎教授治疗肺癌思路［J］．肿瘤研究与临床，2004（6）：423－424.

[22] 于会勇，李麒，王学谦，等．林洪生教授辨治肺癌经验浅探［J］．世界中医药，2016，11（6）：1033－1036.

[23] 解建国，刘玉姿，何丰华，等．解氏肺癌1号方治疗晚期非小细胞肺癌350例临床研究［J］．国际中医中药杂志，2011（3）：196－199.

[24] 周佳静，贾英杰．贾英杰教授运用小陷胸汤合苇茎汤治疗肺癌并发恶性胸腔积液经验举隅［J］．西部中医药，2012，25（4）：31－33.

[25] 单红梅，奚肇庆．奚肇庆固本求源法辨治肺癌［J］．中医药临床杂志，2020，32（1）：13－16.

[26] 庞莉．葛信国教授治疗肺癌经验［J］．河北中医，2018，40（4）：489－491.

[27] 毛昀，陈峥，褚雪镭，等．国医大师朱良春治疗骨转移临证经验［J］．湖南中医药大学学报，2020，40（9）：1101－1105.

[28] 邓海滨．徐振晔善用补阳还五汤加减治疗肺癌脑转移经验［J］．中医杂志，2003（8）：577－579.

[29] 秦英刚，花宝金．癌性发热辨治经验浅析［J］．中医杂志，2013，54（9）：796－797.

[30] 易丹，李小江，贾英杰．贾英杰教授治疗癌性发热经验［J］．中医药导报，2019，25（3）：95－96.

[31] 王昕洁，史恒军．柴胡芍药汤治疗癌性发热的经验体会［J］．中医临床研究，2015，7（26）：65－66.

[32] 韩群，郑心．郑心治疗肺癌发热经验浅谈［J］．江西中医药，2018，49（10）：27－28.

[33] 蔡亚芳，毛昀，谢飞宇，等．益气养阴、宣清郁热法治疗癌性发热探讨［J］．北京中医药，2021，40（6）：604－606.

[34] 倪育淳，解雯珊，赵红艳．李佩文治疗化疗后手足综合征临床经验［J］．中国中医药信息杂志，2018，25（10）：125－126.

[35] 刘猛，贾立群．贾立群教授中医外治新抗癌剂所致外周神经毒性反应的临证经验［J］．中华中医药杂志，2015，30（6）：1988－1989.

[36] 何改丽. 蔡小平教授治疗手足综合征经验 [J]. 中医研究, 2019, 32 (10): 39-41.

[37] 苗婷婷. 黄煌运用薯蓣丸治疗化疗后肺癌的临床经验 [J]. 南京中医药大学学报, 2016, 32 (2): 198-200.

[38] 张小瑞, 赵远红. 非小细胞肺癌靶向药物相关皮肤毒性反应的中医辨治 [J]. 中医杂志, 2015, 56 (12): 1065-1066.

[39] 姜朋媛, 李林潞, 于成凤, 等. 朱世杰辨治肺癌术后咳嗽的临证经验 [J]. 上海中医药杂志, 2021, 55 (1): 23-26.